全国中医药行业高等教育"十四五"规划教材
全国高等中医药院校规划教材（第十一版）

中医运动养生学

（供中医养生学、中医学、康复治疗学、运动康复学等专业用）

主　编　章文春　邬建卫

U0364472

中国中医药出版社
·北 京·

图书在版编目（CIP）数据

中医运动养生学 / 章文春，邬建卫主编 . —北京：
中国中医药出版社，2022.1（2024.10重印）
全国中医药行业高等教育"十四五"规划教材
ISBN 978-7-5132-7142-4

Ⅰ . ①中… Ⅱ . ①章… ②邬… Ⅲ . ①健身运动—
养生（中医）—高等学校—教材 Ⅳ . ① R161.1

中国版本图书馆 CIP 数据核字（2021）第 169253 号

融合出版数字化资源服务说明

全国中医药行业高等教育"十四五"规划教材为融合教材，各教材相关数字化资源（电子教材、PPT 课件、视频、复习思考题等）在全国中医药行业教育云平台"医开讲"发布。

资源访问说明

扫描右方二维码下载"医开讲 APP"或到"医开讲网站"（网址：www.e-lesson.cn）注册登录，输入封底"序列号"进行账号绑定后即可访问相关数字化资源（注意：序列号只可绑定一个账号，为避免不必要的损失，请您刮开序列号立即进行账号绑定激活）。

资源下载说明

本书有配套 PPT 课件，供教师下载使用，请到"医开讲网站"（网址：www.e-lesson.cn）认证教师身份后，搜索书名进入具体图书页面实现下载。

中国中医药出版社出版

北京经济技术开发区科创十三街 31 号院二区 8 号楼

邮政编码　100176

传真　010-64405721

河北省武强县画业有限责任公司印刷

各地新华书店经销

开本 889×1194　1/16　印张 24.25　字数 647 千字

2022 年 1 月第 1 版　2024 年 10 月第 4 次印刷

书号　ISBN 978-7-5132-7142-4

定价　89.00 元

网址　www.cptcm.com

服 务 热 线　010-64405510　　微信服务号　zgzyycbs
购 书 热 线　010-89535836　　微商城网址　https://kdt.im/LIdUGr
维 权 打 假　010-64405753　　天猫旗舰店网址　https://zgzyycbs.tmall.com

如有印装质量问题请与本社出版部联系（010-64405510）

全国中医药行业高等教育"十四五"规划教材
全国高等中医药院校规划教材（第十一版）

《中医运动养生学》
编委会

匡海学（黑龙江中医药大学教授、教育部高等学校中药学类专业教学指导委员会主任委员）

吕志平（南方医科大学教授、全国名中医）

吕晓东（辽宁中医药大学党委书记）

朱卫丰（江西中医药大学校长）

朱兆云（云南中医药大学教授、中国工程院院士）

刘　良（广州中医药大学教授、中国工程院院士）

刘松林（湖北中医药大学校长）

刘叔文（南方医科大学副校长）

刘清泉（首都医科大学附属北京中医医院院长）

李可建（山东中医药大学校长）

李灿东（福建中医药大学校长）

杨　柱（贵州中医药大学党委书记）

杨晓航（陕西中医药大学校长）

肖　伟（南京中医药大学教授、中国工程院院士）

吴以岭（河北中医药大学名誉校长、中国工程院院士）

余曙光（成都中医药大学校长）

谷晓红（北京中医药大学教授、教育部高等学校中医学类专业教学指导委员会主任委员）

冷向阳（长春中医药大学校长）

张忠德（广东省中医院院长）

陆付耳（华中科技大学同济医学院教授）

阿吉艾克拜尔·艾萨（新疆医科大学校长）

陈　忠（浙江中医药大学校长）

陈凯先（中国科学院上海药物研究所研究员、中国科学院院士）

陈香美（解放军总医院教授、中国工程院院士）

易刚强（湖南中医药大学校长）

季　光（上海中医药大学校长）

周建军（重庆中医药学院院长）

赵继荣（甘肃中医药大学校长）

郝慧琴（山西中医药大学党委书记）

胡　刚（江苏省政协副主席、南京中医药大学教授）

侯卫伟（中国中医药出版社有限公司董事长）

姚　春（广西中医药大学校长）

徐安龙（北京中医药大学校长、教育部高等学校中西医结合类专业教学指导委员会主任委员）

高秀梅（天津中医药大学校长）

高维娟（河北中医药大学校长）

郭宏伟（黑龙江中医药大学校长）

唐志书（中国中医科学院副院长、研究生院院长）

彭代银（安徽中医药大学校长）

董竞成（复旦大学中西医结合研究院院长）

韩晶岩（北京大学医学部基础医学院中西医结合教研室主任）

程海波（南京中医药大学校长）

鲁海文（内蒙古医科大学副校长）

翟理祥（广东药科大学校长）

秘书长（兼）

陆建伟（国家中医药管理局人事教育司司长）

侯卫伟（中国中医药出版社有限公司董事长）

办公室主任

周景玉（国家中医药管理局人事教育司副司长）

李秀明（中国中医药出版社有限公司总编辑）

办公室成员

陈令轩（国家中医药管理局人事教育司综合协调处处长）

李占永（中国中医药出版社有限公司副总编辑）

张岠宇（中国中医药出版社有限公司副总经理）

芮立新（中国中医药出版社有限公司副总编辑）

沈承玲（中国中医药出版社有限公司教材中心主任）

编审专家组

全国中医药行业高等教育"十四五"规划教材
全国高等中医药院校规划教材（第十一版）

组　长

余艳红（国家卫生健康委员会党组成员，国家中医药管理局党组书记、局长）

副组长

张伯礼（天津中医药大学教授、中国工程院院士、国医大师）

秦怀金（国家中医药管理局副局长、党组成员）

组　员

陆建伟（国家中医药管理局人事教育司司长）

严世芸（上海中医药大学教授、国医大师）

吴勉华（南京中医药大学教授）

匡海学（黑龙江中医药大学教授）

刘红宁（江西中医药大学教授）

翟双庆（北京中医药大学教授）

胡鸿毅（上海中医药大学教授）

余曙光（成都中医药大学教授）

周桂桐（天津中医药大学教授）

石　岩（辽宁中医药大学教授）

黄必胜（湖北中医药大学教授）

前　言

　　为全面贯彻《中共中央 国务院关于促进中医药传承创新发展的意见》和全国中医药大会精神，落实《国务院办公厅关于加快医学教育创新发展的指导意见》《教育部 国家卫生健康委 国家中医药管理局关于深化医教协同进一步推动中医药教育改革与高质量发展的实施意见》，紧密对接新医科建设对中医药教育改革的新要求和中医药传承创新发展对人才培养的新需求，国家中医药管理局教材办公室（以下简称"教材办"）、中国中医药出版社在国家中医药管理局领导下，在教育部高等学校中医学类、中药学类、中西医结合类专业教学指导委员会及全国中医药行业高等教育规划教材专家指导委员会指导下，对全国中医药行业高等教育"十三五"规划教材进行综合评价，研究制定《全国中医药行业高等教育"十四五"规划教材建设方案》，并全面组织实施。鉴于全国中医药行业主管部门主持编写的全国高等中医药院校规划教材目前已出版十版，为体现其系统性和传承性，本套教材称为第十一版。

　　本套教材建设，坚持问题导向、目标导向、需求导向，结合"十三五"规划教材综合评价中发现的问题和收集的意见建议，对教材建设知识体系、结构安排等进行系统整体优化，进一步加强顶层设计和组织管理，坚持立德树人根本任务，力求构建适应中医药教育教学改革需求的教材体系，更好地服务院校人才培养和学科专业建设，促进中医药教育创新发展。

　　本套教材建设过程中，教材办聘请中医学、中药学、针灸推拿学三个专业的权威专家组成编审专家组，参与主编确定，提出指导意见，审查编写质量。特别是对核心示范教材建设加强了组织管理，成立了专门评价专家组，全程指导教材建设，确保教材质量。

　　本套教材具有以下特点：

　　1.坚持立德树人，融入课程思政内容

　　将党的二十大精神进教材，把立德树人贯穿教材建设全过程、各方面，体现课程思政建设新要求，发挥中医药文化育人优势，促进中医药人文教育与专业教育有机融合，指导学生树立正确世界观、人生观、价值观，帮助学生立大志、明大德、成大才、担大任，坚定信念信心，努力成为堪当民族复兴重任的时代新人。

　　2.优化知识结构，强化中医思维培养

　　在"十三五"规划教材知识架构基础上，进一步整合优化学科知识结构体系，减少不同学科教材间相同知识内容交叉重复，增强教材知识结构的系统性、完整性。强化中医思维培养，突出中医思维在教材编写中的主导作用，注重中医经典内容编写，在《内经》《伤寒论》等经典课程中更加突出重点，同时更加强化经典与临床的融合，增强中医经典的临床运用，帮助学生筑牢中医经典基础，逐步形成中医思维。

3.突出"三基五性",注重内容严谨准确

坚持"以本为本",更加突出教材的"三基五性",即基本知识、基本理论、基本技能,思想性、科学性、先进性、启发性、适用性。注重名词术语统一,概念准确,表述科学严谨,知识点结合完备,内容精炼完整。教材编写综合考虑学科的分化、交叉,既充分体现不同学科自身特点,又注意各学科之间的有机衔接;注重理论与临床实践结合,与医师规范化培训、医师资格考试接轨。

4.强化精品意识,建设行业示范教材

遴选行业权威专家,吸纳一线优秀教师,组建经验丰富、专业精湛、治学严谨、作风扎实的高水平编写团队,将精品意识和质量意识贯穿教材建设始终,严格编审把关,确保教材编写质量。特别是对32门核心示范教材建设,更加强调知识体系架构建设,紧密结合国家精品课程、一流学科、一流专业建设,提高编写标准和要求,着力推出一批高质量的核心示范教材。

5.加强数字化建设,丰富拓展教材内容

为适应新型出版业态,充分借助现代信息技术,在纸质教材基础上,强化数字化教材开发建设,对全国中医药行业教育云平台"医开讲"进行了升级改造,融入了更多更实用的数字化教学素材,如精品视频、复习思考题、AR/VR等,对纸质教材内容进行拓展和延伸,更好地服务教师线上教学和学生线下自主学习,满足中医药教育教学需要。

本套教材的建设,凝聚了全国中医药行业高等教育工作者的集体智慧,体现了中医药行业齐心协力、求真务实、精益求精的工作作风,谨此向有关单位和个人致以衷心的感谢!

尽管所有组织者与编写者竭尽心智,精益求精,本套教材仍有进一步提升空间,敬请广大师生提出宝贵意见和建议,以便不断修订完善。

国家中医药管理局教材办公室
中国中医药出版社有限公司
2023 年 6 月

编写说明

　　中医运动养生学是中医学的重要组成部分，是中医养生重要的方法和手段，是在中医理论指导下，研究传统运动养生的具体方法、作用机理，以及其在强健身体、养生防病和康复医疗中的作用、特点及应用规律的一门学科。

　　中医运动养生历史源远流长，内容丰富，其简单易行，绿色自然，与日常生活紧密联系，深受广大群众的喜爱。中医运动养生已成为人类追求文明生活的一种时尚，全国许多高等中医药院校都相继开设了中医养生相关课程。为提高教学质量，适应当前中医运动养生的教学、临床和科研工作的需求，我们组织了全国多所高等医学院校编写这本《中医运动养生学》教材。本教材在编写过程中，既注重中医继承和发扬关系，又保持了中医运动养生的传统特色，在系统性和完整性结合的基础上，注重中医运动养生的时代性，适应时代发展的需求。

　　本教材按照中医运动养生学的知识构架模式和规律，分为逻辑性强、层次分明的三大部分。第一部分：包括第一章、第二章，为中医运动养生学的理论基础，介绍了中医运动养生学的概念、发展概况、养生特点、基本原则、养生与传统文化的关系、养生的理论基础；第二部分：包括第三章、第四章、第五章、第六章，为中医运动养生功法，介绍了中医运动养生功法的教与学，养生基本功，传统养生功法的介绍如太极拳、剑、八段锦等；第三部分：即第七章，为运动养生的运用，介绍了健康、亚健康和病患者人群的运动养生运用。本教材不仅适用于医学院校学生学校养生康复之用，也可供从事养生保健、康复中心的技师及工作人员学校使用。

　　本教材融入了课程思政教学内容，同时附有融合出版数字化资源。

　　本教材第一章由章文春、陈朝晖、雒成林、刘明军、周青编写；第二章由章文春、邬建卫、安丽凤、英振昊编写；第三章由邵玉萍编写；第四章由王洪武、黄思琴、郭建红编写；第五章由刘天宇、张友健、杨帆、李翔、邬建卫编写；第六章由章道宁、刘玉超、杨宇、侯玉铎、吴云川、肖微、孙桂香、胡斌、隋月皎编写；第七章由石瑛、高伟芳、陆健编写。

　　本教材在编写过程中，得到了参加编写人员所在单位的大力支持，在此深表感谢；研究生刘争强、赵吉超等参加了大量的校对及资料收集工作，也一并表示感谢。

　　由于时间仓促，加之水平所限，书中可能会有一些欠妥之处，敬请广大中医药教学人员和读者在使用过程中不吝赐教，提出宝贵意见，以便不断修订完善。

《中医运动养生学》编委会

2021 年 7 月

目　录

第一章　绪论……………………………1

第一节　中医运动养生学的基本概念　1

一、中医养生与传统运动养生方法　1

二、中医运动养生在中医养生中的作用和地位　2

三、中医运动养生的概念及其学科范畴　2

第二节　中医运动养生学的发展概况　3

一、起源期　3

二、形成期　3

三、发展期　4

四、完善期　4

五、弘扬期　5

第三节　中医运动养生学的特点　5

一、突出天人合一的整体观　5

二、重视机体的平衡和谐　6

三、强调因人制宜的辨证观　8

四、方法手段丰富多彩　10

第四节　中医运动养生的基本原则　11

一、把握动作要领　11

二、注重动静结合　12

三、强调运动适度　12

四、遵循三因制宜　13

第五节　中医运动养生与中国传统文化　14

一、运动养生与道家文化　14

二、运动养生与儒家文化　16

三、运动养生与佛家文化　17

第二章　中医运动养生学的理论
　　　　基础……………………………19

第一节　中医学生命观　19

一、人体生命构成的唯物观　19

二、人体生命活动的整体观　21

三、中医学生命观与运动养生　23

第二节　运动养生与阴阳、五行学说　24

一、运动养生与阴阳学说　25

二、运动养生与五行学说　27

第三节　运动养生与脏腑经络学说　30

一、运动养生与脏腑学说　30

二、运动养生与经络学说　32

第四节　运动养生中的气血精神学说　35

一、运动养生与人体之精　35

二、运动养生与气　36

三、运动养生与血　38

四、运动养生与神　39

五、运动养生对气血精（津液）神的作用　40

第三章　中医运动养生功法的教
　　　　与学……………………………42

第一节　中医运动养生功法的教学　42

一、中医运动养生功法的教学基本原则　42

二、中医运动养生功法的教学方法　43

三、中医运动养生功法的教学阶段　44

第二节　中医运动养生功法的学习　45

一、中医运动养生功法的学习方法　45

二、中医运动养生功法的学习步骤　46

三、学习养生功法的注意事项　46

第四章　中医传统运动养生基本功……47

第一节　武术基本功　47

一、武术基本功的特点与作用　47

二、武术基本功操作与要领　48

第二节　太极拳基本功　64

一、太极拳基本功的特点与作用　65

二、太极拳基本功操作与要领　67

第三节　气功基本功　69

一、气功基本功的特点与作用　69

二、气功基本功操作与要领　70

第五章　初级拳与太极拳、剑 …………　77

第一节　初级长拳第三路　77

一、拳法特点　77

二、练习要领　78

三、拳法操作　79

第二节　二十四式简化太极拳　103

一、拳法特点　103

二、练习要领　104

三、拳法操作　106

第三节　三十二式太极剑　134

一、剑法特点　134

二、练习要领　135

三、剑法操作　136

第四节　四十二式太极拳　157

一、拳法特点　157

二、练习要领　157

三、拳法操作　158

第五节　四十二式太极剑　199

一、剑法特点　199

二、练习要领　200

三、剑法操作　201

第六章　中医气功功法 …………　238

第一节　太极球　238

一、功法特点　238

二、练功要领　238

三、功法操作　239

第二节　易筋经　256

一、功法特点　256

二、练功要领　256

三、功法操作　257

第三节　五禽戏　267

一、功法特点　268

二、练功要领　268

三、功法操作　269

第四节　六字诀　286

一、功法特点　286

二、练功要领　287

三、功法操作　287

第五节　八段锦　291

一、功法特点　292

二、练功要领　292

三、功法操作　293

第六节　捧气贯顶法　297

一、功法特点　297

二、练功要领　297

三、功法操作　298

第七节　三心并站庄　307

一、功法特点　307

二、练功要领　307

三、功法操作　308

第八节　形神庄　311

一、功法特点　312

二、练功要领　312

三、功法操作　313

第九节　循经导引法　332

一、功法特点　332

二、练功要领　332

三、功法操作　333

第十节　贯气健身法　339

一、功法特点　340

二、功法要领　340

三、功法操作　340

第七章　运动养生的运用 …………　351

第一节　健康人群的运动养生　351

一、健康人群运动养生的特点　351

二、健康人群运动养生的原则与方法　353

三、健康人群运动养生的注意事项　354

第二节　亚健康人群的运动养生　357
　一、亚健康人群运动养生的特点　357
　二、亚健康人群运动养生的原则和方法　358
　三、亚健康人群运动养生注意事项　360

第三节　病患者的运动养生　360
　一、病患者的运动养生特点　360
　二、病患者运动养生的原则和方法　364
　三、病患者运动养生注意事项　366

第一章

绪论

扫一扫，查阅本章数字资源，含PPT、音视频、图片等

中医运动养生学是在中医学理论指导下，研究传统运动养生的具体方法、作用机理及其在强健身体、养生防病和康复医疗中的作用、特点及应用规律的一门学科。中医运动养生学是在中医学理论框架下，来研究养生机理、养生手段和方法的一门学问，他遵循中医学天人合一的整体观，以脏腑经络理论及精气神理论为核心。中医运动养生方法丰富多彩，他以中医学的自然观和人体生命观为理论根基，根植于具有丰厚底蕴的中国传统文化的土壤之中。千百年来，中医运动养生在中医学理论的统领和蕴育下，生生不息、长盛不衰，为中华民族的繁衍昌盛作出了积极的贡献。

第一节　中医运动养生学的基本概念

中医养生学是中医学的有机组成部分，中医运动养生是中医养生学的重要方法和手段。中医运动养生的方法和手段也是在中医基础理论的指导下对生命进行养护和保养。

一、中医养生与传统运动养生方法

养生，即养护保养生命。具体而言，养有保养、护养、调养、补养之意；生指人体生命。养生在古代，又称为摄生、道生。老年人之养生，又称为寿老、寿亲、养老、寿世等。中医养生就是在中医基础理论的指导下对人体生命进行保养和养护。人体生命的养护必须根据生命活动的规律，在养生理论的指导下采取一定的方式和方法来保养身体，以减少疾病，增进健康，延年益寿。

中医养生思想渊远而流长，经历了漫长的历史岁月，他是在中华民族文化为主体背景下发生发展起来的，具有独特的理论体系和丰富多彩的方式方法。自古以来，人们把养生的理论和方法叫作"养生之道"。例如《素问·上古天真论》说："上古之人，其知道者，法于阴阳，和于术数，食饮有节，起居有常，不妄作劳，故能形与神俱，而尽终其天年，度百岁乃去。"此处的"道"，就是养生之道。能否健康长寿，不仅在于能否懂得养生之道，而更为重要的是能否把养生之道贯彻应用到日常生活中去。历代养生家由于各自的实践和体会不同，他们的养生之道在静神、动形、固精、调气、食养及药饵等方面各有侧重，各有所长。从学术流派来看，又有道家养生、儒家养生、医家养生、释家养生和武术家养生之分，他们都从不同角度阐述了养生理论和方法，丰富了养生的内容。

中医养生方法有饮食养生、精神养生、环境养生、睡眠养生、运动养生、浴身养生等，这些方法对于强壮脏腑、扶正固本、保养真气、保健强身、防病抗衰起到积极的作用。传统运动养

是中医养生方法中的一项重要内容，是依靠人体自身的能力，运用运动的方法，在意识的积极主导下，通过形体运动来调节和增强人体各部分功能，诱导和启发人体内在潜力，起到防病治病、益智延年的作用。

传统运动养生方法多种多样，其历史演变由最原始的巫舞到导引行气、服气吐纳，到气功锻炼自成体系等几个阶段。其表现形式除太极拳、五禽戏、易筋经、八段锦等整套功法外，还有鸣天鼓、梳头、叩齿、提肛、摩腹等针对某一局部的运动导引方式。

二、中医运动养生在中医养生中的作用和地位

中医运动养生从其机制上来说，是对构成人体生命的形气神的锻炼和调控，并使之三位一体。这一锻炼方法，积极主动、强调人与自然相合纯自然的综合的养生方法，他较全面体现了中医养生的整体特征。

（一）运动养生体现了中医养生的生命整体观

运动养生是以改善整体机能状态、提高整体素质为目的的治疗方法。在方法上，注重人体的身心整体、注重顺应自然、注重和谐社会关系。中医运动养生注重人自身的整体，他通过形体的运动，配合意识，导引气机，通过对形气神的锻炼和调控，使形气神三位一体，使整体的人体生命活动得以优化。运动养生注重人与自然的协调，强调人体之气与外界自然之气的相通。同时运动养生的功法的集体练习，具有一定社会性，引导锻炼者融入社会，可以促进社会的和谐。

（二）运动养生体现了中医养生积极主动性

运动养生是以自身运动为主要形式的养生方法，需要自身积极主动参与，需要充分发挥个人的主观能动性的一种主动养生方法。运动养生在强调积极性和主动性这一方面，是其他养生方法所不具有的。无论是中医还是西医，无论是针灸、推拿还是药膳、药物等，患者都是被动的接受者，听从医护人员的安排。只有运动养生是使患者必须处于主动地位，需要自己去学会并掌握相应的运动功法，并去亲自实施，把治疗措施掌握在自己手中，实行自我调整，自我养护。

（三）运动养生方法是纯自然养生方法

运动养生没有外物的介入，通过运动达到自我生命的调整，从而达到养护生命的目的。运动养生功法大多都是简便易行的，不受外界条件限制，只在自己身上下功夫，可以因时、因地、因人制宜，随时随地练习。运动养生注重人与自然的协调，强调人体之气与外界自然之气的相通。

（四）运动养生是中医养生的综合体现

运动养生从现代医学的观点看，不是一种单一的疗法，而是包含了多种方法的综合养生法，例如，他包括心理疗法、音乐疗法、自我按摩，以及利用日光、空气、水等各种自然条件帮助康复的方法，是多种自然疗法的综合运用。

综上所述，运动养生是中医养生的重要手段和方法，在中医养生中占有重要的地位。

三、中医运动养生的概念及其学科范畴

中医运动养生学，是在中医基础理论的指导下，研究运动养生的基本理论、操作技术，以及他在人体生命养护、强身健体、防病祛病的作用及其运用规律的一门学科。中医运动养生学属于

中医养生学的范畴，是中医养生学的重要组成部分。在理论上，以中医学基础理论为指导；在方法上，以自身形体运动意识引导为主。中医运动养生与现代体育健身，从外在形式上来看，两者都强调一定的动作形式和规范。但是他们在理论上、内容上、方法和手段上都有所不同。

首先，在理论上，中医运动养生和现代体育所依赖的理论框架不同，所依托的文化底蕴不同。中医运动养生是基于中国古代生命观，以中医学理论为指导。中医运动养生体现了中医学天人合一的整体生命观和形、气、神三位一体的生命观，其方法和手段是中医学平衡人体阴阳、调整脏腑机能、畅通经络气血的具体体现。而现代体育则是基于现代运动生理，以现代医学科学理论为指导。

其次，在锻炼内容上，中医运动养生和现代体育虽然都有外在的肢体运动，但是其锻炼的目标和内涵不同。中医运动养生侧重于对通过对人体形气神的调控和锻炼，达到优化人体生命，强身健体、防病治病的目的，而现代体育则侧重于筋骨肌肉的锻炼。

另外，在锻炼手段上，中医运动养生和现代体育有着较大的差别。中医运动养生的手段和方法极为丰富，有动功、静功、坐功、卧功、站桩功等。而现代体育总是表现为单一的肢体外部运动形式。

因此，我们强调中医运动养生是在中医理论的指导下的健身锻炼，中医运动养生学有着完整的理论体系和丰富的功法内容，是中医学的重要组成部分。

第二节　中医运动养生学的发展概况

中医运动养生，是指在中医理论指导下，遵循生命自然规律，通过中国传统运动方式来调节精神情志、疏通经络气血、提高脏腑功能、培育元真之气，从而达到调摄身心、延年益寿的方法。中医运动养生融导引、按跷、武术于一体，具有凝神定志、动静结合、刚柔相济、内外兼修、形神共养的特点。中医运动养生的形成与发展经历了漫长的岁月，具有悠久的历史和丰富的内涵。其发展源流大致可分为以下几个历史阶段。

一、起源期

远古时期，人类生活条件艰苦，生存是最迫切的需要。朦胧的养生思想、行为，就融合在人类最初为生存而与大自然相适应的实践探索中，体现于衣、食、住、狩、祭祀等活动中，开始萌发出一些养生保健的方法。

先民们长期在森林中采集、狩猎，观察飞禽走兽的姿势，并加以模仿，便是舞蹈、运动养生的发端。如《吕氏春秋·古乐》记载："民气郁阏而滞著，筋骨瑟缩不达，故作为舞以宣导之。"古人在日常起居时发现，当感觉疲劳体乏之时，如能宁神静息片刻、活动一下肢体或捶击提拿身体局部，就可以恢复体力，于是有了吐纳、导引、按摩之术的出现。

二、形成期

先秦时期，养生知识和实践经验得以进一步积累。导引行气之术，在春秋战国时期就出现并广泛应用，已成为颇受人们喜爱的养生手段。《庄子·刻意》："吹呴呼吸，吐故纳新，熊经鸟申，为寿而已矣。此道引之士，养形之人，彭祖寿考者之所好也。"《吕氏春秋》强调精气神与形体的统一，是生命的根本，并还认为人之精血以通利流畅为贵，精血一旦有郁，则百病由之而生，明确提出"动"对于健康的重要性，又指出气不宣达与血脉壅塞都是不能长寿的原因，所以"作为舞以宣导之"。

三、发展期

秦汉时期，诸多帝王君主都是养生长寿的热烈追求者，在此社会背景下，中医养生学发展较快，涌现出一大批著名的养生家以及养生专论、专著。秦汉时道教已盛行，黄老学说得以进步继承发展。西汉之际，汉武帝"罢黜百家、独尊儒术"，使儒家思想得以大力发扬；东汉时期，佛教传入中国，并迅速成长起来。道、儒、佛三教思想都对当时的养生思想产生了巨大影响。

这一时期，《黄帝内经》的成书，是中医养生学史上的一块里程碑。《黄帝内经》构建了中医养生学的理论体系、基本观点、基本法则和诸多养生方法。其中有很多有关运动养生的内容，《素问·四气调神大论》记载："春三月……广步于庭，被发缓形，以使志生……此春气之应，养生之道也。"《素问·异法方宜论》有云："中央者，其地平以湿，天地所以生万物也众。其民食杂而不劳，故其病多痿厥寒热，其治宜导引按跷。"1973 年湖南长沙马王堆 3 号汉墓出土的西汉《导引图》帛画，是目前所见最早的有关"导引"的绘画实物形象，为了解传统的导引术式及其作用提供了形象的资料。

《淮南子》强调形神气之间的联系和统一，对后世养生学有一定影响。《淮南子·精神训》记载："若吹呴呼吸，吐故内新，熊经鸟伸，凫浴猿躩，鸱视虎顾，是养形之人也。"

东汉时期，著名医家华佗在实践中创立了动形养生的五禽戏法，模仿虎、鹿、熊、猿、鸟（鹤）五种动物的动作锻炼，既能治疗疾病，又对全身的肌肉、筋骨、关节有益。"五禽戏"的出现，使运动养生发展到一个新阶段，对后世卫生保健起了积极的促进作用。

魏晋南北朝时期，导引吐纳术发展迅速，出现了以嵇康、葛洪、陶弘景等为代表的许多倡导导引吐纳的养生家，促进了功法养生的发展，大大充实了中医养生学的内容。嵇康强调形、神共养，他在《养生论》中提出"形恃神以立，劳须形以存……又呼吸吐纳，服食养生，知形神相亲，表里俱济也"。葛洪所著《抱朴子》认为，导引的作用是"疗未患之疾，通不和之气"，可以延年续命。《抱朴子·杂应》篇记录"能龙导虎引，熊经龟咽，燕飞蛇屈鸟伸，天俛地仰，令赤黄之景，不去洞房，猿据兔惊，千二百至，则聪不损也"等导引术。陶弘景《养性延命录》记载了六字诀法，即："纳气有一，吐气有六……吐气有六者，谓吹、呼、唏、呵、嘘、呬皆出气也。"另外在《导引按摩篇》中记载了很多导引养生的方法。

隋代著名医家巢元方编撰《诸病源候论》一书，论述了各种疾病的病源与病候，不载方药，但在诸证之末多附"养生方"和"养生方导引法"来预防和治疗疾病。这些养生、导引方法内容丰富，形式多样，是对隋代以前养生思想和方法的一次全面总结。他同药物治病一样，长期以来对人民的保健事业作出了贡献。

唐代著名医家孙思邈融道、儒、佛、医诸家学说于一体，广泛搜集、整理、推广养生方法，不但丰富了养生术内容，也使得诸家传统养生法得以流传于世，在养生学发展史上，具有承前启后的作用。其《摄养枕中方》《备急千金要方》《千金翼方》，都有大量文字论述导引的理论和方法，不仅有道家导引法，还有佛家导引方法。《备急千金要方·养性》篇记有"天竺国按摩法""老子按摩法"，虽题名按摩，实为导引，曾在当时社会上广为流传。

四、完善期

宋元时期，卫生事业的发展受到了特别重视，朝野上下十分重视养生，大量的养生食药，出现在官修的医药典籍中。一方面对以往的养生经验、成就进行整理、总结，使其更加系统化；另一方面，又在大量的实践中积累了新经验、新知识，使养生不断地丰富和发展。

明清时期，养生从宫廷走到民间，从僧道普及到平民，形成了全民性的养生文化热潮。大部分医家非常重视实践，勇于创新，名家辈出，名著纷呈。明清时期是专辑出版中医养生专著的鼎盛时期。随着中外交通的发展，不少养生专著被译成外文出版发行，中医养生学得到了极大的弘扬。这一时期，养生实践对养生学术的验证促进了理论的发展。因此，这时期的养生学术日益切合实际。其一是重视老年颐养，此期的养生专著大都述及老年人的养生和长生问题；其二是强调动静结合以养生。明代罗洪先的《万寿仙书》、曹士珩的《保生秘要》及清代高濂的《遵生八笺》都有很多关于导引养生的内容。

五、弘扬期

近现代，在学术发掘整理方面，校勘注释了大批古代文献，总结了大量现代临床经验和学术成果，出版了很多现代养生专著。

在科学研究上，近几十年来，借助现代研究手段，对传统养生理论和方法进行了大量的研究。全面研究养生保健的理论与方法，有效地指导了人们的健康保健活动。并由国家体育总局组织审核、编创了一系列健身气功功法，包括健身气功易筋经、健身气功五禽戏、健身气功六字诀、健身气功八段锦等九种功法。健身气功概念的形成以及功法的创立与推广对气功运动的发展有着重要影响。太极拳是我国传统的体育运动项目，也是中华民族养生方法中最受青睐和行之有效的。他流行之广、影响之大是前所未有的，可以说是中华文化的象征之一。

中医运动养生方法是我国劳动人民智慧的结晶。自古以来，人们在养生实践中总结出许多宝贵的经验，使运动养生不断得到充实和发展，形成了融导引、气功、武术为一体的，具有中华民族特色的养生方法。为中华民族的繁衍昌盛和健康事业做出了卓越贡献。今天，我们对中医运动养生学这份宝贵的民族文化遗产进行系统发掘整理、研究提高，必将为人类的健康保健事业进一步做出贡献。

第三节　中医运动养生学的特点

中医运动养生学作为中医养生学的重要组成部分，既秉承了中医学的固有特色，也有其自身的特点，中医运动养生在理论上突出了中医学天人合一的整体观，在方式上重视机体的平衡和谐，在施用上强调因人制宜的辨证观，在方法和手段上丰富多彩。

一、突出天人合一的整体观

整体观念是中医学的特点之一，天人合一是整体观念的重要内容，也是中医运动养生的基本原则与特点。《黄帝内经》认为，生命物质是宇宙中的"太虚元气"，在天地日月和特定的湿度温度环境条件下，由无生命的物质演化而来的。《素问·宝命全形论》云："人以天地之气生，四时之法成。"人类生命起源于天地日月，受自然界四时阴阳变化的影响。自然界的变化可以直接或间接地影响人体，而机体则相应地产生反应，并在能动地改造和适应自然环境的斗争中，保障和维持着机体正常的生命活动。即人与自然是一个不可分割的整体。《灵枢·邪客》云："人与天地相应也。"《灵枢·岁露》云："人与天地相参，与日月相应。"

中医养生学理论特别强调人与自然的协调，顺应自然规律，确立自身的生命节律，提出养生之道必须"法于阴阳，和于术数"。人的生命与天地自然是密切联系在一起的，运动养生也必须遵循这一规律。

（一）与四时相应

顺应四时气候变化规律，是养生保健的重要环节，既要遵循自然界正常的变化规律，也要防止异常气候变化对人体的影响。《灵枢·本神》云："智者之养生也，必顺四时而适寒暑，和喜怒而安居处，节阴阳而调刚柔。"《吕氏春秋·尽数》也讲道："天生阴阳寒暑燥湿，四时之化，万物之变，莫不为利，莫不危害。圣人察阴阳之宜，辨万物之利以便生。"由此可见，顺应四时气候变化的自然规律，并非被动地适应，而是采取积极主动的态度，掌握自然规律，顺应四时节奏，强健自身体质，防御外邪侵袭。根据《素问·四气调神大论》，春三月应使志生；夏三月若所爱在外；冬三月若有私意，若已有得等。既要调节精神情志，也要调和气血，疏通经络，保养脏腑。

（二）与五方相应

地域环境对人的体质、疾病的发生发展、人的寿夭等都有不可忽视的影响。不同的地理环境和地区气候的差异，在一定程度上也影响着人体的生理活动。如南方多湿热，人体腠理多疏松；北方多燥寒，人体腠理多致密。若一旦异地而居，就需要一个适应的过程。《素问·异法方宜论》说："东方之域……其民皆黑色疏理，其病皆为痈疡，其治宜砭石……西方者……其民华食而脂肥，故邪不能伤其形体，其病生于内，其治宜毒药……北方者……其民乐野处而乳食，脏寒生满病，其治宜灸焫……南方者……其民嗜酸而食胕，故其民皆致理而赤色，其病挛痹，其治宜微针……中央者……其民食杂而不劳，故其病多痿厥寒热，其治宜导引按跷。"这些论述阐释了东西南北中的地域环境特点，以及环境对居民体质的影响和地域性疾病。深入认识地域环境与体质的关系，不同的地域环境与疾病的关系，以及不同的地域环境的养生特点等，都有积极意义。

（三）五运六气思想的体现

"五运六气"，是探讨自然变化的周期性规律及其对人体健康和疾病影响的学问。其理论源头深深植根于中华传统文化，反映了中国古圣先贤对宇宙自然规律的认识。运气学说的基本内容，就是以五行、六气、阴阳等理论为基础，运用天干、地支等作为演绎工具符号，来推论气候变化、生物的变化和疾病流行之间的关系。"五运"，就是金、木、水、火、土五行五方之气的运动，用以说明形成气候变化的地面因素，同时也是古代用以解释宇宙运动变化规律的一个哲学概念；六气，即存在于空间的风、寒、暑、湿、燥、火六种气候变化要素。五运六气学说，就是运用五运和六气的运动节律及其相互化合，来阐释天体运动对气候变化，以及天体运动、气候变化对生物及人类的影响。

运动养生，也应该根据每年五运六气的情况，结合司天之气、在泉之气、中运之性及主运、客运、主气、客气的推移，对养生运动做适当的调整。

二、重视机体的平衡和谐

中医运动养生，注重运动过程中动作的协调平衡和和谐美观。因此这种运动就不是单纯的肢体的动作，而且还包含容纳了意念、呼吸等多方面的因素，特别强调形气神合为一体。

（一）形体动作协调美观

中医养生运动大多数都是设计好的套路动作，如五禽戏、八段锦等，今习惯统称为功法，把这种活动练习也更习惯于称为练功。一般练功时要求按套路顺序进行。截至目前社会上传习演练的中医运动养生功法到底有多少种，尚无人统计。

但这类功法有一个共同的特点，都比较注重动作的优美观赏性、流畅性、协调性、和谐性。整套动作自始至终，连贯流畅，自然大方，协调一致，若行云流水，不蹦不挂；在一套动作中，可以有刚有柔，但都是刚柔相济，刚中带柔，柔中带刚的；也可以有快有慢，但快慢衔接流畅，过渡自然，整齐划一，宛如一体。

这种协调美观的意义不在于欣赏，而在于要完成这些动作必须具备的内在的基本功，那就是动静结合，形神合一。

（二）动静结合

动与静，是自然界物质运动的两种形式。动与静又是不可分割，有其内在联系的。动是绝对的，静是相对的，在绝对的动中包含着相对的静，在相对的静中蕴伏着绝对的动。王夫之对于动和静有精辟的论述："太极动而生阳，动之动也；静而生阴，动之静也。""静即含动，动不舍静。""静者静动，非不动也。"这段论述对正确理解中医养生运动中的动静结合有很重要的指导价值。

中医运动养生法中的"动"，尤其强调"动中有静"。所谓的"动功"也是以形体外在动的表现而言，而融会于其中的"静"才是真正的内涵。他主要表现为三个方面：一是动作的速度不强调急骤，而是从容和缓。中医养生运动，起手、抬腿动作轻盈，不主张快速爆发，动作收回也是自然落下，不刻意发力，总是以轻缓为特征，自始至终包含着"静"的要素。二是动作的节奏是整体连贯的。尽管中医养生的动功套路是由一系列的单个动作组成的，但各个动作之间的衔接是连贯的，是不能截然分开的，这不同于广播体操每节动作的节拍重复。整套动作的连贯性如同匀速运动，是在动中静、静中动。五禽戏、易筋经、八段锦虽然都是由相对独立的单节练习组成的，但节与节之间的过渡也要求是自然连贯的。三是动作幅度不可过大，要收放自如。中医养生运动的动作幅度一般是不到达极限的，除非是特殊的伸展或拉伸性动作。一般出拳、踢腿到一定的程度就要止住并缓缓收回或变换动作，特别不提倡把动作做"老"，时时处处体现的是松静自然。这是中医养生运动的一大特点。

（三）形气神统一

关于养生学中形气神统一的问题，古人早已有明确的认识。《素问·上古天真论》指出："上古之人，其知道者，法于阴阳，和于术数……能形与神俱，而尽终其天年，度百岁乃去。"形指形骸躯体，一切有形的脏腑器官肢体结构；神是包含了意识、情志、思维、精神等诸多因素在内的一切生命活动征象。神离不开形的存在，有神的形才是活着的生命。神寓于形，形依赖神。中医养生特别强调神气对于形的主导支配作用，如魏晋时期养生学家嵇康在《养生论》中指出："精神之于形骸，犹国之有君也。神躁于中而形丧于外，犹君昏于上国乱于下也。"形神不离，合为一体，贯穿于其中的是气化活动。神引导气，气引动形。因此，"形与神俱"、形神不离，实质是形气神三者的高度统一和谐。

在中医运动养生中，各种养生动作的演练，强调以神驭气，以气动形，肢体的动作运行是在神气的引领下进行的。一般是意念引领气行，动作紧随其后，要求"意到气到，气到力到"。

中医运动养生中的"形气神统一"还包括动作、呼吸、意念的协调一致。一般是动作起始，抬臂、提腿、跨步时吸气，同时随着肢体运动到达动作限度，意念引气自内向外到达肢体末端或头部；然后稍做停顿及收回肢体，此时开始呼气，同时意念引气，使气沉丹田。如最常用的一个动作：两臂从两侧抬起到达头上方，再沿胸前按下到达小腹前。抬臂时吸气，同时意念引气从腰骶命门沿督脉上升，到达头顶；两手下按时呼气，意念引气沿人体前正中线任脉向下沉降丹田。

形气神统一，是中医运动养生极为显著的一个特点，与通常的体育锻炼动作，有很大区别。一般体育锻炼根据运动项目，各有不同侧重点，如力度、难度及技术标准等。

三、强调因人制宜的辨证观

因为人类本身就存在着较大的生命个体差异，而且这种差异并不限于人群种族，所以因人制宜的辨证运动养生观也是中医运动养生学的显著特色。生命个体的差异源自父母精血的不同。明代医家张景岳说："万物生长之道，莫不阴阳交而后神明现，故人之生也，必合阴阳之气，构父母精血，两精相搏，形神乃成。"父母精血有充裕与不足之别，气性有强弱与勇怯之异，所以人体形成以后即具有各自不同的特质。

此外，随着年龄的增长，生活环境的不同，饮食起居等生活习惯的差别，以及个人情趣爱好倾向等，都会加大人与人之间的个体差异。因此中医运动养生必须遵循因人制宜的辩证观。

（一）青少年的养生运动

不同的年龄阶段，身体有发育、成长、衰老的不同变化，不但生理特点不同，性格心理也不同。早在春秋时期孔子就说："君子有三戒：少之时血气未定，戒之在色；及其壮也，血气方刚，戒之在斗；及其老也，血气既衰，戒之在得。"（《论语·季氏第十六》）这一论述得到了历来养生家的高度重视。

青少年时期，是指年龄在 12～24 岁这一阶段，这时身体各方面的发育和功能渐趋成熟，性格比较活跃，气血活动旺盛，好动而不好静。在我国这一时期的青少年学习任务繁重，总体来说，缺乏应有的运动。因此中医运动养生要针对这个阶段的人群编制一些适合他们的运动方法。长期以来推行的学校早操跑步、广播体操都是很好的养生运动，还可以练习简化二十四式太极拳。针对学生长期伏案低头的学习姿势引起的颈肩劳损，近年新推出的"攒元龙"养生操也比较适合。

总之，青少年时期的养生运动，要注意这样几个特点：每次活动时间不能太长，最好一次活动不要超过 20 分钟；动作要简单易学，一教就会，练习方便；操作练习要安全，不易形成劳损和创伤；对场地要求不甚严格，一般操场即可，或随时随地都能练习。此外，最好能穿插一些中国传统文化要素于其中。中国传统文化实质是"生"的文化，即所说几乎都是围绕着生命的健康长寿与快乐自由展开的。

（二）中老年人的养生运动

中年是指 36～60 岁这段时期，60 岁以后进入老年期。中年是身体各部分达到极盛，开始转入衰老的时期。《灵枢·天年》云："三十岁五脏大定，肌肉坚固，血脉盛满，故好步；四十岁五脏六腑十二经脉皆大盛以平定，腠理始疏，荣华颓落，发鬓颁白，平盛不摇，故好坐；五十岁肝气始衰，肝叶始薄，胆汁始减，目始不明；六十岁心气始衰，苦悲忧，血气懈惰，故好卧。"

这段文字概括论述了人到中年时的身体状况和心理特点，这一时期是生命历程的转折点，身体由三十岁"好步"到四十岁"好坐"，五六十岁以后就更"懒得动"了。中老年人群虽然年龄和身体机能状态差别比较大，但从中医运动养生的角度看，他们有共同的规律。各个脏腑组织器官的功能都在逐步退化，生命活力呈现衰退的趋势，动作越来越迟重笨拙。

养生保健总体来说是在蓄积生命能量，保持生命活力，即培阳育阴，积精全神。《素问·生气通天论》中说："自古通天者生之本，本于阴阳。""阴平阳秘，精神乃治；阴阳离决，精气乃绝。"因此中老年人的运动养生，既要尊重生命活动的大趋势是不可逆转的这一客观规律，正确面对衰老的各种现象，接受客观事实，切忌争强好胜，斗勇斗猛，不服衰老；但也要以积极、阳光的心态面对生活，正确面对随之而来的身体的各种不适症状，迎接朝阳，送走晚霞，继续拥抱青春，热爱生命。通过运动养生等一系列的积极措施，保持生命的健康与完美。因此《素问·生气通天论》又说："阳气者，若天与日，失其所则折寿而不彰。""阳气者，烦劳则张。""阳气者，大怒则形气绝。"从这个意义上讲，中老年人养生就是养阳气。北宋哲学家周敦颐提出，"动则生阳，静则生阴"，坚持适当的运动锻炼，是保持生命活力，延年益寿的有效措施。

在养生运动方法的选择上，要充分考虑"年老不以筋骨为能"，动作幅度适可而止，节奏快慢适合自己为好。易筋经、八段锦、太极拳都是很好的适合中老年人养生保健的运动功法。相比较而言，中年人，劳作过度，劳形劳神，心身俱疲；老年人，伤逝忧虑，患得患失，伤神者较多。他们运动养生，最好是集体结伴而行，既能锻炼身体，还能互相交流感情，互相倾诉烦恼。通过运动与情感交流，起到综合性的养生效果。《素问·生气通天论》说："阳气者，精则养神，柔则养筋。""凡阴阳之要，阳密乃固。"足见养生养阳气的重要性。

（三）男性健身养生运动

一般来说，普通的运动养生功法并没有特殊的性别上的针对性，不论体育锻炼方面的广播体操，还是传统养生功法，如五禽戏、易筋经、八段锦、太极拳等，并不区分男女。单是具体到每个人的养生需求，男性和女性总是有情趣上的差别的。男性更注重肌肉的丰满与力量，而女性则更在乎苗条与柔软。

对于男性来说，中医运动养生学更注重整体机能的健康水平，而不片面主张"块头大"和爆发力强，这会适得其反的。男性要练得肌肉丰满，力道雄厚，静态动是很好的选择，如浑圆桩、三体式等，表面上看似静功，而实质上蕴含着巨大的动能。可根据个人的具体情况，通过选择体位来调整运动量。

（四）女性健美塑形与养生

与男性相比较，女性的运动养生多在乎健美塑形。在这一方面，印度瑜伽成了多数女性的首选了。实际上在中国古代的传统运动养生功法中，具有同类养生效果的功法也不少。不论选择瑜伽还是中国传统健身养生功法，做动作的时候都需注意循序渐进，切不可刻意追求达到某一程度而拉伤肢体，甚至劳损关节。

（五）形体肥胖者的养生运动

当今社会，肥胖患者越来越多，肥胖人群的运动养生是一个不容忽视的问题。历来的很多运动养生功法对大多数人都是普遍适用的，但是，随着肥胖人群越来越庞大，专门针对肥胖人群创编一些运动养生功法已经显得尤为迫切。

肥胖是指一定程度的明显超重与脂肪层过厚，是体内脂肪，尤其是甘油三酯积聚过多而导致的一种状态。他不是指单纯的体重增加，而是体内脂肪组织积蓄过剩的状态。由于食物摄入过多或机体代谢的改变而导致体内脂肪积聚过多，造成体重过度增长并引起人体病理、生理改变或潜伏。对于肥胖的判定，目前常用的体重指数，是一种计算身高比体重的指数。具体计算方法是以体重（千克）除以身高（米）的平方。研究表明，大多数个体的体重指数与身体脂肪的百分含量有明显的相关性，能较好地反映机体的肥胖程度。

以体重指数对肥胖程度的分析，国际上通常用世界卫生组织制定的体重指数界限值，即体重指数在 25.0～29.9 为超重，≥ 30 为肥胖。国际生命科学学会中国办事处组织了由多学科专家组成的"中国肥胖问题工作组"，对我国 21 个省、市、地区人群体重指数、腰围、血压、血糖、血脂等 24 万人的相关数据进行汇总分析，并据此提出了中国人的体重指数标准，体重指数值"24"为中国成人超重的界限，"28"为肥胖的界限；男性腰围≥ 85cm，女性腰围≥ 80cm 为腹部脂肪蓄积的界限。

肥胖人群的运动养生功法，要充分顾及其活动的不便利性，以及过度运动对身体的创损性。

四、方法手段丰富多彩

中医运动养生历史悠久，积淀丰厚，养生运动功法非常多。早在《吕氏春秋·古乐》记载："昔陶唐之始，阴多滞伏而湛积，水道壅塞，不行其源，民气郁阏而滞着，筋骨瑟缩不达，故作为舞以宣导之。"这种专门针对筋骨瑟缩不达而创制的具有宣郁导滞作用的"舞"，就是一种养生运动功法。到《黄帝内经》时期，这种"舞"发展为"导引"，《素问·异法方宜论》说："中央者，其地平以湿，天地所以生万物也众。其民食杂而不劳，故其病多痿厥寒热。其治宜导引按跷。"再往后这种导引在人们的日常生活中又逐步演化为武术等多种多样的模式。

（一）导引与按跷密切相关

《黄帝内经》以后，养生运动功法被笼统地称为导引，而且导引多与按跷紧密结合。导引是"导气令和、引体致柔"的略称。我国古代称崇尚养生的人为"道人"，他们就是古医家、道家，导引是他们的必修课，也是主修课。导气令和指的是呼吸运动，引体致柔指的是肢体运动，导引就是将二者完美地相融合在一起的一种养生术。这种方法与同时代在印度形成的被称为"瑜伽"的方法同属一脉。瑜伽形成于公元前 4 世纪，是一个通过提升意识，运用身体活动的各种姿势技巧，帮助人类充分发挥潜能，改善人们生理、心理、情感和精神方面的能力，达到身体、心灵与精神和谐统一的运动方式，包括调身的体位法、调息的呼吸法、调心的冥想法等，以达至身心的合一。不论印度瑜伽，还是中国导引，他们都和按摩密切结合，都要求做完动作后要自我按摩，甚至有些导引动作直接就是按摩。《后汉书·华佗传》记述五禽戏时也说："人体欲得劳动，但不当使极尔……古之仙者为导引之事……吾有一术，名五禽之戏：一曰虎，二曰鹿，三曰熊，四曰猿，五曰鸟。亦以除疾，并利蹄足，以当导引。体中不快，起作一禽之戏，沾濡汗出，因上着粉。"此处是讲做五禽戏至微汗出即止，再着粉以按摩，即可收功。可见导引动作与自我按摩是紧密连贯、一气呵成的动作。

（二）中医运动养生与其他学派的相互渗透

繁纷复杂的中医运动养生功法，也多与其他学派相互渗透，相互促进，不断发展。在中国古代，养生本来就是道家的主要修行内容，随着社会的进步与科学技术的发展，逐渐"医道分家"，各行其是。但导引养生的核心内涵双方都没有放弃。后来宗教出现，在各派宗教中也都大力倡导养生之道。于是中医运动养生又与佛教、道教等学派有了千丝万缕的联系，佛道人士亦习医，历代医家也或修道、或修佛。因此出现了一种功法大家都练的情况。少林易筋经、武当养生术也都与中医运动养生相伴随而发展。

除此之外，养生运动中还有不可忽视的一种存在——武术。武术虽是械斗、技击之术，但也大力倡导养生。武术在中国也有悠久的历史，后来随着战争手段的改变，传统武术更多地强调蕴含于其中的养生学要素了，有些甚至完全走向养生行业了，如太极拳等。在武术的发展过程中也不可避免的接触中医学，特别是中医伤科学。这就在中医运动养生和武术之间又架起了一座无形的桥梁。

（三）丰富多彩的运动养生功法

经过数千年的发展，积淀了丰厚的中医运动养生功法。如早期的舞、导引、"熊颈鸱顾"类的仿生养生术，后来形成的五禽戏、易筋经、八段锦等，还有寓动于静的各种站桩功法，如"浑圆桩""三体式"等，都是传统经典的中医运动养生功法。近代以来，随着经济文化的发展，国家大力弘扬中国传统文化，增强民族自信，百花齐放，百家争鸣，曾经在民间隐没的许多养生功法也陆续被挖掘出来，如"五行掌""漫步周天五禽导引法"；也有根据当今人们亚健康状态的需求而不断创编的新的功法的问世，如"攒元龙""放松功""保健功"等；还有从武术套路中改编而来的各种养生功法，如"太极十八式""太极养生功"等。

第四节 中医运动养生的基本原则

中医运动养生具有刚柔相济、动静结合、内外兼修的特点，旨在通过运动疗法，达到人体阴阳平衡，内外和谐，防病保健的目的。合理应用中医运动养生疗法，可使人体康健，气血充沛，阴阳和谐，从而不受病邪侵扰，安享于世，怡然自得。正确运用中医运动养生疗法，需遵循以下基本原则：

一、把握动作要领

（一）熟记招式

中医运动养生对人体的阴阳气血、脏腑内外都有着强壮保健的作用，在外可疏通经脉，强壮筋骨；在内可调摄精神，补气养血，以使内外和谐，形神统一，身体健康。中医运动养生疗法包括准备姿势及主要招式，准备姿势是进行运动养生疗法的必要准备，主要招式是其核心内容，如太极拳是由二十四个招式组成，每个招式都是太极拳的重要组成部分，其准备姿势是太极拳进行的前提条件，故应熟记准备姿势及各个招式的动作要领，方可练就一套完整的太极拳。中医运动养生在练习过程中要熟招式，方可从招式入手，由浅入深，渐入佳境，体会其精髓之所在。

（二）把握要领

中医运动养生，通过形体动作意念导引，引导气机和畅，即通过对人体形气神的锻炼和调控使之三位一体，以达到生命自我组织，自我调控，自我优化。练功过程十分注重"神注庄中，气随庄动"。练习者应心无旁骛，全神贯注，方可宁神静息，意注形气神，导气血之运行，气血通畅，身体各部得以濡养，使其不因不足而受损，亦不因太过而致病，达到形神共养的效果。

二、注重动静结合

（一）运动四极

中医运动养生中的动态养生侧重于对"动形"的调节，通过外在形体、骨骼、四肢的活动，于动态之中达到肢体的调整，使筋脉舒展、骨骼坚韧，气血周流。中医学认为，人体的气机变化主要表现为升降出入四个方面，气机的正常升降出入运动是生命活动的根本，正如《素问·六微旨大论》所言："出入废则神机化灭，升降息则气立孤危。"气机是不断运动变化的，气与血关系密切，气行则血行，气滞则血郁，故中医运动养生疗法以"动形"为手段，带动气机的升降出入运动，进而带动周身气血循环，令筋骨舒展，经络畅通，脏腑得养，百病不生。

（二）调神以静

中医运动养生中的静态养生侧重于对"意守"及"调息"的调节，通过调养心神与调畅气息，于静态之中达到心神的宁静，于呼吸之间达到气息的均衡，使心神安定，呼吸均匀，神气内藏。《素问·痹论》："静则神藏，躁则消亡。"心为五脏六腑之大主，心气平和则神气内藏，五脏皆安，心气躁动则神气外浮，五脏失调。心神本应静藏于内，无杂念干扰，无邪气侵犯，自可精神饱满，泰然处之，故有"恬惔虚无，真气从之，精神内守，病安从来"之说。中医运动养生疗法在中医理论指导下产生，也是将中医理论应用于运动养生的具体体现，中医运动养生也可以通过"意守"及"调息"起到安神定志、补养心神之功效。

（三）动静结合

动与静是自然界物质运动的两种表现形式，两者相互联系，相互为用。人与天地相参，与日月相应，自然界中事物的动静变化体现着阴阳之气平衡、互根、消长的运动变化规律。中医运动养生遵循整体观念，认为人体是一个有机整体，注重身心的统一，将形体之动与心神之静的有效结合，使形动于外，而神静于内，动静相合，可达到动中寓静、静中寓动之境，正如阴中有阳，阳中有阴，阴阳相贯，如环无端。中医运动养生于动静之中，阴阳之间，随形体之动，养心神之静，呼吸吐纳，宁心安神，刚柔相济，形神具备，则邪气何以犯之。

三、强调运动适度

（一）时间适度

中医运动养生本为强身健体，延年益寿之法，若应用不当也可导致脏腑气机紊乱，功能失调，变生他病。中医运动养生应合理安排时间，时间过少则见效甚微，时间过长则易耗气伤神，出现头晕乏力、精倦神疲、虚汗自出之症，切勿因懈怠而潦草以待，也勿因急于求成而不知节制。中医运动养生应遵循适度原则，运动时间不可太长，亦不可太少，以身体自我感觉良好为佳。

（二）强度适度

《吕氏春秋·季春纪》："流水不腐，户枢不蠹，动也。形气亦然，形不动则精不流，精不流则气郁。"运动可以调气行血，令百脉畅通，脏腑协调，表里通达，起到强身健体的作用，但运动也要适度而行，运动强度不易过大，运动量要适度为宜。孙思邈在《备急千金要方》中曾言道："养性之道，常欲小劳，但莫大疲及强所不能堪有。"意在言明运动要适度，切勿超过机体负荷而致劳损，且要动静结合，张弛有度。因病起于过用，故无论是劳累过度，还是运动过度，都可导致机体受损而生病，故中医运动养生之道应遵循强度适当而行。

（三）持之以恒

疾病之生，不在一夕之间，祛病之法，亦非一日之功。凡做事，最怕有头无尾，有始无终，若想免受疾病之苦，需持以恒心，坚持不懈，方可循序渐进，水到渠成。中医运动养生非药石之法，强身之效不可速成，需长期坚持方可显现，故应勤勉练习，锲而不舍，方可达到精强体壮，祛病延寿之效。疾病虽苦，祛之亦难，但人若有铁杵磨针、滴水穿石之恒心，其病安能不祛乎？

四、遵循三因制宜

（一）因时制宜

根据中医"天人合一"的思想，人体气血阴阳的盛衰会随自然环境发生变化，个体应保持与环境的和谐统一，适时调护，才能安然处于自然界之中。《黄帝内经》："春夏养阳，秋冬养阴。"自然界有着生长化收藏的变化规律，人应随自然变化调整自身生活规律，春夏之季，阳气升发，人应夜卧早起，舒展筋骨，以应升发之气；秋冬之季，阴气内敛，人应早卧晚起，储蓄精气，以养阴精，如此则顺应自然，适时养生，益寿延年。阳虚体质之人在应用中医运动养生时，应选择在春夏之季，早间阳光充足时为宜，天气阴冷及晚间入睡之际则不可取之；阴虚体质之人，可在秋冬收藏之际适时调养，从而达到阴平阳秘之效。

（二）因地制宜

由于不同的地区在地理特点、气候条件及民族风俗上有着一定的差异，故不同地区的人也有着不同的生理病理特点，其体质、喜好、习惯皆不尽相同，故在养生方面应根据当地的气候环境及民族风俗有所变化。我国西北地区天气干燥，气候寒冷，寒多伤阳，故在应用中医运动养生时应注意保暖，避免因汗出而使风寒之邪气有可乘之机；东南地区滨海傍水，潮湿温热，热多伤阴，故在应用中医运动养生时应回避强光，避免因中暑而耗伤阴津。因地理区域不同，养生也应有所变化，根据因地制宜的原则，合理应用中医运动养生之法，方可颐养身心，益寿延年。

（三）因人制宜

中医体质学认为：人体体质是在先天禀赋与后天因素长期相互作用下所产生的，使得个体在体质类别、疾病倾向及预后等方面都有着较大的差异，其治疗方法也不可千篇一律。因体质既是静态恒定的，又是动态变化的，故体质在某种程度上可以得到调节，使之向健康状态发展。在中医运动养生疗法改善个体体质时，应在遵循整体观念的同时，遵循因人制宜的原则，根据个体差异制定合理的运动计划，其气血旺盛者，运动量应在可承受的范围之内，无论是养生抑或是祛病，皆可达到理想的效果；其气血衰弱者，则不可急于求成，应微动四极，循序渐进，日久方可改善体质。

中医运动养生应是在中医整体观念的指导下，遵循"把握动作要领""注重动静结合""强调运动适度""遵循三因制宜"等基本原则，通过运动将身心、内外、动静融于一体的中医养生疗法。中医运动养生的效用发挥，应把握动作要领，注意"意守""调息""动形"的有效结合，做到以意领气，以气动形；同时应注重动静结合，使形动而神静，身心共养，内外兼修；亦应强调运动适度，在运动时间、强度上遵循适度原则，且要持之以恒，坚持不懈；此外，应遵循三因制宜，根据不同的时间、地域、个体进行合理的调护，有益于增强体质。中医运动养生只有在遵循基本原则的基础上，方可发挥其调阴阳、和脏腑、舒筋骨、通经络之功效，以达到耳目聪明、髓充肾强、祛病延寿的目的。

第五节　中医运动养生与中国传统文化

中国传统文化以道、儒、释为代表，其思想均来源于对自然、对人体生命以及社会的探索和认识，这种探索和认识与人体自身的锻炼和修为有着极为密切的关联，在日常生活中也形成了他们各具特点的运动养生理论和方法，对中医学运动养生的形式和方法也产生积极的影响。因此，了解传统文化道、儒、释三家的特点，对领会运动养生的机理与作用具有一定的意义。

一、运动养生与道家文化

道家文化讲究"长生""生生不息"，这与运动养生的宗旨不谋而合，可以使人生命三个要素形、气、神得到锻炼与养护，从而使生命整体保持康健，而这些效果的实现离不开道家思想的指导。

（一）道家文化特点

1. 重视对道的体认　道家以"道"为最高信仰，其认为"道"无所不在、无所不包，为万物之始。人之生老病死、草木之生长凋零、天地之变化、宇宙之始末等，皆归于"道"。道是宇宙的本源，道家的"道"论，是对宇宙的本体，事物的规律及认识的本质所作的哲学概括，即是说道是万物由以产生的最初始、最古老的端源，天地之始，万物之母，道为"万物之所由"。

2. 强调无为道法自然　《老子》二十五章中有："人法地，地法天，天法道，道法自然。"这里"道法自然"的意思是："道"的本性是"自然"的，离开了"自然"，也就不能称其为"道"，因此，应当顺应自然。"无为"为其核心指导原则，"无为"通常被理解为顺应自然，而顺应自然又被理解成"无为"，故无为的真正含义是"无为而为"，其代表典范是《老子》书中所讲的"圣人"，而运动养生也是顺应自然规律进行的。如《老子》二章"圣人处无为之事"，意思是说，圣人可以达到与道合同，所作所为如同道之自然，没有所谓的"私"，诚如福永光司所说："老子的无为，乃是不恣意行事，不孜孜营私，以舍弃一己的一切心思计虑，一依天地自然的理法而行的意思。"同时也在说作为凡夫的大众也可以通过圣人的这种方式去体认"道"，并且所作虽然不是在刻意追求"道"（处无为之事），那么正可以达到"是以不去"的效果。因此，这一"无为"的原则便成为人人可以做到的切实的行动，而并非懒散闲适，而是变成了自我应该主动进行的修养原则。

3. 突出形神气与内丹修炼　道家对人体生命的认识和修炼，特别强调对人体形气神的锻炼和调控。如"载营魄抱一"是说人的精神意识与有形的身体要合一；"专气致柔，能如婴儿乎"，这个气包含了后来所说的形气和精气。专气就是把形气和精气融合统一在一起，以保持人始生时柔弱的状态，"能如婴儿乎"。而"涤除玄览"则与通常所说的祛除内心的私心杂念，使"内心"这面镜子清明的状态。

内丹术是后世道家功法修炼的重要代表。内丹功法是强调在思想内敛的基础上，意气相依，让内气沿任督二脉等不同的经络路线周流运行为其特征的内练功法。因为他区别于服食外丹而期望通过内练精气神，以收到如内服"灵丹"那样的效用，故称内丹术、内丹功、丹鼎术。传统内丹术把内练的过程分为四个阶段，即练精化气，练气化神，练神还虚，练虚合道。

（二）道家文化中的运动养生

道教动功养生将肢体运动与服气、吐纳、漱咽、按摩相结合，并参照动物运动，形成了以导引、按摩、行气胎息、武术为主的道教动功养生术。其中对形体或多或少均有一定的要求，通过意识指挥形体动作引发人体之气的流行，则为对生命要素形气神的运动养生。

1. 导引形体　导引，源于上古出名的舞蹈运动。秦汉方士把这种肢体运动与呼吸运动结合起来，则不仅能锻炼肢体肌肉，而且能锻炼心肺等内脏的功能。《黄帝内经》把导引术引入医学，作为一种保健与治疗的方法，谓能理血气而调诸逆，缓节柔筋而心和调。东汉名医华佗所创的"五禽戏"，流传至今。

道家对导引术做了进一步的发展。其一，多样化且不拘泥于形式。如葛洪《抱朴子·别旨》说："或伸屈，或俯仰，或行卧，或倚立，或踯躅，或徐步，或吟，或息，皆导引也。"认为："导引不在于立名，象物粉绘，表形著图，但无名状也。"为运动养生的形式的灵活性奠定了基础。其二，是强调意识对气的调控作用，重视以存想正气，并以意识与之结合，"或五脏六腑，神气通玄，来往自熟；或存之泥丸顶发，或下至脚板涌泉"。其三，意识调控人体之气养生康复作用，如《太清导引养生经·宁先生导引法》中说："若卒得中风病，宿痼痕癖不随，耳聋不闻，头眩癫疾，咳逆上气，腰脊苦痛，皆可按图视象，随疾所在，行气导引，以意排除之"。

2. 按摩通经　按摩，自古以来就是自我运动养生保健的方法。道教中的按摩常与导引并列。陶弘景《养性延命录》中有导引按摩篇。孙思邈《千金要方·养性》中收录有"老子按摩法"，均是具有代表性的运动养生方法。《道藏》中关于按摩的著作约有10种以上，按摩的手法、部位多种多样，或自我按摩，或接受他人按摩。除了按摩肢体、关节、五官外，还有摩腹、摩阴囊、鸣天鼓等间接地按摩内脏器官。

3. 服气吐纳　行气，也是先秦方士养生术之一。主要是通过呼吸运动，对人体气机的调控，起到养生的作用。如吸入清气，吐出浊气，吐故纳新之呼吸功法。后来进一步发展为以意识与自身真气有序运行相结合，使一身泰和的方法。行气也称服气、调气等，也是通过意识对气的调控作用进行的。《素问·六节藏象论》说："肺者，气之本。"《素问·灵兰秘典论》说："肺者，相傅之官，治节出焉。"肺不仅主呼吸之气，而且关系宗气的生成，总理治节全身的气机而关系全身各脏腑及气血的运动，他位同相辅以助心君主神明。因此通过行气调气就可能达到调控或影响其他脏腑乃至全身的生理生化活动。事实上，深而缓的呼吸运动可立刻减缓过快的心率；也可以放松和稳定紧张不安的情绪；也可以收缩提升肛门，并影响或调整肠胃的机械运动等。这些伴同呼吸运动而发生的生理和心理变化，都是显而易见的现象。

另外，道家的行气法中还有咽气法、散气法和吐气六字等方法。其中六字诀是以呵、嘘、呼、嘻、呬、吹六种不同的发音及肢体动作配合，具有调节相应脏腑气机运动变化、调畅情志的作用，从而产生一定的治疗疾病的效果。其根本原理亦在于通过意识与发音、呼吸运动的结合，引动气机，达到对人体生命起到养生保健的作用。

二、运动养生与儒家文化

儒家文化、思想是以"仁、义、礼、智、信、忠、孝、悌"等为核心内容，自汉以后成为中华民族的精神、思想、道德等规范等。其中，"天人合一"思想为代表之一，该思想对中华民族的影响十分深远、重要，诸如审美、制度、道德、风俗等，甚至是思维方式中，都融入了该思想，是构成中华民族文化内在核心的要素之一。儒家强调，人、社会及自然，三者之间联系紧密、和谐统一，是不可分割的系统结构。

（一）儒家文化特点

1. 仁者爱人　孔子十分重视和强调仁的境界与修养，而这一境界是指"道心精一""中和"的人天一体的状态，王阳明谓："中也者，道心之谓也；道心精一之谓仁，所谓中也。"明代大儒蒋信曰："凡言命、言道、言诚、言太极、言仁皆是指气而言。""仁""中和"都是人对自然本体的认识和体悟。儒家从事上入手，在日常生活中则以仁人爱物，恻隐之心等规范自己的行为，把仁作为儒家最高道德规范，提出了以仁为核心的一套学说。

2. 明德至善　《大学》将"大学之道，在明明德，在亲民，在止于至善"作为全书的总纲。这里，大学之道的"道"是《易经》所讲形而上的道的概念，是根本（体）。"明明德"是指明白掌握这个"大学之道"的规律以后有所得（用），然后运用个人学问道和德的成就，深入民众，进入社会，"在亲民"，为人民服务，利己利人，最终得到内圣外王的圆满的"至善"境界。这与运动养生的精神与宗旨是一致的，运动养生不仅局限于形体动作等的锻炼，也包含了社会行为这一部分的修养。

3. 中和境界　《中庸》乃是子思继承祖父孔子的心传，阐述其师曾子著"大学之道，在明明德"的"内明"和"外用"之学，提出"中和"才是"明德"的境界。"慎独"与"诚意"，便是"内明""外用"之间，兼带身心修养的妙用，将之用于入世的行为，必须兼备智、仁、勇的三达德，方可成就齐家、治国、平天下的"外王"。

4. 养浩然之气　《孟子·公孙丑上》首次提出"我善养吾浩然之气"，明确了"浩然之气"是修成圣人的基础，并对"何谓浩然之气"做出了阐释："其为气也……则塞于天地之间。"是对气的空间特性的描述，遍布于宇宙虚空；"以直养而无害"与"必有事焉而勿忘，心勿忘，勿助长"是对应说明。此外，本篇在讨论"夫子"与"告子"之"不动心"时提到了意志与气的关系，"志，气之帅也；气，体之充也"，说明了人的意志（心）是气的主宰，而气是人体生命的一部分，充斥周身；并且气与志可以彼此影响，"志一则动气，气一则动志也"，鉴于此，进一步强调了"持其志，无暴其气"的修养功夫。"行有不慊于心，则馁也"，也说明了人的行为举止与心的关系，以及对气反面影响的形容"馁"，故浩然之气是依"四德（仁义礼智）"的实践中，自然形成的，要将之作为一件重要的事，时刻不能忘，也不能用心思予以助长。

（二）儒家文化中的运动养生

儒家对心之体的体悟与修行，方法诸多。从阴与阳、动与静来修炼人体生命。如以"动"通过活动形体来调和气血、通利九窍、疏通经络、防病健身。以"静"养神为"守神""致虚"和"守静"。并将这些修养与日常的行为规范、处世的活动结合在一起，使得运动养生融于社会活动当中，通过这些反之于身心，起到对生命身心的养生作用。

1. 静坐凝神，体悟心体　儒家的宗旨是修身、齐家、治国、平天下，静功作为修身的一部分得到相当的重视。儒家运动养生功法上主要是以修身养性的静功为主。唐代司马承祯撰有名篇《坐忘论》，列坐忘七个阶次：一敬信、二断缘、三收心、四简事、五真观、六泰定、七得道。又说："夫坐忘者，何所以不忘哉？内不觉其一身，外不知乎宇宙，与道冥一，万虑皆遗。"所以坐忘之要着重在一个"忘"字，要松垂肢体，外忘其身，内忘其心。大通亦大道，能坐忘即合于大道。修炼坐忘法能调整平衡气脉，并能补肾健脑，恢复身心疲劳。南宋朱熹写的《调息箴》对调息方法有所心得，他说："余作调息箴，亦是养心一法。盖人心不定者，其鼻息嘘气常长，吸气常短，故须有以调之。息数停匀，则心亦渐定，所谓持其志，无暴其气也。"明代儒家学者王守仁认为元气、元神、元精，"只是一件，流行为气，凝聚为精，妙用为神"。

2. 动以健体，怡神养心　孔子曰："射不主皮，为力不同科，古之道也。"《论语·八佾》中孔子指出："君子无所争，必也射乎。揖让而升，下而饮，其争也君子。"其认为运动的功用重在强身健体、修养情志，而不在于竞技格斗、争强好胜，即提倡一种轻松愉快情调的运动形式，主张身与心的共同锻炼。《礼记·射义》载："孔子射于矍相之圃，观者如堵墙。"六艺之"射、御、书"及舞乐、旅游等，皆俱动静结合、体心并修之妙，如"登泰山而小天下"，或郊游讲学于泗水之滨；或垂钓，或乐水或狩猎，以怡神而健体。可见，儒家的运动养生讲究动以健体，怡神养心。

三、运动养生与佛家文化

佛家文化传入中国以后，与中国本土道、儒两家互相碰撞融合，形成了具有中国特色的佛家文化思想，在运动养生的方法以及机理方面的论述多有交融。对运动养生的方法、理论具有重要的影响与意义。

（一）佛家文化特点

佛家旨在探索解决人生问题的理论和方法，包括戒定慧三学：戒学指戒律，以戒规范人们的行为；定学指禅定，是使修持者思虑清静集中，观悟佛理，以断除人的私心杂念，从而进入静定的境界，感悟天地自然之道；慧学，慧即智慧，指通过戒定两个环节，断除烦恼、迷妄、各种私心杂念，显发真理，类似道、儒两家所讲的明悟心体、悟道的状态。

1. 万物皆空的宇宙观　佛教认为世界上的一切事物皆由于因缘而有生有灭，此即所谓缘生或缘起。这种因缘生起学是佛教最基本的教义，是佛学观察宇宙人生采用的独特方法。佛教以缘起理论来阐述人类的生命现象，认为世界的构成要素地、水、火、风具有相互生果的功能，具有和合产生新物质现象的功能，说明生命的起始与轮回。"善有善报恶有恶报"的因果报应、轮回转生的理论。这与传统文化道家讲的"万物起源于道"，万物都是气构成的有异曲同工之处。

2. 追求彼岸的人生观　佛家希望众生都能脱离尘世"苦海"进入极乐世界，其修行方法众多，八万四千法门，最终目的为了解脱，达到生命解放的自由王国。而其中的关键便是意识，要求"明心见性"，即传统文化道家的"悟道"、儒家心学的悟得"心体"。这些均离不开主动运用意识，发挥意识的主宰作用，从而使自身意识达到突破与升华，与天地自然合而为一，佛家称为"破我执"，意在破除意识当中的固有知见，使自己的意识尽可能与天道自然相一致。

（二）佛家文化中的运动养生

佛家健身术源于禅定修心，为保证"坐禅"的顺利进行，便需要采取一些手段，以活动筋骨、疏通血脉。具有代表性有达摩易筋经、天竺国按摩法、罗汉十八手、少林拳、禅密功等。

1. 坐禅入定　禅，是静中思虑的意思，亦称"禅定"。禅定的过程中，需息虑凝神、心专一境、一心参究，故又有"参禅"之称。佛教的坐禅方法与气功颇有相似之处，都是通过形、气、神三个要素的综合调整，达到不同程度的入静状态。《俱舍论颂疏》卷二十八曰："问：何等名静虑？答：由定寂静，慧能审虑，故虑体是慧，定有静用及生慧虑，故名静虑。"《昭德新编》说："水静极则形象明，心静极则智慧生。"坐禅配合调心息，"因息修禅，疾得禅定。"禅定变成一种对身心极为有益的静功，有利于健康长寿，有益于慢性病的治疗和康复。

可以使散乱的心念，逐步归于凝定，心定则气和，气和则血顺，不但可以祛病强身，而且可以去除主观和迷妄，获得心境的安乐，所以静坐是最基本的修养法。

2. 易经强体　佛家不但重视坐禅修内功，而且重视外功动功。许多僧人们都有习武的传统，且传承由古至今，于修行中达到禅武合一的境界，在养生上达到内外兼修的目的，在《达摩易筋经》中就提倡静坐与练武结合。这种动静结合、禅悟合一、张弛有度的修炼方式，可强筋壮骨、疏通经络，可调节、加强人体的气血、阴阳的运化，以达到养生的目的。

（1）达摩易筋经　达摩易筋经是达摩老祖的一种养生功法，此功使神、体、气三者，即人的精神，形体和气息有效地结合起来，经过循序渐进，持之以恒地认真锻炼，从而使五脏六腑、十二经脉、奇经八脉及全身经脉得到充分的调理，进而达到保健强身，防病治病，抵御早衰，延年益寿的目的。

（2）内劲一指禅　"内劲一指禅"的"内劲"，是人体活动的能量，是蕴藏在人体内的潜力，是生命活动的物质基础。"禅"，是安定、止息杂虑的意思。"指"，是指在练功过程中，必须再加上一个特殊的、关键性的训练方法，即十个手指和十个脚趾有系统、有规律的扳动和按动的锻炼。十指和十趾，分别为人体十二正经的起点或末端，手指的扳动和脚趾的按动，不仅可以积蓄"内劲"，调节释放"内劲"，而且还简便易学，以缩短练功时间，使之收到事半功倍之效。

此外，佛家的动、静功，经常互相配合，交叉使用，会达到更好的运动养生效果，虽然分为动、静两类，但彼此多少有所交叉，这与道的规律是相吻合的。

综合上述，运动养生在道、儒、释三家文化中均是一个极为重要的内容，并且出现了许多不同的养生主张。例如有的主张"养生"主要是"养神"；有的主张"养生"主要是"养形"；有的认为养生应以"静养为主"；有的认为养生应以"动养为主"。目标是共同的，即探讨人类能够延年益寿乃至生命科学的奥秘。他们的特点也是相同的，几乎都是将养生理论融合在各自修身治学、内圣外王、利人利己的生命活动之中。

第二章
中医运动养生学的理论基础

扫一扫，查阅本章数字资源，含PPT、音视频、图片等

中医运动养生是中医学的有机组成部分，是在中医基础理论指导下的养生方法和手段。因此中医运动养生学的理论基础，统一于中医基础理论。中医学的生命观、阴阳五行学说、脏腑经络学说、气血精神学说等都是指导中医运动养生的理论基础。

第一节　中医学生命观

所谓生命观，就是指对人体生命的看法和观念，中医学对人体生命的看法和观念，涉及人体生命多方面的内容。从中医学生理而言，藏象学说、经络学说以及精气血津液神，都是关于人体生命的基本理论。但从大体而言，中医学的生命观，主要表现在人体生命构成的唯物观及人体生命活动的整体观两个方面。

一、人体生命构成的唯物观

从人体生命的构成而言，人是由形、气、神三个要素构成的，并且这三个要素是相互关联、相互影响的一个整体。《淮南子·原道训》中指出："形者，生之舍也；气者，生之充也；神者，生之制也"，即认为形是人体生命的房舍，气是生命活动的动力，神是生命的主宰。

（一）形者生之舍

"形"作为人体生命构成的一个要素，是指人体的有形实体。他包括组织结构、脏腑形体官窍，以及人体生命活性物质等。

中医对"形"的认识很粗糙，但作为人体构成的一部分，也给予了充分的关注，并从整体的角度对形有了深入的探究。从生命起源来看，先有形体结构，然后才有生命功能活动。如《灵枢·天年》中说："血气已和，荣卫已通，五脏已成，神气舍心，魂魄毕具。"明·张景岳在《类经·针刺类》中进一步阐述："形者神之体，神者形之用；无神则形不可活，无形则神无以生。"可见人的生成，既要"五脏已成"，又要"魂魄毕具"，即形神皆备，"乃成为人"。《淮南子》将形类比为生命活动的房舍，是生命活动的依附，是生命寄存和施展机能的场所。没有"形"的生命体是不可想象的，也是不可能的，正所谓："皮之不存，毛将安附焉"。因此，形体的强壮是人体健康长寿的必要条件；没有房舍，就谈不上人体生命的健康。

（二）气者生之充

气，是指充斥在人体生命之中的无形非实体物质。他充斥在人体组织结构之中，弥散在有形

实体的周围。

人体无形之气多集中与依附于有形实体及其周围，人体之气的分布与人体的形态结构是一致的，即形态的任何部分都充斥着无形的气，在形体周围也有弥散存在着人体之气。人体之气的分布与人体形态结构是相一致的。如脏腑之气中的心气、肝气、肺气、脾气、肾气等，四肢之气，躯体之气等。按照古代养生家的观点，认为人体气的中心在丹田，即在脐下小腹部关元、气海等穴位处。

人体之气运动的基本形式可概括归纳为升、降、出、入四种。其中升降，是指气在人体内上行或下行的运行；出入，是指气在体内外或组织器官内外开合出入聚散过程。而气的升降与出入之间是相互协调，密切联系的。《素问·六微旨大论》云："出入废，则神机化灭；升降息，则气立孤危。故非出入，则无以生长壮老已；非升降，则无以生长化收藏。"因此，主导和把握人体气机升降出入，是促进人体生命健康的重要环节。

（三）神者生之制

神的概念在中国传统文化中极为广泛，这里的"神"是人体生命的构成要素，是指主宰人体生命的意识活动，包括人对外界的感知、反映和思维。在人体形气神三个生命要素当中，神是人生命活动的主宰，他对人体生命起主导作用。故《淮南子·原道训》说："神者，生之制也。"

现代医学及心理学都认为意识活动对人体生命具有主导作用。人体通过感觉器官接收外界信息，并据此发放相应的信息，通过相关组织器官的活动，调节人体生命活动与周围环境的平衡。这个过程对人来说，都是在高级神经中枢指挥下完成的。

人的意识活动对全身的生命活动起着统帅和调节的作用，此即"神为主宰"。在人的整体生命活动领域中，人的意识活动是生命活动的先导，肉体的生命活动是实现意识活动要求的手段。在人的生理活动领域中，不仅意识可以改变人的力量的强度，也可以改变人体感觉的灵敏度。对此，《灵枢·本脏》是这样描述的："志意者，所以御精神，收魂魄，适寒温，和喜怒者也……志意和则精神专直，魂魄不散，悔怒不起，五脏不受邪矣。"这里明确指出人的意识可以统御精神活动，收摄魂魄、调节人体对冷热刺激的适应能力和情志变化。如果意识稳定，就会精神集中、思维敏捷、魂魄安定，也就不会产生懊悔愤怒等过度的情绪，五脏也就不会受到外邪的干扰。可见，精神意识在人体生命活动中占有极为重要的地位。

（四）形气神三位一体的生命自组织

形气神作为构成人体的三个要素，他们不是孤立的，而是相互关联的一个整体。形气神在生理上相互联系，在病理上相互影响，他们相互协调共同构成人体生命活动。《淮南子·原道训》指出："一失位则三者伤矣，是故圣人使人各处其位，守其职而不得相干也。故夫形者，非其所安也而处之则废。气不当其所充而用之则泄，神非其所宜而行之则昧。此三者，不可不慎守也。"葛洪将人体的形气神比喻为国土、百姓和国君，指出只有三者相和谐才能国泰民安。他在《抱朴子内篇》中写道："故一人之身，一国之象也。胸腹之位，犹宫室也。四肢之列，犹郊境也。骨节之分，犹百官也。神犹君也，血犹臣也，气犹民也。故知治身，则能治国也。夫爱其民所以安其国，养其气所以全其身。民散则国亡，气竭则身死，死者不可生也，亡者不可存也。"可见，形气神三者是相互依存、相互联系的整体。没有形则神气无所依附，人的生命也就无从谈起；没有气则无生命的有机活动，气失于升降出入而"神机化灭""气立孤危"；生命活动没有神的调控则"气乱、精离""形乃大伤"。

人体生命是个自组织的稳态系统，在这一系统中有"形""气""神"三个相关的子系统的序参量，他们之间相互作用，通过合作协调维持人体整体生命的稳态。在人体生命系统中，形气神各守其位并相互协调，保持生命活动的有序平衡稳定的状态。当外界干扰因素侵害人体生命时，机体即在形气神相互协调的调控下，保持自组织的稳态平衡，维持正常的人体生命活动。

二、人体生命活动的整体观

整体观是中医学理论体系的重要特点，他发源于中国古代哲学万物同源异构和普遍联系的观念。人生活在自然界中，其生命活动并非孤立，是与自然、社会构成一个系统的整体。中医学的整体观念包括人自身一体、人与自然一体、人与社会一体三个方面。

（一）人自身是一整体

1. 形气神三位一体　如前所述，人体生命由形、气、神三个要素构成，他们是相互关联的一个整体，其相互协调共同构成人体生命活动，其主要表现在：

（1）形气相关　形为气之舍，气为形之充。形作为生命的房舍，他是人体之气存在、运行、变化的具体场所。气不可能离开形而独立存在，正所谓："皮之不存毛将焉附。"以此言之，形气关系从根本上来说就是形体强弱与正气盛衰的关系。形体强壮者，其内在气血也应当充盈；形体瘦弱者，其内在气血则相应不足。故《素问·刺志论》曰："气实形实，气虚形虚，此其常也，反此者病。"《灵枢·寿夭刚柔》也讲道："形与气相任则寿，不相任则夭……血气经络胜形则寿，不胜形则夭。"此则强调形与气相互协调适应的重要性。张介宾则指出："盖形以寓气，气以充形。有是形当有是气，有是气当有是形"（《类经·寿夭》）。形与气交互作用，无气固然无形，无形则气无以聚、无以化、无所寓。

（2）形神相关　此主要表现在神依附于形，神为形之主。神不能离开形体而独立存在，其功能也必须要在形体健康的情况下才能正常行使。故《素问·上古天真论》云："形体不敝，精神不散。"张景岳也强调"神依形生""无形则神无以生"。五脏均藏神，正如《素问·宣明五气论》中写道："心藏神，肺藏魄，肝藏魂，脾藏意，肾藏志。"神、魂、魄、意、志名虽不同，但皆属于人身之神的范畴。因此，五脏皆可称为神之宅，为藏神之处。另一方面，神具有调控主导形的功能作用，人的精神意识对人体生命活动具有主导和调控作用。若神不能主导人体生命活动，生命也就完结，诚如《灵枢·天年》所说："神气皆去，形骸独居而终矣。"

总之，形为神之宅，神乃形之主；无神则形不可活，无形则神无以附。两者相辅相成，不可分离，离则为死，偕则为生。故形壮则神旺，形为精所成，积精可以全神；神旺则形壮，神能驭形。《素问·上古天真论》所说："其知道者，法于阴阳，和于术数……能形与神俱，而尽终其天年。"明确说明了"形与神俱"的重要意义。

（3）神气相关　主要表现在神为气之主，气为神之充，说明神气变化密切相关。神作为人体生命的主宰，首先表现在对人体气机的影响。具体而言，又包括"气一而动志"和"志一而动气"两个方面。

所谓"气一而动志"是指当人体之气受到外界因素的影响而失去自身原有平衡状态时，就呈现出特殊变态运动。这种运动状态反映在大脑意识当中，而产生不同的内在感受。一般来说，气向上向外的急骤运动可引发愤怒；向内向下的急骤变化可引发恐惧；气向一处凝集可引发沉思；气散乱可引发惊恐；气流行和畅可引发喜悦；气流行塞涩可引发悲哀等。

所谓"志一而动气"是指人的精神意识活动可以引起人体之气的变化，正如《素问·举痛论》所说的"怒则气上""喜则气缓""思则气结""悲则气消""恐则气下""惊则气乱"。

2. 五脏系统协调统一　中医学认为五脏是人体生命活动的中心。《素问·六节藏象论》也曾指出人体生命活动以五脏为"本"。五脏之所以成为生命活动的根本，是因为他们贮藏了人体赖以维持生命活动的精、神、气、血、水谷精微等重要物质，其机能不仅关乎于人体生理物质的新陈代谢，亦与精神情志活动密切相关。五脏系统与外环境保持协调统一，系统内部各脏腑组织、形体器官按五行规律相互联系，构成一个有机的统一整体，共同维持生命活动的正常运行。其主要表现在：

（1）五脏与六腑，通过经络的联系构成互为阴阳表里的联系，即肝与胆互为表里，心与小肠互为表里，脾与胃互为表里，肺与大肠互为表里，肾与膀胱互为表里。

（2）五脏与形体官窍四肢百骸构成统一的整体，即五脏与五体（筋、脉、肉、皮、骨）、五窍（目、舌、口、鼻、耳及二阴）相关联在一起。

（3）五脏与神意情志密切相关，即五脏与五脏神（魂、神、意、魄、志）、情志（怒、喜、思、悲、恐、惊）相关联。

（4）五脏与天地自然构成相类相通的整体，即五脏与自然界五时、五方、五气、五化等相互关联。

（二）人与自然是一体

人禀天地之气而生，自然界存在着许多人类赖以生存的必要条件，如阳光、空气、水、土壤等。当自然环境发生变化，如昼夜交接、寒暑更替时，人体受其影响也会相应地发生生理或病理上的改变。宇宙之中，天地之间，人的一切生命活动都与自然息息相关，即《黄帝内经》所谓"生气通天"。

1. 时序气候与人体相关　自然界四时气候的变化有一定规律性，所谓春温、夏热、秋凉、冬寒，万物顺应这一自然规律而有春生、夏长、秋收、冬藏的生长变化过程。生活在大自然当中的人体生命，也会因于自然界的这一变化规律，进行适应性的调节。例如盛夏天气炎热，人体气血运行流畅，阳气旺盛，脉象多浮大，皮肤腠理开张，津液外出而多汗；隆冬天气严寒，人体气血运行稍缓，阳气偏衰，脉象多沉小，皮肤腠理致密，津液趋下而多尿。这种适应性的生理变化，反映了冬夏不同季节与人体气血运行和津液代谢的密切关系。由于人类适应自然的能力是有限的，所以当气候的剧烈变化超过了人体的适应和调节能力，就会发生疾病。不同的季节有不同的多发病，如春季多风病，夏季多暑病，秋季多燥病，冬季多寒病等。还有些年老体弱或慢性病患者，因适应能力差，往往在气候剧变或季节交替之际而导致旧病复发或病情加重。因此，人必须依据自然时序气候的变化来调整自身的生活行为，以保养人体生命，所谓"顺四时而适寒暑"。

昼夜晨昏的变化对人体的生理也产生不同的作用。《灵枢·顺气一日分为四时》说："朝则为春，日中为夏，日入为秋，夜半为冬。"白天人体的阳气多趋于表，脏腑的功能活动比较活跃；夜晚人体的阳气多趋于里，人就需要休息和睡眠。因此，我们应当依据外在自然的变化来安排作息生活，以合于自然的变化。另外，昼夜晨昏的变化对疾病也有一定影响。如《灵枢·顺气一日分为四时》云："夫百病者，多以旦慧、昼安、夕加、夜甚……"究其缘由乃是因昼夜阴阳二气的改变所致；白天阳气旺盛，人身之气随自然界之气的阳生而渐旺，故病情稳定或转轻；夜晚阴气为主，人身之气又随自然界之气的阳消而渐衰，故病情加重或恶变。

2. 地理环境与人体相关　不同的地理环境，可导致人的体质差异，如东南地势平坦，气候温暖潮湿，人体腠理较疏松，体格多瘦弱；西北海拔较高，气候寒冷干燥，人体腠理较致密，体格多壮实。一旦易地而居，许多人初期都会有水土不服的感觉。由于长期的环境作用和饮食的偏嗜，造成了各地区的人有不同的体质和特殊的地方病与多发病。人欲得健康长寿，就必须因地制宜，施以符合自己居处环境的养生方法。

（三）人与社会一体

人既是自然的人也是社会的人。人不仅生活在自然环境中，也必定生活在社会环境中，人与社会是密不可分的整体。所谓社会环境，包括社会政治、社会经济、工作环境、卫生条件、生活方式以及文化教育、家庭组成等各种社会联系。社会环境一方面提供给人们所需的物质生活资料，以满足人们的生理需要；另一方面又形成和制约人的心理活动，影响着人们生理和心理上的动态平衡。如果人体和社会稳态失调，就可以导致疾病。一般而言，良好的社会环境，会使人精神振奋，勇于进取，有利于身心健康。不良的社会环境，如工业发展带来的环境污染、生态环境的破坏、日益激烈的社会竞争、过度紧张的生活节奏等，都会使人长期处于紧张、焦虑、忧郁、烦恼、气愤、恐惧等心境之中，势必会危害身心健康。研究社会因素对人体健康和疾病的影响，寻求行之有效的养生保健方法，是中医养生康复学的重要研究内容。

三、中医学生命观与运动养生

在中医理论体系的大框架下，中医学的生命观充分地体现于中医运动养生学之中，并决定着运动养生具体方法的运用和实施。

（一）形气神三位一体的生命观与运动养生

基于形气神三位一体的生命观，考究中医运动养生的方法和手段，可以看出中医运动养生的实质就是对人体形气神的锻炼和调控。

1. 运动对形的锻炼和调控　中医运动养生功法有太极拳、八段锦等，无论是何种功法，都必须调整身形，都有一定的操作规范和要求。通过对形体的调控和锻炼，一方面能引动经络、疏通气血、调整脏腑机能；另一方面，调整身形的过程其本身即是一个使形气神合一的过程，是使意识活动与自己的身形和动作相结合的过程。《嵩山太无先生气经》中说："是以摄生之士，莫不练形养气以保其生，未有有形而无气者，即气之与形，相须而成。"《管子》更是把对形的锻炼和调控提高到道德修养的高度来认识，指出："形不正，德不来。""形正摄德，天仁地义，则盈然而自至。""德全于中，则形全于外。"强调在日常生活中注意调整自己的身形，使之符合练功的要求。另外，中医导引中的调息其实质亦是神与形相合，是对呼吸运动这一人体最基本的生命活动的锻炼和调控。

2. 运动对气的锻炼和调控　气依附于形，中医运动导引功法修炼过程中必然涉及对气的导引和调控。《易筋经》指出："精气神无形之物也，筋骨肉有形之物也，必先练有形者为无形之佐，培无形者为有形之辅。若专培无形而弃有形则不可，练有形而弃无形则更不可。所以有形之身必得无形之气相依而不相违，乃成不坏之体。"对气的导引和调控应遵循气在人体生命活动中的规律，即升降出入。

3. 运动对神的锻炼和调控　如上所述，人是形气神的三位一体，神是生命活动的主宰，人的意识活动在人体生命中起着极为重要的作用。因此，运动养生功法修炼过程必然离不开对神的锻炼和调控。历代中医导引家无论何种门派都十分重视意识在运动养生功法修炼中的作用，将运用意识作为练功的第一要旨。《唱道真言》中说："意者，的的确确，从心所发，意发而心空，故又曰有意若无意，意之为用大矣哉。初时阳生，意也。既生之后，采取元阳，意也。既采之后，交会神房，意也。既会之后，送入黄庭，意也。意之为用大矣哉。""阳神之出，意也；既出之后，凭虚御风，意也；游乎帝乡，反乎神室，意也。意之为用大矣。"由此可见，练功的全过程，究其实质就是意识活动的过程。

（二）整体观与运动养生

中医理论体系以整体观念作为指导思想，中医运动养生学同样把人与自然、人与社会以及人体自身皆视为一个整体。在运动养生中也必须注重人体的身心整体、注重顺应自然、注重和谐社会关系。

1. 运动养生注重人自身的整体　中医运动养生的方法是通过形体的运动，配合意识，导引气机，通过对形气神的锻炼和调控，使形气神三位一体，使整体的人体生命活动得以优化。中医运动养生于现代体育运动项目的区别就在于，中医运动养生是在中医生命观的指导下进行的，他是对构成人体生命要素的锻炼和调控。具体而言，通过对人体"形"的锻炼和调控并使之三位一体，通过对气的锻炼和调控并使之三位一体，通过对神的锻炼和调控并使之三位一体。在运动形体时，既注重身形相合、神气相关，同时也注重利用经络与脏腑的整体联系，疏通经络、调整脏腑机能，进而达到强身健体、祛病防病的效应。

2. 运动养生注重人与自然的协调　《素问·生气通天论》："故圣人抟精神，服天气而通神明。"强调人体之气与外界自然之气的相通。中医运动养生通过动作导引配合意识活动，引导人体之气与外界自然之气的交换。

中医运动养生注重一年四季的变换，运动的方式方法与四时季节相应，如《素问·四时调神大论》："春三月，此为发陈。天地俱生，万物以荣，夜卧早起，广步于庭，被发缓形，以使志生。""夏三月，此为蕃秀。天地气交，万物华实，夜卧早起，无厌于日，使志勿怒。""秋三月，此谓容平。天气以急，地气以明，早卧早起，与鸡俱兴，使志安宁。""冬三月，此为闭藏。水冰地坼，无扰乎阳，早卧晚起，必待日光，使志若伏若匿。"

在中医运动养生功法中，有按二十四个节气所编配的导引功法。《二十四节气导引法》相传为道教养生家陈抟老祖陈希夷所创，又称为二十四气坐功却病图、四时坐功却病图、却病延年动功等。有关他的最早文献记录为明代署名铁峰居士所撰《保生心鉴》一书，后世众多养生书籍《万寿仙书·四时坐功却病图诀》《遵生八笺》等纷纷收录，并编入清朝皇家的《四库全书》，得以广泛流传。

3. 运动养生注重人与社会的整体　中医运动养生的方法，形式多样，可以个体在家里练习，也适用于在公共休闲锻炼场所群体练习，这是中国传统健身锻炼的一大特点。很多运动养生的功法，强调群体的集中练习，适应于在社区、公园等休闲健身场所，以及养生保健中心、健身俱乐部等场所推广普及，实际证明这种形式的中医运动养生对我国大健康产业有着积极的推进作用。并且中医运动养生对人体心性的锻炼和情操的陶冶，有利于人们社会融洽，形成和谐欢畅的社会氛围。

第二节　运动养生与阴阳、五行学说

阴阳学说和五行学说是中国古代的唯物论和辩证法思想，是古人用以认识和解释自然的世界观和方法论。在长期的医疗实践基础上，古代医家将阴阳五行学说应用于中医学，以阐明人体的生理功能和病理变化，指导临床诊断和治疗。阴阳学说认为，人体发生的疾病是因为人体自身或人与自然之间的阴阳平衡被打破，而自身又不能及时恢复平衡所致，即出现了阴阳失调的状态。五行学说认为，某些疾病能根据木、火、土、金、水五行的生克乘侮关系进行传变。在运动养生学中，协调阴阳是养生的重要原则。因此，阴阳五行学说也成为运动养生学的基础理论之一。

一、运动养生与阴阳学说

中医学认为，阴阳动态平衡可维持人体正常生理活动，阴阳双方正常协调关系遭到破坏则会导致疾病的发生。所谓"一阴一阳之谓道，偏阴偏阳之谓疾。阴阳以平为和，偏则为疾""阴胜则阳病，阳胜则阴病""阴平阳秘精神乃治"等都阐明了这种道理。

（一）阴阳与阴阳学说

阴阳的最初含义是很朴素的，是指日光的向背，向日为阳，背日为阴，后来引申为气候的寒暖，方位的上下、左右、内外，所处状态的动静等。古代思想家看到一切现象都有正反两个方面，就用阴阳这个概念来解释自然界存在的相关联的对立和相互消长的事物或现象，并认为阴阳的对立和消长是事物本身所固有的和宇宙间存在的基本规律。

1. 阴阳的基本概念　古人在长期的生活实践中，发现自然界存在许多既密切相关，又属性相对的事物或现象，如水与火、冷与暖、明与暗、运动与静止等。归根结底，由于向日和背日导致事物或现象呈现出性质相反的特点，"阴"与"阳"的初始概念由此而生。"阳"代表了事物或现象都具有向日所表现特点，"阴"代表了事物或现象都具有背日所表现的特点。

阴和阳代表既相互对立又相互关联的事物或现象的属性，或同一事物内部对立双方属性。古代哲学家从"向日"与"背日"的含义展开，并进一步引申出了阴和阳的初始含义。一般来说，凡是运动的、外向的、上升的、温热的、明亮的、积极的、无形的、兴奋的都属于阳；凡是相对静止的、内向的、下降的、寒冷的、晦暗的、消极的、有形的、抑郁的都属于阴。如就气温来说炎热和温暖为阳，寒冷和凉爽为阴；就明暗来说明亮的为阳，黑暗的为阴；就物质的形态来说气态为阳，液态和固态为阴。宇宙间的相关联的事物或现象都可以概括为阴和阳两类，任何一种事物内部又可分为阴和阳两个方面，而每一事物中的阴或阳的任何一方又可再分。因此，阴阳可用于分析相互对立的事物或现象，又可用以分析一个事物内部所存在着的相互对立的两个方面。虽然一切事物或现象均可用阴阳的不同属性来区别，但必须指出，用阴阳来概括或区分事物或现象的属性，必须是相互关联的一对事物或现象，或是一个事物或现象的两个方面，才具有实际意义。

2. 阴阳学说的基本内容

（1）阴阳的相互感应　阴阳的相互感应，是指阴阳二气在运动中相互感应而交合的过程，是万物的产生和变化的前提条件。如《荀子·天论》说："天地合而万物生，阴阳接而变化起。"说明了自然界一切生命活动的起源和云、雨、雷、电等自然现象的产生都因天地的交感而起。阴阳之所以能发生交感，正是因为阴阳包含了性质相反的两个方面，这两方面的不断变化，引起了自然界的无穷变化。在变化中孕育新的生命，引起复杂的现象发生，并再次在变化中达到平衡、和谐的结果。

（2）阴阳的对立制约　阴阳的对立制约又称为阴阳的相反。阴阳学说认为自然界一切事物或现象都存在着相互对立的阴阳两个方面，如上与下、左与右、天与地、动与静、寒与热、升与降等。阴阳的对立是自然界普遍存在的规律，是阴阳之间最基本的关系之一。阴阳的制约则是阴阳双方在对立的基础上，存在相互牵制、相互约束的关系。因此，对立是制约的前提，制约是对立的结果，从而在一定范围内达到统一。四季气候的变化，人体的生理、病理过程中都广泛存在阴阳的对立制约。如《素问·脉要精微论》说："冬至四十五日，阳气微上，阴气微下；夏至四十五日，阴气微上，阳气微下。"说明了春、夏、秋、冬四季气候有温、热、凉、寒变化的原因。春夏之所以温热，是因为春夏阳气上升抑制了秋冬的寒凉之气；秋冬之所以凉寒，是因为秋冬阴气上升抑制了春夏的温热之气。

阴阳的对立制约是通过阴阳的消长得以实现，没有消长，也就没有制约。只有阴和阳之间的相互制约，相互消长，使万事万物不断处于协调平衡的状态，生命活动才得以正常进行。如果这种动态平衡被打破，就会导致疾病的发生。正如《素问·阴阳应象大论》中说："阴胜则阳病，阳胜则阴病。"

（3）阴阳的互根互用　阴阳的互根互用又称为阴阳相成，也就是相互依存、相互资生为用的意思。相互依存说明了阴和阳的任何一方都不能脱离另一方而单独存在。如动与静只是相对的，动为阳，静为阴，没有静，也就没有动；上与下也是相对的，上为阳，下为阴，没有下，也就没有上；热与寒也是相对的，热为阳，寒为阴，没有寒，也就无所谓热。所以，阳依存于阴，阴依存于阳，每方都是以其相对的一方为各自存在的条件。

阴和阳的相互依存关系，体现在三个方面：一是体现在物质之间的相互依存。如组成人体和维持人体生命活动的基本物质是气和血，气为阳，血为阴。气为血之帅，血为气之舍，意思是说气能统摄和推动血液运行，血能载气而行，二者互根互用。二是体现在机体相对功能的相互依存，兴奋和抑制是人体生理功能最本质的特点。兴奋为阳，抑制为阴，没有以兴奋为参照，就不能称什么是抑制，没有抑制，也无所谓兴奋，二者也是互根互用的关系。三是体现在物质的形态与功能的相互依存，任何物质都有其形态，也有其功能。形态为阴，功能为阳，没有形态也就没有功能，也不存在没有功能只有形态的物质。

阴和阳之间的相互资生为用是指在相互依存的基础上，还体现出相互资生，相互为用的关系。这种相互资生为用是以阴阳的转化为内在根据。因而在一定的条件下，可以向各自对立的一方转化。如《素问·阴阳应象大论》说："地气上为云，天气下为雨。"以地气为阴，天气为阳，他们之间的转化体现了相互资生，相互为用的关系。

（4）阴阳的消长平衡　阴和阳之间的对立制约、互根互用，并非处于静止和不变的状态，而是始终处于不断的消和长的运动变化中。"消"即减少、消耗；"长"即增加，增长。只有减少和增加的量一致，消与长才能始终保持平衡，即消长平衡状态。因此，消长平衡是指阴和阳之间的平衡不是静止的和绝对的平衡，而是在一定的范围、一定的时间及一定的限度内的"阴消阳长"或"阳消阴长"中维持着相对的平衡。"阴消阳长"和"阳消阴长"也就成了最基本的运动形式。

如四季气候变化中，秋冬至春夏的变化体现了"阴消阳长"的过程，冬至后"阴气微下"，阴减少，"阳气微上"，阳增长，所以气候由凉寒转为温热；春夏至秋冬的变化体现了"阳消阴长"的过程，夏至后"阳气微下"，阳减少，"阴气微上"，阴增长，所以气候由温热转为凉寒。对人的生理性体温节律变化而言，同样也体现了上述两种基本运动形式。据现代生理学研究证明，人体温度呈"正弦式"节律变化，子夜起，人体阳气渐盛，阴气下潜，体温升高，至日中达顶峰，体现了"阴消阳长"的过程。日中起阳气下潜，阴气渐盛，体温降低，到子夜达波谷，体现了"阳消阴长"的过程。

（5）阴阳的相互转化　阴阳的相互转化是指阴阳对立的双方，在一定条件下，可以向各自相反的方向转化，即阳可转化为阴，阴可转化为阳。这种转化往往表现在"极限"阶段，所谓"物极必反"，正是阴阳转化的最有力诠释，也体现了量变到质变的根本性变化。

《素问·六微旨大论》说："夫物之生从于化，物之极由乎变，变化之相薄，成败之所由也……成败倚伏生乎动，动而不已则变作矣。"说明新事物生成之时，已倚伏着败亡之因素，当旧事物衰败之际，也预示着新事物的产生。旧事物的衰败就是"变"的过程，新事物的产生就是"化"的过程，体现了由阴到阳的根本性转化。所有这些转化者是在"动而不已"的消长过程中得以实现。因此，阴阳的互根互用，共处于一个统一体中，是阴阳转化的内在根据，而阴阳的消长变化是阴阳转化的必要条件。

《灵枢·论疾诊尺》说："四时之变，寒暑之胜，重阴必阳，重阳必阴。故阴主寒，阳主热。故寒甚则热，热甚则寒。故曰：寒生热，热生寒，此阴阳之变也。""重阴必阳，重阳必阴"说明了阴阳的转化必须具备一定的条件。《素问·阴阳应象大论》也说："寒极生热，热极生寒。""重""极"皆是转化的条件。

（二）运动养生学中阴阳学说的应用

运动养生的初衷，便在于调整脏腑的阴阳偏盛偏衰，使阴平阳秘。具体来说，运动养生主要有三种做法：一是辨证施治，即针对不同病证选择不同功法。如阴盛阳虚的病人，可选择动功进行锻炼，以求助阳胜阴；阴虚阳亢的病人，可选择静功为主进行锻炼以养阴制阳；阳亢病人，病势向上，练功时意念应向下；气虚病人，病势向下，练功时意念应向上。二是因时施治，即针对不同季节选择不同功法。春季阳气升发，运动多在户外，可选择有一定运动量的、能够活动筋骨、畅达气血的运动，如五禽戏、易筋经、八段锦等；夏季以练静功为主，以防耗阴，应选内养功、太极拳、站桩功、六字诀等；秋季以静功为主如内养功、六字诀、放松功，配合一些具有一定运动量的健身运动，如太极拳、八段锦等；冬季练动功为主，以防阴盛，可选五禽戏、八段锦、易筋经等，配合强壮体质的导引法如强壮功、固精功、内养功等。三是日常修养，即平日选择具体的功法加以练习以保持身体的阴阳平衡。诸多运动都体现了阴阳学说的哲学思想，如太极拳，"太极"出自《易经》的阴阳八卦学说，始见于陈抟、周敦颐的"太极图"。"太极图"表示宇宙及万事万物都是由对立统一的阴阳两个方面的物质组成。太极拳以阴阳学说为理论依据，讲求动静、阴阳。形体外动，意识内静。形动于外，则分虚实，运阴阳，拳路以浑圆为本，一招一式均由各种圆弧动作组成，按照太极图形组成各种动作；意守于内，以静御动，用意识引导气血运行于周身，周而复始，如环无端。太极拳正是以阴、阳、虚、实、静、动、分、合八大纲领为基础，运用缓慢柔和的方法，调整人体阴阳血气，这和中国的古老医学以阴、阳、虚、实、表、里、寒、热八大纲领辨证施治的理念是完全一致的。因此，练习太极拳可以通过调整人体内部阴阳血气达到血气和调，阴阳平衡的目的。

二、运动养生与五行学说

五行学说认为世界是由木、火、土、金、水五种元素构成的，五种元素各有特性，他们存在内在的次序和联系，可相互搭配构成万物。因此，一切事物或现象都可按各自的特性归入这五大类中，并构成了完整的世界。中医理论体系在形成过程中，受到五行学说深远的影响，成为独特理论体系的重要组成部分。因此，五行学说也较大地影响着由中医学发展而来的运动养生学。

（一）五行与五行学说

1. 五行的基本概念　五行来源于古代的"五材"说。如《左传·襄公二十七年》说："天生五材，民并用之，废一不可。"《尚书正义》说："水火者，百姓之所饮食也；金木者，百姓之所兴作也；土者，万物之所资生，是为人用。"便清楚地说明了我国古代劳动人民在长期的生产和生活实践过程中，认识到木、火、土、金、水是缺一不可的基本物质。因此，五行既指木、火、土、金、水五种物质，也包含五种物质间的运动变化规律。

五行的特性，是古人在实践中从木、火、土、金、水五种物质抽象而逐渐形成的理论概念，用以分析事物及现象的五行属性及其相互联系的基本法则。虽来自五种物质，实际上已超越了五种物质本身所具有的特性，内涵更加广泛。

"木曰曲直"。曲直，本意是指树木的生长形态，枝干有曲有直，并向上向外舒展。引申为具有生长、生发、条达舒畅等作用或性质的事物及现象，均归属于木。

"火曰炎上"。炎上，本意是指火具有温热、上升的特性。引申为具有温热、升腾作用或性质的事物及现象，均归属于火。

"土爰稼穑"。稼穑，本意是指土有播种和收获农作物的作用。引申为具有生化、承载、受纳作用或性质的事物及现象，均归属于土。

"金曰从革"。从革，本意是指金有肃杀、变革的意思。引申为具有清洁、肃降、收敛等作用或性质的事物及现象，均属于金。

"水曰润下"。润下，本意是指水具有滋润和向下的特性。引申为具有寒凉、滋润、向下运行的事物及现象，均归属于水。

2. 五行学说的基本内容

（1）事物的五行属性和归类　五行学说是以五行的特性来推演和归类事物的五行属性。古人把各种事物或现象的性质或特点，都与五行相类比，若与其中某一行的特性相似，则归入该行之中。与之相类比的五行并非代表其本身的含义，而是引申后的特性。

五行学说中可以把方位、五脏、季节、颜色、五味等分别配属五行。以方位为例，包括东、南、西、北、中等五方，东方沿海，太阳升起的地方，富有生机，与木的升发、生长特性类似，故东方归属于木；南方气候炎热，与火的炎上特性类似，故南方归属于火；西方高原，太阳落山的地方，其气肃杀，与金的肃降特性类似，故西方归属于金；北方气候寒冷，虫类蛰伏，与水的寒凉、向下的特性类似，故北方归属于水；中央地带，气候适中，土地肥沃，适于万物生长，并统管四方，与土的特性类似，故中方归属于土。这样推演和归类的结果，就是把世界万物都归入了五行的各大类中。不仅包括自然界千变万化的事物，也包含人体的各种组织和功能，把他们归入了五个生理、病理系统中。更为丰富的自然界和人体的五行属性的对应关系如表2-1所示。

表2-1　五行属性的对应关系

| 自然界 | | | | | | | 五行 | 人体 | | | | | | |
五音	五味	五色	五化	五气	五方	五季		五脏	五腑	五官	五体	情志	五声	五液
角	酸	青	生	风	东	春	木	肝	胆	目	筋	怒	呼	泪
徵	苦	赤	长	暑	南	夏	火	心	小肠	舌	脉	喜	笑	汗
宫	甘	黄	化	湿	中	长夏	土	脾	胃	口	肉	思	歌	涎
商	辛	白	收	燥	西	秋	金	肺	大肠	鼻	皮	悲	哭	涕
羽	咸	黑	藏	寒	北	冬	水	肾	膀胱	耳	骨	恐	呻	唾

（2）五行的生克乘侮　五行不仅可用于归类万物，更重要的是可探索和阐释复杂系统内部各部分间的相互关系的自我调控机制。五行的生克乘侮是指五行之间的相互关系，即相生关系、相克关系、相乘关系、相侮关系。其中相生和相克是五行的基本关系，而相乘和相侮则是五行之间的生克制化遭到破坏后出现的不正常的相克现象。

①五行的相生　相生，是指一事物对另一事物具有促进、助长和资生的作用。汉·董仲舒《春秋繁露·五行对》说："天有五行，木、火、土、金、水是也，木生火、火生土、土生金、金生水、水生木。"季节的春、夏、长夏、秋、冬的次序更替，生物的生、长、化、收、藏等的变化都体现了这种相生的关系。对人体的生命活动来说，同样存在这种现象。正是这种相互促进的作用，自然界才有生生不息的景象，生命才能生机勃发。五行相生的规律和次序是：木生火、火生土、土生金、金生水、水生木。

②五行的相克　相克，是指一事物对另一事物的生长和功能具有抑制和制约的作用。《素问·宝命全形论》说"木得金而伐，火得水而灭，土得木而达，金得火而缺，水得土而绝，万物尽然。"正是这种相克关系的存在，自然界和人体的生理活动才不会亢而成害。五行相克的规律和次序是：木克土→土克水→水克火→火克金→金克木。

③五行的相乘　相乘，乘即以强凌弱的意思，是指五行中某一行对被克的一行克制太过，从而引起一系列的异常相克的反应。引起相乘的原因有两个方面：一是五行中的某一行过于强盛，因而造成被克的一行克制太过，促使被克的一行虚弱，从而引起五行间的生克制化异常；二是五行中的某一行本身虚弱，因而使克制该行的一行相对强盛，从而导致该行更加衰弱。

④五行的相侮　相侮，侮即是反侮的意思，是指五行中的某一行过于强盛，对原来克制该行的一行进行反侮，也称为反克。引起相侮的原因也有两个方面：一是指五行中的某一行过于强盛，对其所不胜一行的反向制约；二是指五行中某一行过于虚弱，反而受到其所胜一行的反向制约。

（二）运动养生学中五行学说的应用

五行的"行"即运动、运行之意，五行就是指气的五种运动方式，这五种运动方式分别以木、火、土、金、水代表。运动养生学便体现了丰富的五行学说思想。主要体现在三个方面，一是根据人体特征精准施治。如《灵枢·阴阳五十二人》运用五行学说，结合肤色、体形、禀性、态度以及对环境变化的适应能力，把人的体质类型归纳为木、火、土、金、水五种。这种分类明确了人体不同的生理特征，要求提高在采取预防措施时的针对性。二是以吐字发音的五行归属调理脏腑。如"六字气诀"，讲究五行配属中五音与脏腑的对应关系，认为通过吐字发音能起到调节脏腑生理功能的作用，从而实现养生保健及治病的目的。六字中"嘘"，属木应肝；"呵"，属火应心；"呼"，属土应脾；"呬"，属金应肺；"吹"，属水应肾；"嘻"，应三焦。明代太医龚廷贤在《寿世保元》中指出："六字气诀，治五脏六腑之病。其法以呼字而自泻去脏腑之毒气，以吸字而自采天地之清气以补之，当日小验，旬日大验，年后万病不生，延年益寿。"唐·孙思邈在《备急千金方》中对陶弘景六字诀的吐纳法进一步做了论述："若患心冷病，气即呼出；如热病，气即吹出。若肺病即呬出，若肝病即呵出，若脾病即嘻出，若肾病即呬出。"并指出："凡百病不离五脏，五脏各有八十一种疾、冷热风气计成四百四病，事须识其相类，善以知之。"三是以拳法的五行归属调理五脏。五行学说同武术结合得最好的例子就是形意拳，其以"五行生克制化"为指导思想，以五行的形态、性能、方位作为构成武术中各种拳式的基本元素，如五行中"木"的形态和性能是可以弯曲伸直，形意拳遂以直线出击的崩拳属木。同时，形意拳还以相生理论说明易生变换相连的拳式，以相克理论说明相互制约的拳式。如"劈拳能克崩拳，崩拳能克横拳，横拳能克钻拳，钻拳能克炮拳，炮拳能克劈拳"。

第三节　运动养生与脏腑经络学说

脏腑经络学说是脏腑学说和经络学说的合称，是中医运动养生学重要的理论基础。掌握脏腑的生理功能、养生功理以及经络循行、养生腧穴等内容对中医运动养生功法的编创和学、练、用等具有重要的指导意义。

一、运动养生与脏腑学说

（一）脏腑学说的基本内容

脏腑，是人体内脏的总称。根据形态结构和生理功能特点，人的脏腑可分为脏、腑和奇恒之腑三类。脏有五，即心、肺、脾、肝、肾，主要生理功能是化生和贮藏气血、津液、精气等精微物质，并能藏神，主持复杂的生命活动；腑有六，即胆、胃、小肠、大肠、膀胱、三焦，主要生理功能是受盛和传化水谷；奇恒之腑亦有六，即脑、髓、骨、脉、胆、女子胞，主要生理功能是藏精气。

脏腑学说，是研究人体脏腑生理功能、病理变化规律及其相互关系的学说。其主要特点是五脏功能系统观和五脏阴阳时空观，是中医运动养生学整体观念的重要内容，主要体现在以下三方面：一是五脏生理功能系统的脏腑、形体、官窍之间通过经络相互沟通联结成一个有机整体；二是五脏既是藏精之"形脏"，又是藏神之"神脏"，对人的意识、思维、情志等神志活动具有整体调节作用；三是应用五行理论将自然界的时间、空间及其相关的五气、五化、五色、五味等与五脏生理功能系统密切联系。因此，运动养生应以维持脏腑功能的协调平衡、形神共养、天人合一为指导原则。

五脏功能系统以五脏为代表，了解五脏的主要生理功能，有助于运动养生功法的选择和编创，现将五脏的运动养生机理简述如下。

1.心的运动养生　心位于胸中。与小肠、脉、面、舌等构成心系统。心，在五行属火，为阳中之阳。其主要生理功能是主血脉，主神明。为五脏六腑之大主、生命之主宰。与四时之夏相通应。

心主血脉，是指心气推动血液运行于脉中，周行全身，发挥营养和濡润作用。因此，心脏的运动养生应注重炼养心气，从而更好地发挥其推动血液运行的功能。通过运动养生功法的练习，有利于心气充沛、血液充盈和脉管通利。具体体现在练功后人体脉搏和缓有力，面色红润光彩。

心主神明，是指心具有主宰五脏六腑、形体官窍等生命活动和意识、思维、情志等精神活动的功能。《灵枢·邪客》中记载："心者，五脏六腑之大主也，精神之所舍也。"说明心主神明的功能活动，既是人体神志活动的集中体现，又对五脏功能系统具有统摄调控的作用。而精、气、血是人进行神志活动的物质基础。因此，中医运动养生多是通过肢体的放松、意念的集中和思想的入静，以达调养心神的目的。通过功法的练习，改善人体的血液循环和新陈代谢，促进精、气、血的充盈，以保证人体神志活动的正常进行，从而维持五脏功能系统的协调平衡。

2.肺的运动养生　肺位居胸中，左右各一。与大肠、皮、毛、鼻等构成肺系统。在五行属金，为阳中之阴。主气司呼吸，通调水道，助心行血。与四时之秋相应。

肺的生理功能主要体现在四方面：一是调节呼吸运动，使呼吸节律有条不紊；二是调节气的升降出入运动，使全身的气机畅达；三是宣发和肃降，调控腠理开合，维持体温恒定。还可调节水液代谢以发挥通调水道的功能；四是肺朝百脉，助心行血，辅助心脏，推动和调节全身血液的运行。因此，肺的运动养生多练呼吸吐纳、导引之法。通过有意识的调息，吸入天地之精气，排除脏腑之浊气，改善呼吸系统功能，有利于疏通全身气机。通过益气养肺功法的练习，可使腠理坚固，皮肤温暖，减少感冒的发生。

3. 脾的运动养生　脾位于腹腔上部，隔膜之下。与胃、肉、唇、口等构成脾系统。主运化、升清、统血，在五行属土，为阴中之至阴。与四时之长夏相应。

脾的生理功能主要体现在三方面：一是脾主运化，可消化吸收饮食物，调节人体水液代谢；二是脾主升清，将水谷精微等营养物质，吸收并上输于心、肺、头目，再通过心肺的作用化生气血，以营养全身，并维持人体内脏位置的相对恒定；三是脾主统血，脾气能够统摄周身血液，使之正常运行而不致溢于血脉之外。因此，脾有"后天之本""气血生化之源"之称，在养生防病方面，具有重要指导意义。八段锦、五禽戏等运动养生功都有调理脾胃的功能。如"调理脾胃须单举"，通过单臂或双臂上举的动作以调养脾胃；通过腹式呼吸，改变腹压，按摩脾胃，促进运化；"舌抵上腭""漱咽""意守丹田"促进唾液和胃液等消化液分泌。通过保养脾胃功法的练习，可促进食欲，增加食量，增强体力。

4. 肝的运动养生　肝位于腹部，右胁下而偏左。与胆、目、筋、爪等构成肝系统。主疏泄、主藏血。在五行属木，为阴中之阳。与四时之春相应。

肝主疏泄是指肝脏维持全身气机疏通畅达，通而不滞，散而不郁的生理功能。体现在调节气机、调畅情志、促进消化吸收、调节排精行经等方面。肝喜条达而恶抑郁，与情志活动密切相关。肝的疏泄功能正常，肝气条达，表现为心情舒畅。若肝气郁结，心情抑郁；肝阳偏亢，烦躁易怒。

肝藏血是指肝脏具有贮藏血液和调节血量的作用。在正常生理情况下，人体各部分的血液量是相对恒定的。王冰在《素问·五脏生成》中提道："人动则血运于诸经，人静则血归于肝脏。"说明当机体活动剧烈、情绪激动时，人体各部分需要的血量相应增加，肝脏便将贮藏的血液向机体的外周输布，以供机体活动的需要。当人在安静休息及情绪稳定时，机体外周需要的血量相应减少，部分血液便归藏于肝。

传统养生认为心静有利于肝气条达，体松有助于肝血充盈。因此肝脏的运动养生通常在心静体松的状态下进行，通过动作和意念的导引，使气血平和，心情舒畅。如易筋经中"青龙探爪势"，通过转身、左右探爪和身体前屈，使两胁交替松紧开合，具有疏肝解郁、炼精明目的功效；六字诀中口吐"嘘"字，配合两目圆睁，具有疏肝明目的功效。

5. 肾的运动养生　肾左右各一，位于腰部脊柱两侧。与膀胱、骨髓、脑、发、耳等构成肾系统。主藏精、主水、主纳气、主骨生髓。在五行属水，为阴中之阴。与冬季相应。

肾为人体脏腑阴阳之本，生命之源，又称"先天之本"，历代医家非常重视肾脏的养生保健。肾的生理功能主要体现在三方面：一是肾藏精，是指肾具有贮存、封藏精气的作用。肾中精气不仅能促进机体的生长、发育和繁殖，还能参与血液的生成，提高机体的抗病能力；二是肾主水，是指主持和调节水液代谢，又称肾的"气化"作用；三是肾主纳气，对人体的呼吸运动具有重要意义。"肺为气之主，肾为气之根"，人体的呼吸运动，虽为肺所主，但吸入之气，必须下归于肾，由肾气摄纳，才能呼吸均匀，气道通畅。

肾为封藏之本，体现在藏精、纳气、主水、固胎等各方面。肾主闭藏的理论对养生具有重要指导意义，传统养生学非常强调收心神、节情欲、调七情、省操劳以保养阴精，使肾精充盈固秘而延年益寿。肾脏的运动养生也是以保养肾精为主，采用的运动养生功法，对呼吸、意念和按摩的要求多以腰部为锻炼中心。如八段锦中的"双手攀足固肾腰""背摩精门"，易筋经中的"摘星换斗势"，可强腰补肾、延缓衰老；太极拳运动中"气沉丹田"有利于肾主纳气；通过系列养生功法锻炼可使肾中精气充足，达到保精、炼气、养神、全形的目的。

（二）运动养生中脏腑学说的应用

1.增强脏腑的生理功能　中医运动养生多以养护、增强脏腑生理功能为指导原则，通过摇动肢节、导引行气等养生功法，激发脏腑功能，达到强壮身体、防病治病、延年益寿的目的。运动养生中的六字诀、八段锦、五禽戏等功法，也都是以增强脏腑功能为目的而组编的。如五禽戏中的养生机理与中医学的脏腑学说相对应，虎戏主肝、鹿戏主肾、熊戏主脾、猿戏主心、鸟戏主肺；六字诀中在呼吸吐纳的同时，配合与肝、心、脾、肺、肾、三焦相对应的吐气发声方法和动作导引。

2.维持脏腑间的协调平衡　历代养生家都将脏腑的协调平衡作为指导原则之一。脏腑的协调平衡，是通过相互依赖，相互制约，生克制化的关系来实现的。有生有制，才能保持一种动态平衡，以保证生命活动的顺利进行。中医运动养生可通过一系列养生手段和措施达到脏腑协调平衡的状态。一是利用脏腑间的相生相成，强化协同作用。如依据五行相生关系，水生木，则肾生肝，养肝血宜肾精充足，选择柔和舒展、固肾保精的功法锻炼，使肾精充盈，肝血得养。二是利用脏腑间的相克相制，纠正偏颇。如依据五行相克关系，金克木，则肺克肝，当肝气不舒时，可通过动作导引和呼吸吐纳的方法调理肺脏，使肺气宣通，以助肝气条达舒畅。三是协调脏腑的阴精和阳气的偏盛或偏衰，达到"阴平阳秘"的最佳状态。

3.调节人的神志活动　人的意识、思维、情志等神志活动与五脏的生理功能密不可分。《素问·宣明五气》记载："心藏神，肺藏魄，肝藏魂，脾藏意，肾藏志。"五脏具有"藏精气而不泻"的生理特点，使人的神、魄、魂、意、志的精气分别内藏其中。中医运动养生家多追求恬惔虚无的精神状态，通过系列养生功法的锻炼，调养五脏，藏而不泻，从而使五脏神定、魄宁、魂清、意安、志存。

人体的情志活动与脏腑有密切关系。以喜、怒、思、悲、恐为代表，称为五志。五志对应五脏，其基本规律是：心主喜，过喜则心气涣散；肝主怒，过怒则肝气横逆上冲；脾主思，过思则脾气结滞；肺主悲（忧），过悲则肺气耗伤；肾主恐（惊），过恐则肾气不固。说明脏腑病变可出现相应的情绪反应，而情绪反应过度又可损及相关的脏腑。中医运动养生非常重视身心调摄，一方面通过身体练习使脏腑气血调和，筋脉舒展，心情开朗；另一方面配合入静、意守、反观、行气等方法，缓和消散情志的异常波动。

二、运动养生与经络学说

（一）经络学说的基本内容

经络，是经和络的总称。是运行气血，联络脏腑肢节，沟通内外上下，调节人体功能的一种特殊的通路。经络学说是研究人体经络系统的组成、循行分布、生理功能、病理变化，以及与脏腑、形体官窍、气血相互关系的学说。

　　经络通过有规律的循行和复杂的联络交会，组成了经络系统，把人体五脏六腑、肢体官窍及皮肉筋骨等组织紧密地联结成统一的有机整体，从而保证了人体生命活动的正常进行。十二经脉和奇经八脉是经络系统的重要内容，熟悉主要经脉的循行部位和运动养生常用穴位，对中医运动养生功法的编创和实施具有重要的指导意义。

　　1. 十二经脉　十二经脉为气血运行的主要通道，左右对称分布于人体两侧，具有一定的循行方向。手三阴经从胸走手，手三阳经从手走头，足三阳经从头走足，足三阴经从足走腹胸。十二经脉之间首尾衔接，从手太阴肺经开始，逐经依次流至足厥阴肝经，再流回手太阴肺经，构成了"阴阳相贯，如环无端"的十二经脉气血流注系统。

表 2-2　十二经脉的主要循行部位和交接点

十二经脉	循行的重要部位	交接点
手太阴肺经	肺　上肢内侧前缘　大指端	食指
手阳明大肠经	食指　上肢外侧前缘　肩颈　鼻中	鼻翼旁
足阳明胃经	鼻翼两侧　下颌　缺盆　胸腹第二侧线　下肢外侧前缘　第二、三足趾外侧	足大趾端
足太阴脾经	足大趾内　下肢内侧前、中缘　胸腹第三侧线	心
手少阴心经	心　肺　腋窝　上肢内侧后缘　腕部尺侧　小指桡侧末端	小指端
手太阳小肠经	小指尺侧端　上肢外侧后缘　肩颈　颊部　耳后	目内眦
足太阳膀胱经	目内眦　巅顶　肩胛内侧　背部第一、第二侧线　下肢外侧后缘　足小趾外侧端	足小趾端
足少阴肾经	小趾下　足心　下肢内侧后缘　胸腹第一侧线	胸
手厥阴心包经	胸　胁肋　腋窝　上肢内侧中缘　中指桡侧末端	无名指端
手少阳三焦经	无名指端　上肢外侧中缘　肩　耳后　目外眦	目外眦
足少阳胆经	目外眦　额部　耳后下　胸胁　下肢外侧中缘　足第四趾外侧端	足大趾
足厥阴肝经	足大趾外　下肢内侧中、前　阴部　胁部	肺

　　2. 奇经八脉　奇经八脉是十二经脉之外的重要经脉，交叉贯穿于十二经脉之间，有联络、统帅、调节十二经脉的作用。在运动养生中以任脉和督脉为代表。

　　督脉总督一身阳经，与手足三阳经均交会于大椎，有调节阳经气血的作用，又称"阳脉之海"。督脉起于胞中，下出会阴，后行于腰背正中，循脊柱上行，沿项部至风府穴，进入颅内，络脑。再回出上至头颈，沿头正中线，经巅顶、额部、鼻部、上唇，止于上唇系带处。

　　任脉总任一身阴经，与手足三阴经均直接或间接交会。有调节全身阴经气血的作用，又称"阴脉之海"。任脉起于胞中，下出会阴，经阴阜，沿腹部正中线上行，经咽喉部，至下颌部，左右分行，环绕口唇，沿面颊至眼眶下。

　　督脉和任脉循行于人体正中，前后相连，统领一身之精气，总司人体阴阳诸经，调节阴阳气血平衡。在中医运动养生功法中多重视任、督二脉的保健作用。通过两掌上举、身体成反弓状、脊柱的前后伸展折弯等松紧交替的系列动作，配合意念导引、呼吸吐纳，调整任督二脉，起到调和阴阳、疏通经络、活跃气血的作用。

　　3. 运动养生常用穴位　腧穴是人体内脏腑、经络气血输注的空隙和聚集点，中医运动养生家多通过意念导引、意守以及点、按、拍、打等方法作用于特定的穴位，以激发经络、调和脏腑、疏通气血，从而达到增强体质、防病促愈的目的。

表 2-3　中医运动养生常用穴位表

穴位名称	所属经脉		分布位置
百会	督脉		头顶正中，两耳尖直上连线的中点
印堂	经外奇穴		两眉头连线的中点
太阳	经外奇穴		眉梢与目外眦之间，向后约 1 寸的凹陷处
人中	督脉		鼻唇沟上 1/3 与中 1/3 的交点处
承浆	任脉	头颈部	颏唇沟的正中凹陷处
金津	经外奇穴		在口腔内，舌下系带左侧的静脉上
玉液	经外奇穴		在口腔内，舌下系带右侧的静脉上
风府	督脉		后发际正中直上 1 寸
天柱	足太阳膀胱经		后发际正中旁开 1.3 寸
肩井	足少阳胆经		第 7 颈椎棘突与肩峰端连线的中点
大椎	督脉	肩背部	第 7 颈椎棘突下凹陷处
天宗	手太阳小肠经		冈下窝中央凹陷处，与第四胸椎相平
命门	督脉		第 2 腰椎棘突下凹陷处
肾俞	足太阳膀胱经		第 2 腰椎棘突下，旁开 1.5 寸
腰俞	督脉	腰骶部	后正中线上，正对骶管裂孔
长强	督脉		尾骨端与肛门连线的中点
膻中	任脉		两乳头连线的中点
中脘	任脉		脐上 4 寸，前正中线上
神阙	任脉	胸腹部	脐中央
气海	任脉		脐下 1.5 寸，前正中线上
关元	任脉		脐下 3 寸，前正中线上
曲池	手阳明大肠经		手肘关节弯曲凹陷处
孔最	手太阴肺经		前臂掌面桡侧，腕横纹上 7 寸
内关	手厥阴心包经		腕掌侧远端横纹上 2 寸
外关	手少阳三焦经		腕背横纹上 2 寸
神门	手少阴心经	上肢部	尺侧腕屈肌腱的桡侧凹陷处
太渊	手太阴肺经		腕掌侧横纹桡侧，桡动脉搏动处
劳宫	手厥阴心包经		握拳，中指尖所点的位置
合谷	手阳明大肠经		手背第 2 掌骨桡侧的中点处
血海	足太阴脾经		屈膝，股四头肌内侧头的隆起处
阳陵泉	足少阳胆经		小腿外侧之腓骨小头稍前凹陷中
足三里	足阳明胃经		小腿外侧，犊鼻下 3 寸
承山	足太阳膀胱经		腓肠肌腹下出现尖端凹陷处
委中	足太阳膀胱经	下肢部	膝盖后，腘横纹的中点
三阴交	足太阴脾经		内踝尖上 3 寸，胫骨内侧后缘处
太溪	足少阴肾经		内踝尖与跟腱之间的凹陷处
太冲	足厥阴肝经		足背第 1、2 跖骨结合部前方的凹陷中
涌泉	足少阴肾经		足底，屈足卷趾时足心的凹陷处

（二）运动养生中经络学说的应用

经络是人体重要的组成部分，是脏腑与形体官窍联系的桥梁和纽带，是气血灌注脏腑组织、形体官窍的通道。《灵枢·经脉》："经脉者，所以决生死，处百病，调虚实，不可不通。"因此，在经络学说的指导下进行循经取动、循经作势、循经取穴对中医运动养生具有重要的指导意义，并广泛用于养生保健功法中。

易筋经中"卧虎扑食势"，通过身体后仰、胸腹伸展等动作，可疏调任脉，激发手足三阴经。"打躬势"通过头、颈、胸、腰、骶椎的逐节牵引屈伸，使督脉疏通、阳气充足、身体强健。

八锦段中每一式的动作都能有效疏通和刺激相应的经脉，"左右开弓似射雕"主要针对手太阴肺经、手阳明大肠经和足少阳胆经，对肺、大肠和胆具有一定的保健作用；"五劳七伤往后瞧"中通过上肢伸直、外旋扭转的静力牵张，可有效刺激腕部相应的穴位，如手太阴肺经的太渊、手少阴心经的神门等；因脚趾是足阴经与阳经的交接处，"背后七颠百病消"中通过脚十趾抓地，对足三阴经和足三阳经进行有效刺激，调节相应脏腑的功能。

五禽戏中"猿提"中有两手五指指尖捏拢后旋转上提的动作，由于手指是手阴经与阳经的交接处，这个动作能有效沟通手三阴和手三阳经的气血，并调节其所属脏腑功能的作用。

练形神庄的要求是"身形合度，姿势合法，神注庄中，气随庄动"，整套功具有十节，每一节对身体各部分别锻炼，各有侧重，如第三节立掌分指畅经脉本式锻炼的着眼点在指，故能加强井穴的功能，从而促进经脉气血的畅通。手指端有手三阴经、手三阳经六条经脉的井穴。井穴是经络之气与经络之外的气内外出入的重要穴道。再如第九节弹腿翘足描太极本式各动作功用各异，提膝弹腿主要运动足阳明胃经；翘足尖运动足三阳经；蹬足跟则引动阴经，起到阴阳既济作用。足内外划圆周，可运动脚腕诸关节，运气达于脚趾。扣大趾可发动足三阴经，起到平调阴阳的作用。

总之，中医运动养生功法应以脏腑经络学说为基础，对人体形气神进行锻炼和调控，并使之三位一体，从而有助于活动筋骨，静心宁神，调和脏腑，畅达经络，达到增强体质，益寿延年的目的。

第四节　运动养生中的气血精神学说

作为人赖以构成形体和维持生命机能的基础物质及其主宰，精、气、血、津液、神无论是在理论研究还是临床实践中，都具有举足轻重的地位。《灵枢·本脏》言："人之血气精神者，所以奉生而周于性命者也。"《黄帝内经》中有关精、气、血、津液、神的论述已较为全面和系统，形成了用以阐述人体形态结构、生理、病理以及指导临床诊疗和防病养生的理论体系，对中医运动养生也具有重要的指导意义。

一、运动养生与人体之精

（一）人体之精的概念及其生理功能

在中医学理论体系中，精是由禀受于父母的生命物质与后天水谷精微相融合而形成的一种精华物质，是人体生命的本原，是构成人体和维持人体生命活动的最基本物质。《素问·金匮真言论》言："夫精者，身之本也。"中医学的精概念包括广义与狭义之分，广义精从液态精华物质的角度出发，涵盖了人体内的血、津液、先天之精、水谷之精、生殖之精、脏腑之精等一切精华物质，狭义精则仅指生殖之精而言。

作为构成人体和维持人体生命活动的最基本物质，人体之精除了用于繁衍生命之外，更是具有濡养、化血、化气、化神等功能。精是生命的本原，无论先天之精还是后天之精，都充盈于脏腑之中，发挥着滋润濡养脏腑形体官窍、化生气血、充形养神的重要生理功能，只有脏腑之精充盈，气血化源充沛，机体生命活动旺盛，才能保证身体健康，生殖功能正常，抗御外邪，祛病延年。若脏腑之精亏虚耗损，则气血化生乏源，机体正气不足，防病抗病能力下降，不利于整个生命活动。

（二）运动养生对人体之精的作用

中医学认为精乃人身之本，精化为气，精气化神，精是人体形态结构最基本的物质基础，也是化生其他精微物质的本原。在中医学的养生理念中，特别重视精的化神作用，强调积精全神，形神统一是生命存在的根本保证。

中医历来强调肾中所藏先天之精对人体生命活动的重要性。纵欲过度损耗肾精肾气，影响人体生长、发育、生殖机能及机体阴阳平衡的调节。养生注重护肾保精，就是要节制性生活，不纵欲无度以致肾精耗竭。然护肾保精之法除房事有节之外，尚有运动保健、按摩固肾等有效方法，通过运动养生技术，一方面促进气血流通，增强脏腑的藏精功能，从而使人体精充气足，形健神旺；另一方面通过科学合理的运动，还有助于平复心神，神得以安，无生妄欲，精神互资，心肾相交，水火既济，阴阳合和，有助于心神内守，也有利于肾的封藏守位，不使精气散脱，肾精充沛，则骨健髓生，益寿延年。

二、运动养生与气

（一）人体之气的概念及其生理功能

气是人体内活力很强运动不息的极精微物质，是构成人体和维持人体生命活动的基本物质之一。气运动不息，推动和调控着人体内的新陈代谢，维系着人体的生命进程。气的运动一旦停止，则人的生命随之终止。

与哲学中的精气概念不同，中医学中的精与气有着严格的区别。精是构成人体的最基本物质，也是维持人体生命活动的基本物质。《灵枢·经脉》言："人始生，先成精。"可见精是先于气血津液等精华物质生成的构成人体最底层的物质。而气则由精所化生。《素问·阴阳应象大论》言："精化为气。"精是生命活动的物质基础，气是推动和调控生命活动的动力。精是人体生命的本原，气是人体生命的维系。

人体之气，由精化生，与自然界清气相融而成。精分先天与后天，则所化之气也有元气、谷气之分，谷气与清气相合则为宗气。元气是人体最根本最重要的气，由肾中所藏先天之精化生，通过三焦流行全身，推动调控人体生长发育与生殖机能，并对各脏腑、经络、形体、官窍的生理活动起着总的促进调节作用。宗气则由脾胃运化而来的水谷精气与肺摄入的自然界清气相合而成，通过上走息道、贯注心脉、下注丹田三条路径分别发挥司呼吸、行气血、资先天的功用。元气、宗气以及由水谷精微化生的营卫二气共同构成了一身之气的主体，一同发挥推动调控脏腑经络形体官窍生理活动和精、血、津液运行代谢的作用，维系整个人体的生命进程。综观人体之气的生成，肺、脾、肾三脏发挥了重要的作用，肾为生气之根、脾为生气之源、肺为生气之主。

人体之气，既是构成人体形态结构的基本物质之一，又是推动和调控脏腑机能活动的动力，总体而言具有以下功能。

1. 推动作用　气的推动作用，指气的激发、兴奋和促进等作用。主要体现于：激发和促进人体的生长发育与生殖功能；激发和促进各脏腑经络的生理功能；激发和促进精、血、津液的生成与运行；激发和兴奋精神活动。

2. 温煦作用　气的温煦作用，指阳气温煦人体的作用。主要体现于：温煦机体，维持相对恒定的体温；温煦脏腑、经络、形体、官窍，维持其正常生理活动；温煦精、血、津液，维持其正常运行、输布与排泄，即所谓血"得温而行，得寒而凝"。

3. 防御作用　气的防御作用，指气卫护肌肤，抗御邪气的作用。人身之气相对于邪气（致病因素）而言，统称正气。在中医学的发病理念中，人体之所以发病的机理，即是由于邪正相争。若人体正气充足，防御功能强劲，则邪气不易入侵，人体不会发病，即所谓"正气存内，邪不可干。"（《素问·刺法论》）；若正气不足，防御抗邪能力下降，则病邪易于侵袭人体变生疾病，即所谓"邪之所凑，其气必虚。"（《素问·评热病论》）

4. 固摄作用　气的固摄作用指气对体内液态物质的固护、统摄和控制，不使其无故丢失的作用。人体之气对于体内精、血、津液等液态精华物质具有固护、统摄和控制的作用，防止其无度流失，确保其藏于体内发挥正常的生理作用。

5. 中介作用　气的中介作用是指气感应传到信息，以维持机体整体联系的作用。气弥撒于全身，是感应传递信息的载体，彼此相互联系的中介。外在的信息传递于内脏，内脏的信息反映于体表，以及内脏之间各信息的相互传递，都是以人体之气作为信息的载体来感应和传递的。

（二）运动养生对人体之气的作用

1. 运动养生对人体之气生成的作用　人体之气的化生，责之于脾、肺、肾三脏的协调配合。脾为后天之本，气血化生之源，水谷精微及其化生的谷气，在脾气的作用下布散于脏腑形体官窍，促进各脏腑的生气功能；肺为生气之主，通过呼吸吐纳，肺吸入自然界的清气，清气与谷气相合，积聚于胸中气海则为宗气，宗气乃是一身之气的重要组成部分，宗气足，则一身之气足；肾为先天之本，生气之根，肾中所藏之精化生元气，推动促进全身脏腑形体的功能活动，并通过肾气的封藏与激发的协调，控制肾精适度施泄以繁衍生命，确保肾精充足，以使化气有源。传统功法中的呼吸吐纳之术，保肾固精之法，都有利于人体先后天之精的储存及元宗二气的化生。

2. 运动养生对人体之气运行的作用　人体之气，循经络、三焦布散流行，升降出入，周行不休。气之要，在于协调而动。促进人体气机的冲和畅达，是运动养生的一大功用。安逸少动者，易致气机不畅，继而导致脾、胃、肝、肺等脏腑机能活动呆滞不振，出现食少、腹胀、肢体困重、肌肉软弱或发为肥胖；且过度安逸或长期卧床，使得人体阳气失于振奋，以致脏腑形体机能减退，体质虚弱，正气无力抗邪，易使病邪乘虚而入。故过逸致病，常见动则心悸、气喘汗出等，并见抗邪无力，易感外邪致病。

而过度劳作，又每易伤气，《素问·举痛论》言："劳则气耗。"由于肺为气之主，脾为生气之源，故劳力太过尤易耗伤脾肺之气，症见少气懒言、体倦神疲、喘息汗出等。可见，对于人体之气而言，养生不可不动，亦不可妄动。而传统功法诸如五禽戏、八段锦等，恰好满足了适度劳作的需求，动作简单易行，强度适宜，不受场地限制，且每一段动作都有运动重点，对官窍、头颈、躯干、四肢、腰腹等全身各个部位都得到了适度锻炼，从而使气血畅达，体力渐增，精力充沛，是全面调养机体的科学健身法，再配合传统功法中的导引呼吸吐纳之术，引导肺气之宣肃，促进肝气左升、肺气右降，如此则龙虎回环，阴阳相贯，继而脾升胃降，清浊自分，体内气机调匀顺畅，自然有助于益寿延年。

三、运动养生与血

（一）血的概念及其生理功能

血是循行于脉中而富有营养的红色液态物质，是构成人体和维持人体生命活动的基本物质之一。

血循行于脉中，故而将脉称为"血府"。脉约束血液运行，并作为血液运行的通道将血液运送至全身各处，发挥其濡养作用，内至脏腑，外达肢节，周流不休。如果因为某些原因，血液在脉中运行迟缓滞涩，甚至停积不行，则形成淤血；若血液不循脉道而溢出脉外，则形成出血，称为"离经之血"。无论离经之血还是瘀血都已失去血液的正常生理功能，甚至会形成继发性病因导致疾病发生。

血生成的物质来源主要是水谷精微和肾精，这些基础物质经过一系列脏腑气化后化生为血液，在血的化生过程中尤以脾胃、心、肺、肾的功能最为重要。心主血脉、肝主藏血，临床血虚辨证以心、肝两脏血虚为要。

精、血、津液等液态精华物质都依赖于气的推动与调控方得正常运行输布。而血的运行不但与气的推动、调控有关，而且受到血液本身质地清浊、脉管的通畅完整以及外邪性质影响，体内脏腑诸如肝之疏泄气机、心主血脉、肺之宣肃助心行血以及脾的统血作用都是调节血液运行的重要因素。

血的功能主要体现在濡养和化神两个方面。

1. 濡养　血化生于水谷精微和肾精，富含人体所需的营养物质，血液行于脉中，周达全身，对脏腑形体官窍起着濡养和滋润作用，维持脏腑正常机能，保证人体生命活动的正常运行，《难经·二十二难》将之概括为"血主濡之"。血的濡养作用主要反映在面色、肌肉、皮肤、毛发、感觉和运动等方面。

2. 化神　血是机体精神活动的主要物质基础，人必须依赖血液的濡养作用，才能产生充沛而舒畅的精神情志活动。如若人体气血充盛，血脉调和，则精力充沛，神志清晰，感觉灵敏，思维敏捷。

（二）运动养生对血的作用

1. 运动养生对血的化生作用　在运动养生与精、气的章节中，已经论述过运动养生对于精、气生成的功用，而血之化生，源自水谷精微及肾精的化生，依赖脾胃、心、肺、肾等脏腑之气的激发和调节作用，因而运动养生通过对精、气化生的促进作用可以间接影响人体内血的生成，并有助于血发挥其濡养作用，进一步促进体内水谷精微化生气血。

2. 运动养生对血的运行作用　血属阴而主静，与同为液态的精和津液一样，需要得到气的推动与调控方可正常循行输布，即所谓气行则血行，并且有赖于脉道通利畅达。传统功法一方面可以调节气机，引导血行，防止血运滞涩，另一方面，通过传统功法中对形体腰身的适度运动，疏导血脉经络通畅，进一步促进血液运行，更好地发挥其濡养、化神之功效。

四、运动养生与神

（一）神的概念及其生理功能

古代哲学中的神指的是调控宇宙万物发生发展变化的一种力量，是宇宙的主宰及规律。《素问·阴阳应象大论》言："天地之动静，神明为之纲纪，故能生长收藏，终而复始。"

中医学的神有别于古代哲学中的神，是有关于人体生命的认识，有广义神与狭义神之分。广义神是人体生命活动（生理活动和心理活动）的主宰及其外在总体表现的总称，人体脏腑功能的协调，精气血津液的储藏与输布，情志活动的调畅等，都必须依赖神的统帅和调控，而广义神中有关于生命活动外在总体表现的论述，更是作为一种常用的理论基础应用于中医诊断学的望诊技术。狭义神则仅指意识、思维、情绪、情感等精神心理活动。

精气血津液是化生神的物质基础，神无法脱离精微物质而单独存在，并且通过脏腑精气对外界环境刺激的应答而体现出来。在精气血津液的物质基础之上，神发挥着调节精华物质代谢、协调脏腑生理功能的作用，并主宰人体的生命活动。《素问·移精变气论》言："得神者昌，失神者亡。"便是对神在人体生命中的主宰地位的概括论述。

（二）运动养生对神的作用

中医学养生理念历来强调形神合一，注重人的精神情志活动、形体锻炼与身体健康的关系。调神养性，是养生防病的一个重要方面。正如《素问·上古天真论》所言："恬惔虚无，真气从之，精神内守，病安从来。""志闲而少欲，心安而不惧。"中医养生重视对精神的调摄，倡导情绪安宁、态度乐观、胸怀豁达，保持良好心态，并通过适度的形体锻炼，促进机体气机调畅，气血平和，正气充盛，增强防病抗病能力。而现代科学研究也证明，合理适度的体育运动，尤其是传统功法，有助于形成良好的情绪体验，缓解焦虑、抑郁等不良情绪，降低身心疾病发生的概率，并对已经发生的身心疾病有良好的治疗作用。

在运动养生中尤其注重意识对人体生命活动的主导作用，其对于神的锻炼和调控主要分为以下两个方面：

1. 神气并重练法　这一练法的根本特点是，要求神与气相需为用，或者说是神与气为伍。达到神气并重，有以下三种方法：①神念气：要求意念要想着气。众所周知，气是无形无相的，但不是空无所有，因而要求意识和这种特殊的无形无相的特殊物态相合。鉴于意念的强化能力，久久行之，则可感觉到气的实在性。②神观气。观是体察、察照之意。神观气就是用神意来体察、察照气。可以是看到气，也可以是对气的一种特殊感觉，有观内气与观外气之别，如拉气、看气是观外气，当能感觉到气的实在性以后，把精神按练功需要与气紧密结合，可使精神高度集中，而收到强化气的作用。观内气往往需要在观外气有感觉的基础上进行，因为观内气难度更大一些。③神入气中。在神观气阶段，神是主动观察者，气是被观察的对象，神与气似乎是互不相干的两个东西。神入气中阶段，则要求神进入气中，形成"神在气中""气包神外"的景象。

2. 神形并重练法　这一练法的根本特点是，要求神（意）与形相需为用，或者说是神与形为伍。达到神形并重，有以下三种方法：①神念形阶段。这里的"神"指神意，"形"指形体。这一阶段主要是把练功者的意念活动和形体活动结合在一起，按照功法要求发出意念，指挥形体运动，每一个动作都要受到意念的指挥。要做到这一点并不是很容易的，练功时稍不集中就违背了"神念形"的要求，真能做到"神念形"后，杂念就自然消除了。②神观形阶段。这一阶段是用神意观察形体活动，又可分为两步：神观外形。练功时闭眼"看着"自己形体动作，似乎是看别人练功。神观内形。当神观外形有了一定基础后，一是内气的增强，一是神意的体察与渗透能力的提高，可以透视人体内部了。意识越是宁静，察照的能力越强，察照得越深入、细致，越能导致意识的更专一于静。③神入形阶段。这一阶段是把神意进入到形。上述的神观形——即使是神观内形，也是神形各异的，即神是对立于形之外的观察者。而神入形则要求神进入形体之中，这是较神入气中还难达到的，因为形体由各微小的组元——如细胞组成，而细胞中又有更细微的组织，因此要达到深入微小的形体中是非常困难的，进入一个小的局部则可，要深入到广泛范围的微细组织则是难以达到的。这里所说的神入形是指宏观而言。

五、运动养生对气血精（津液）神的作用

（一）气血精神的理论关联及临床应用

中医学历来都重视整体观念，人体是一个有机整体，精气血津液神之间存在着相互依存、相互为用、相互调制的复杂关系。从宏观角度而言，人体可分为"形"与"神"两部分。精、气、血、津液均为构成人体的精微物质，是维持生命活动的物质基础，属于"形"的范畴。形神之间相辅相成，相互依附，不可分离。无形则神无以附，无神则形无以活；形为神之宅，神为形之主，形神统一是生命存在的根本保证，也是中医养生的重要原则。

气血精（津液）神之间存在着复杂的理论关联，其内在的依存关系也多用于指导临床诊疗及养生防病。

1. 气血关系　气为血之帅，血为气之母，是气血关系的基本内涵。

（1）气为血之帅　包括气能生血、气能行血、气能摄血三个方面的内容。

气能生血　是指气作为血液化生的动力，通过相应脏腑之气的推动和激发，促进体内血液生成，而且人体之气中的营气本就是血液化生的物质来源。是以气充则血旺，气亏则血虚。传统养生功法无论动功亦或静功都特别重视呼吸调匀，提倡在动静之间不断调整呼吸吐纳，有助于自然界清气的摄入。

气能行血　是指血液运行依赖于气的推动作用。血液运行需要借助心气推动、肺气宣肃以及肝气的疏泄调畅，《血证论·阴阳水火气血论》言："运血者，即是气。"如若精充气足，气机调畅，气行则血行；如若气虚不足推动无力或气机郁滞不能推动血行，则会产生血瘀病变；再如气的运行失常，气机逆乱，血随气乱而妄行。传统运动养生方法特别重视导引行气，提倡以动养形，针对气血虚弱、年老体衰之人，往往倡导采用导引。

气能摄血　是指气能统摄血液循行于脉中而不溢出脉外形成出血。气的摄血功能主要依靠脾气发挥。如若脾气不足，摄血无力，则会出现各种出血病变，临床上称为"气不摄血"或"脾不统血"。临床治疗出血病变时，必须健脾益气以固脾气统摄之功；急症出血时大补人体之气，也是为了借助气能摄血这一原理迅速止血，拯救生命。

（2）血为气之母　包括血能养气、血能载气两个方面的内容。

血能养气　是指气的充盛及其功能发挥离不开血液的濡养作用。气由精化生，受血的充养，血足则气旺，而且化生气的脏腑功能也有赖于血的濡养方得正常发挥，脏腑形体肢节，任何部位失去血的濡养，都会出现气的衰少和功能的低下。血虚病人往往兼有气虚表现，临床上气血双补是治疗气血虚弱患者的基本法则。

血能载气　是指无形之气只有依附于有形之血方可不致散失，气依赖于血的运载才能随脉道

周行全身。《血证论·吐血》言："血为气之守。"《张氏医通·诸血门》言："气不得血，则散而无统。"即说明了血对气的承载作用。临床上，由于急性出血导致血液大量丢失的患者，往往导致气随血脱证。故而对大失血的患者，急补其气，一方面可以发挥气的摄血作用以止血，另一方面也可以补充随血脱失的人体之气。

现代研究发现，五禽戏会作用于机体的各个方面，使多项生理指标趋向良性发展。但从中医学角度而言，气血乃是五禽戏养生防病机制的核心理论。究其原因，可以从中医藏象学说和现代生理学等方面加以解释。气为血之帅，五禽戏正是通过锻炼提高人体心肺功能，调匀呼吸吐纳，加强了心气、肺气对血脉、血流的良性调节，进而实现气行血、摄血的正常功能；通过五禽戏练习提高了脾胃和肾的功能作用，先后天之气化生有源，有助于气血生养，使习术者筋骨强健、肌肉壮实；五禽戏在锻炼过程中要求肢体放松，动作舒展，起到松解拉伸经筋的作用，继而发挥柔肝养血之功效，既直接疏利气机，又可调节肝气之疏泄而对全身气血运行起到良好的调节作用。

2. 气与津液的关系 气与津液的关系基本上与气血关系类同，也包括气能生津、气能行津、气能摄津、津能生气、津能载气等几个方面。

3. 精血关系 精与血均由水谷精微化生并受其充养，化源相同；精血又可互相资生，相互转化，并且均有濡养、化神之功能，故而称为"精血同源"。又因为肾藏精、肝藏血，故"精血同源"也可称为"肝肾同源"。临床上常见精亏血虚，血虚精少的"精血同源"关系被破坏所致的病证，治疗时多从肝肾双补、精血同调的角度加以治疗。

4. 津血关系 津液与血也存在着类似于津血之间的同源关系，即化源相同、功能相似、相互资生转化，称为"津血同源"。生理状态下，津液可以入脉化血，充养血脉；脉中津液也可渗出脉外化为津液，濡润脏腑组织和官窍。

当患者由于水谷摄入不足，脾胃虚弱，或大汗、大吐、大泻，或严重烧烫伤时，脉外津液不足，不仅不能入脉补充血液，反而迫使脉内津液外渗以补充津液亏耗，继而导致血液亏少，血液浓稠，循行不畅。此时不可再用放血、破血疗法，以防血液、津液进一步损耗，正如《灵枢·营卫生会》所言："夺汗者无血。"

5. 精气神之间的关系 精、气、神三者可分不可离，相互依存，相互为用，并称人身"三宝"。精可化气，气能生精、摄精，精气互化；精气生神，精气养神，精气是神的物质基础，而神又可统驭精气。

（二）运动养生对气血精神的整体作用

精、气、神，是为人身之"三宝"。综观传统运动养生理念，各种功法对气血精神的调理作用是其发挥益寿延年之效的根本。而形神统一，养性调神，控精驭气则是传统运动养生所尤为关注的。

在中医整体观念的指导下，古人养生注重"形神合一"，主张"形动神静"。"形动"，即是指加强形体锻炼，通过运动增强体质；"神静"，则指谨守精神，养性调神，保持内心的宁静与安稳，以促进形神相合。传统运动功法诸如导引术、八段锦、五禽戏、太极拳等，无一例外地遵守了这一养生原则，在形体锻炼的基础上，舒活筋骨，展顺经络，疏通气血，使得阴阳平调，气血和畅，脏腑柔顺，形神归一；另一方面又在功法的研习中涤荡心绪，沉心静意，谨养气机，使气血精神相得益彰，共奏养身防病，益寿延年之功效。传统的健身功法如易筋经、八段锦、太极拳、五禽戏及呼吸吐纳导引之术，均以此为要旨。

第三章
中医运动养生功法的教与学

扫一扫，查阅本章数字资源，含PPT、音视频、图片等

中医运动养生功法在中医理论的指导下，通过活动形体、导引气机、调理心神等方法，来疏通经络、行气活血、和调脏腑、增强体质达到延年益寿的目的。中医运功养生功法是以形体动作为主的一项操作性很强的活动，其教学过程不同于一般的理论课程。因此，中医运动养生功法的教与学都有其自身的规律和特点，本章从教与学两个方面进行系统的阐述。

第一节　中医运动养生功法的教学

中医养生功法是人们在长期的运动养生锻炼实践中不断积累的经验的概括与总结。作为一项运动健身活动，他具有体育运动教学的一般特点和共同规律，同时又有其自身的教学特点和特殊规律，教学中只有把握好其特点，运用好其规律，才能使教学活动取得良好的效果。

一、中医运动养生功法的教学基本原则

（一）讲解与示范相结合

中医运动养生功法的教学，不仅仅需要详细阐述功法的理论、动作的要领，而是要亲身以动作示范，才能达到良好的教学效果。

中医运动养生功法讲解应注意语言的准确性和启发性，力求深入浅出，尽量使用术语，在讲解动作时应该正确表达动作的要领，并注意所讲内容的逻辑性，引导学生在已知知识的基础上提高学习效率，激发学生的积极性和主动性。教师的讲解要有针对性，在不同的教学阶段，根据课程的任务及要求简单明了，突出重点的进行讲解。实践中可先进行概括性的讲解；对技术要领分层次讲解；对教材里的共性内容进行归纳总结性讲解；对个性问题则针对重点难点进行补充性或提示性讲解。

示范动作应根据教学要求力求技术正确、姿势优美、富有表现力和感染力，使学生感知动作的主要技术并加深对动作的理解。教学中示范位置的选择应以学生能看清楚为原则，一般情况下示范位置可以选择在队伍的正、侧或斜对面，也可以选择在队伍的中间，使每一个学生都有机会看清楚动作路线方向，便于学生模仿。一般来讲，以左右移动、侧伸侧屈为主的动作采用正面示范或背面示范；以前后移动、前后屈伸为主的动作采用侧面示范；教师带领学生进行练习采用背面示范。总之，选择动作示范的方向应根据动作的结构，使学生能完整地观看到动作的主要技术。在运用示范讲解时，教师不仅要以准确的动作为范例，使学生通过直观的感性认识来了解正确的动作概貌，而且还要通过简明扼要，生动形象的讲解，激发学生学习兴趣和积极性，提高教

学效果。

（二）提示与练习相结合

教师在指导学生练习的过程中，通过简单而良性的语言对学生进行引导和提示，帮助学生在练习时记忆动作和连接动作，降低初学时的学习难度。提示的内容包括：呼吸的调整、手法与手型、步法与步型、眼睛注视的方向、动作运动的路线等。在学生练习时教师应着重提示易犯错误的动作环节。

（三）分解与完整相结合

分解与完整教学法是教学中最常用最主要的方法，二者不可截然分开，而是紧密相连，交替配合使用，分解只是手段，是为完整掌握动作服务的，一旦分解动作基本熟练后就应立即过渡到完整动作。在中医运动养生功法的形、气、神配合的教学过程中，可以采用分解与完整相结合的方法。其流程一般是先教动作，当学生动作熟练以后再逐渐将重点转移到气的体察上来，要求形气结合，强调形气结合着重于气，然后再向学生提出神意的要求，体现形、气、神三者的紧密结合。在教学实践中要针对具体情况灵活的运用完整与分解教学法两种方法互补运用，使学生更好地掌握中医运动养生的功理和功法。

二、中医运动养生功法的教学方法

中医运动养生特别注重文字讲述与图解相结合，图解是指用图片和文字二者结合起来说明某个、某段或者某套动作的过程、方法和要领。图解在中医运动养生功法教学中是一种有效的直观教学手段，文字表述和配图能够高度概括和提示动作的详细过程、路线、方向、顺序、要点等，在教学实践中起着不可忽视的作用。教师用图解配合讲述，使学生加深对动作要点的领悟，加快领会及掌握技术动作；学生在学习时看图解和文字可以帮助记忆和理解动作。教学过程中正确的掌握图解知识的重要意义有以下三个方面：其一，便于自学，帮助学生自修能力的培养和技术水平的提高；其二，便于学生更高效的思辨和理解动作，帮助缩短学习进程；其三，便于记载动作和套路，帮助普及、推广和流传中医运动养生功法。

（一）注重特定术语的表述和讲解

运动养生功法中有许多特定的术语，对这些术语的表述要简明扼要，如步型中有弓步、马步、虚步、仆步、歇步等；步法中有上步、退步、插步、盖步等；腿法中有弹、踢、踹、拍、摆腿等，还有各种手型手法和平衡跳跃等术语。通常对第一次涉及的动作都要详细说明，以后出现均可以用术语表示，掌握术语对阅读图解意义重大。一般情况下文字说明和图解里面的要领要点，是为了提示该动作的技术要领及要求，是学习中的重点，也是练习中应该注意之处。在文字表述过程中有针对性的予以提示并着重强调。

（二）充分利用图示和图解

中医运动养生功法多为形体动作操作，除了详细的文字描述外，要充分利用图示和图解来讲述。在看图学习前先对文字说明中的术语加以斟酌理解，领会其概念及要求，再观察图片中与之相配套的动作信息。个人自学的关键是如何看图识意、正确领会每张图例的动作要点。指导学生先看身体各部位的分解动作和运动路线图，然后详细阅读文字说明，按顺序边看边做，对动作有一个完整的影像后加以重复练习，从而逐渐熟悉和掌握动作。当整套动作熟练后再进一步深入到技术的内涵进行演练，逐渐提高演练水平，使其在动作节奏劲力、形神、意识等方面得以完善。

（三）强调分组互助练习

有些动作图解在单独看学的过程中难免出现理解片面等困难，为了提高学习效果，应该采用2～3人一组相互配合的学习方式，明确分工，每人尽力做好各自分工的任务，使学习目的明确化、细小化。收到明显学习效果后再互换分工内容，加强学生每个环节的学习体验，共同探讨，交流学习经验和心得，以达到更准确、高效的掌握技术动作的目的。

三、中医运动养生功法的教学阶段

中医运动养生功法内容丰富，结构多变，一般由若干个动作组成，每个动作都包含着方向、路线、功架、劲力，以及停歇顿挫、意气神韵等要素。在教学中应根据动作技能形成的生理学和心理学规律，使学生有层次的掌握动作并逐渐形成正确和稳固的动力定型。从初学到熟练地掌握功法一般分为以下三个阶段。

（一）基础掌握与学习阶段

这个阶段的特点主要是大脑皮质兴奋过程扩散，内抑制较弱，处于泛化阶段，通常表现为肌肉僵硬紧张，动作不协调，出现多余或错误动作，往往顾此失彼，与此同时，还伴随着缺乏信心和恐惧心理。这个阶段的教学任务是排除心理障碍，增强信心，建立动作概念，粗浅的掌握技术。此阶段应以排除心理障碍为主培养学习兴趣为辅。

解决心理障碍，通常采用降低学习难度，改变作业条件等各种助力和保护手段进行练习，使学生反复实践。当自信心不断增强之后，技术问题也就具备了得以顺利解决的条件。同时，新动作的讲解和教法要以利于培养教学对象的学习兴趣为前提，应通过多种教学手段训练其"注意力集中"。教师在讲解技术动作时，不宜全面铺开，应重点讲解技术动作中的"关键点"。同时，在教学的方法选择上应少而精，且要在针对技术动作形成的关键环节上下功夫。此阶段教学中对学生的动作质量不必苛求，不必过多地强调动作细节，否则容易分散注意力，降低兴奋性，从而影响学习兴趣和教学效果。

（二）改进巩固与发展阶段

这个阶段的特点主要为大脑皮质兴奋相对集中，内抑制逐步发展，皮质兴奋和抑制过程处于分化阶段。具体表现为动作中多余的紧张和动作错误逐渐减少，表现出的技术动作逐渐趋向准确协调，但总的来说动作技术还不是很熟悉，这个阶段的教学任务是尽快克服肌肉紧张，消除错误动作，较好地掌握技术。此阶段应以分解教学为主完整示范为辅。

把较为复杂的动作按照其结构合理地分成若干个部分，然后依次进行分解讲解，分解示范，分解练习。对完整技术动作进行分解教学除了有利于学生尽快掌握动作，还可以增强学习信心。而完整的示范能使学生尽快理解动作之间的衔接、连贯等多种关系。正确优美的动作示范，不仅有利于学员观察模仿动作，建立正确的概念和动作表现，而且对激发学生学习的积极性具有重要作用。这一阶段要求教师的示范引领要由缓慢逐步过渡到正常的速度，在练习过程中逐步要求强调动作的细节、动作的方向准确、衔接时趋于流畅、停顿时架势工整。此阶段的教学要求是：反复的讲解和多次的示范。

（三）连贯熟练与提高阶段

这个阶段的特点为大脑皮质兴奋过程高度集中，内抑制相当稳固，具体表现为技术熟练准确，动作省力轻松，运动技能逐步趋于自动化的阶段。这个阶段的教学任务为不断强化已形成的运动技能，更进一步的完善动作质量，要求学员将已经掌握的功法技术贯穿完整，并逐渐将神意融入功法练习中。教师的示范重点不再是单个的分解动作，而是连贯的完整技术示范并着重强调全身各部位动作协调一致，动作衔接紧密，连贯优美。同时要求学员注意体会动作转换的控制能力，有意识的排除不良情绪和思想干扰，做到心里要宁静，呼吸要自然，从而创造一个良好的内环境。教学中教师要强调对功法技术的作用性质等进行分析，进一步阐明形、气、神之间的配合，强调动静相兼、松紧变化的调节，使学员充分理解技术动作的内涵和意境，体会形神兼备、内外合一的演练技巧，努力做到动作轻盈沉着、协调完整、虚实分明、刚柔相济、内外兼修、周身完整统一的境界。

第二节　中医运动养生功法的学习

运动养生功法形式多样，有一招一式的锻炼方法，有众人组合，带竞技性质的锻炼方法、有自成套路的锻炼方法等，种类繁多，不易掌握，因此在运动养生功法学习的过程中要讲究学习方法、学习步骤和学习注意事项。

一、中医运动养生功法的学习方法

所有功法的最终掌握，必须通过学生自身的反复练习，才能转化为他们自己的运动技能。通过教师的讲解示范，学生们能够学会动作的基本概念，但要完全掌握动作的完整技能，只有通过对动作的不断练习才能实现。在中医运动养生功法的技术动作练习中，一般采用以下几个方法进行练习：

（一）集体练习与个人练习相结合

各个学习阶段都可以采用这种学习方式，特别是在初学阶段和复习巩固阶段。当学生初步掌握了动作之后，由教师指导学生分组进行练习和学习，使学生在这种集体学习的环境里独立思考、相互观察、相互分析和纠正错误，共同学习，互帮互助。当学生在比较熟练地掌握了各个动作之后，通过学生的个人反复练习，学会独立学习和巩固动作技术要领，加深对动作的理解，养成自觉自愿坚持锻炼的习惯，从而达到中医运动养生功法的最终教学目的。

（二）重复练习法

重复练习法是指反复对某一个或某一组动作进行练习。合理的运用重复练习法，能够更好地掌握和巩固技术动作，保持和提高技术动作要领和动作的熟练性。此方法在整个学习过程中都可以采用。通过多次重复练习，增加学生的运动量，有利于坚持锻炼和提高演练水平。

（三）变换练习法

变换练习法是指通过改变练习的条件来促进学生对动作的掌握。当学生已经基本掌握了中医运动养生功法的动作技术后，教师可根据学生的实际情况，变换课程的内容和改换灵活多样的课堂组织形式，使学生独立熟练地掌握动作风格和特点，帮助学生融会贯通所学知识。此方法相对而言更适用于学习的提高阶段。

二、中医运动养生功法的学习步骤

学习中医运动养生功法要经过一个由简到繁、由浅到深、由熟到巧的逐步提高的过程，学习步骤可分为三个阶段。

（一）动作规范阶段

从学习的最开始就要注意对功法中的基本技术规格进行规范化的要求。诸如明确动作方向和路线的起止点，明确动作的标准规范、端正形体、稳定步伐、身体正直，并且加强下肢力量和柔韧素质的训练，尽量让自己动作松而不懈、紧而不僵。

（二）动作巩固阶段

在学习了功法的基本动作后，着重掌握动作的变化规律，充分体现中医运动养生功法的内外合一、形神兼备的独特风格，动作要连贯协调圆活，力求动作之间的连接紧密流畅，动作自然放松。

（三）动作熟练阶段

在动作的掌握基本连贯流畅的基础上，更加注重对中医运动养生功法动作技术中的境遇控制的运用和意念的体会，感受呼吸与动作的自然结合，通过反复练习达到内外兼修，协调完整，刚柔相济，虚实分明的境界。

三、学习养生功法的注意事项

1. 在日常生活中要保持"饮食有节，起居有常"，保持乐观的生活态度。
2. 饱食、饥饿、过度疲劳、精神紧张或七情干扰时不易练功。
3. 注意着装。习练前换上宽松的衣裤，领扣腰带要松开，除去饰物、眼镜、手表等。
4. 习练时环境温度要适宜，保持空气流畅。避免在当风之处、潮湿之地和强光之下练功。

第四章
中医传统运动养生基本功

中医传统养生功法包含了武术、太极拳、气功等锻炼方法，都是依据中医人体生命科学理论，对人体生命的锻炼和调控，有着许多共同的特点。在锻炼过程中对基本形体动作、操作要领等都有一定规范要求，需要练习者了解和掌握这些基本功。本章从武术基本功、太极拳基本功和气功基本功三个面分别给予介绍。

扫一扫，查阅本章数字资源，含PPT、音视频、图片等

第一节　武术基本功

武术基本功，亦可称基本动作，是指武术运动项目中，不可缺少的典型的各种类型重要动作，他是在发展难度动作的基础上，对学习同类动作起着引导帮助作用。徒手基本动作练习的内容主要包括：手型、手法、步型、步法、腰功、腿法、跳跃、平衡、跌扑滚翻动作等。

本节以长拳类的基本功练习方法为主，将武术基本功分为手形、手法、步形、步法、肩功、腰功、腿功、跳跃、平衡、跌扑滚翻和组合动作等。武术基本功是初学者的入门功夫，更是武术教学的基础和关键。通过基本功和基本动作的练习，可使身体各部位都得到比较全面的训练，并能较快地提高武术运动的专项身体素质，为学习拳术和器械套路、提高运动技术水平打下良好的基础，达到强身健体的效果。中国武术内容丰富，拳种流派众多，各门各派基本功的练习方法也不尽相同，本节讲解的武术基本功以养生功法为主，基本功难度会相应较低。

一、武术基本功的特点与作用

（一）武术基本功的特点

武术基本功是练习武术必须具备的身体活动能力、技术技巧能力以及心理素质等基础。

1. 内外兼修　基本功训练时，有一系列专门的综合性练习人体内、外各部位功能的方法和手段，这些方法和手段，突出了武术运动的专项要求，具有鲜明的内外兼修的运动特点。

2. 全身各部位的专项训练　基本功主要包括腿功、腰功、肩功和桩功等内容。腿功表现的是腿部的柔韧性、灵活性和力量的功夫；腰功表现的是腰部灵活性、协调控制上下肢运动的能力和身法技巧的功夫；肩功表现的是肩关节柔韧性、活动范围的大小以及力量等方面的功夫；桩功表现的是腿部力量和呼吸内息的功夫。

（二）武术基本功的作用

1. 能加速提高身体素质　基本功和基本动作对全面发展身体素质的效果极为明显，尤其对柔

韧、力量、协调素质更为有效。如练功中的倒立动作，既能加强练习者的两臂支撑能力和腰背肌肉的收缩能力，以及脊柱的灵活性等，且为学习手翻和迅速掌握有关的动作打下良好的基础，因此，通过人体各部单项动作的训练，既可增强身体各部的运动力量及灵活性，达到强身健体的作用，也为学练武术各种功法打下良好基础。

2.培养练习者的意志品质和克服困难的毅力　由于练功的目的明确，对练习者的身体素质提出了严格的要求，因而练习过程中必须有刻苦耐劳的精神，在练功中具有持之以恒的顽强意志，严格要求自己，充分发挥自觉性。

3.能防止伤害事故，延长寿命　在武术练习中，由于练习者缺乏必要的运动损伤知识，缺乏准备活动或准备活动不充分，往往造成一些不必要的损伤，不但有损身体健康，而且给练习者心理造成极大的负面影响，影响保健养生的效果。基本功的练习可以有效防止武术运动过程中的损伤。

二、武术基本功操作与要领

（一）手型与手法

手型主要包括拳、掌、勾；手法介绍冲拳、推掌两种。

1.手型

（1）拳　各部位名称：拳眼、拳心、拳面、拳背、拳轮。

动作说明：四指并拢卷握，拇指紧扣食指和中指的第二指节。（图4-1-1）

动作要点：拳握紧、拳面平、直腕。

（2）掌　各部位名称：掌心、掌背、掌指、掌根、掌外沿。

动作说明：四指并拢伸直、拇指屈紧扣于虎口处，掌心开展、竖指。（图4-1-2）

（3）勾　各部位名称：勾尖、勾顶。

动作说明：五指第一指节捏拢在一起，屈腕。（图4-1-3）

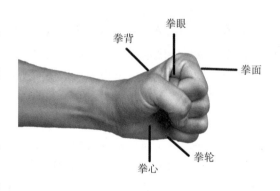

图4-1-1

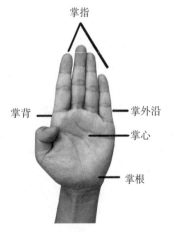

图4-1-2

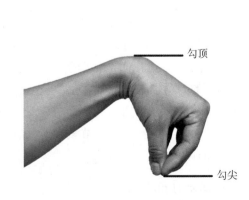

图4-1-3

2. 手法

（1）冲拳　冲拳分平拳与立拳两种。平拳也叫俯拳，立拳也叫直拳。平拳拳心向下；立拳拳眼向上。

预备姿势：两脚左右开立，与肩同宽，两拳抱于腰间，肘尖向后，拳心朝上。（图4-1-4）

动作说明：目视前方，挺胸、收腹、直腰，右拳从腰间旋臂向前猛力冲出，转腰、顺肩，在肘关节过腰后，右前臂内旋。力达拳面，臂要伸直，高与肩平。同时左肘向后牵拉（图4-1-5）。练习时，左右可交替进行。

动作要点：出拳快速有力，要有寸劲（爆发力），做好拧腰、顺肩、急旋的前臂动作。

（2）推掌

预备姿势：同冲拳。

动作说明：右拳变掌，前臂内旋，以掌根为力点向前猛力推出，目视前方。推击时要转腰、顺肩，臂要伸直，与肩平。同时左肘向后牵拉（图4-1-6）。练习时可左右交替。

动作要点：挺胸、收腹、直腰，出掌要快速有力，有寸劲；同时注意拧腰、顺肩、沉腕、反掌，力达前掌外沿。

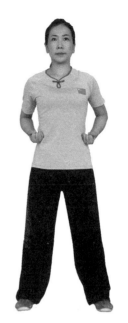

图4-1-4

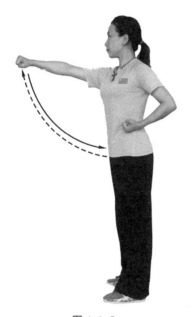

图4-1-5

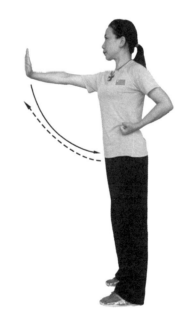

图4-1-6

3. 锻炼价值　通过手型的练习培养腕指的灵活性和活动度以及拳的握力。通过手法练习可以培养和提高肩、肘、腕等上肢关节的伸展性以及出手的速度和爆发力。

（二）肩臂练习

肩臂练习的主要内容有压肩、绕环、抢臂等，主要介绍压肩和单臂绕环。

1. 压肩

预备姿势：面对把杆或肋木站立，距离一大步，两脚左右分开，与肩同宽。

动作说明：双手抓握把杆，上体前俯（挺胸、塌腰、收髋）并做下振压肩动作。（图 4-1-7）

动作要点：双臂、双腿要伸直，振幅逐步加大，压点集中于肩部。

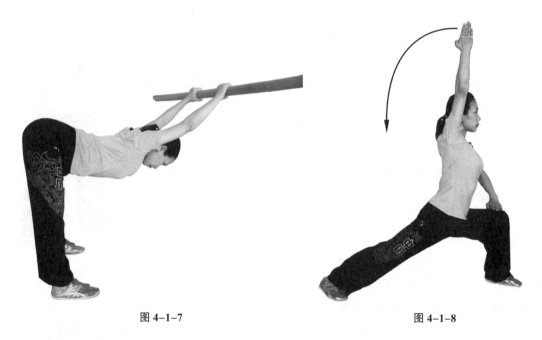

图 4-1-7　　　　　　　　　　　　　　　　图 4-1-8

2. 单臂绕环

预备姿势：成左弓步站立，左手按于左膝上，右臂垂于体侧。

动作说明：右臂由上向后、向下、向前绕环，为向后绕环（图 4-1-8）。右臂由上向前、向下、向后绕环为向前绕环（4-1-9、4-1-10）。练习时，左右臂交叉进行。做左臂绕环时，成右弓步站立。

动作要点：臂伸直，肩放松，划立圆，逐渐加速。

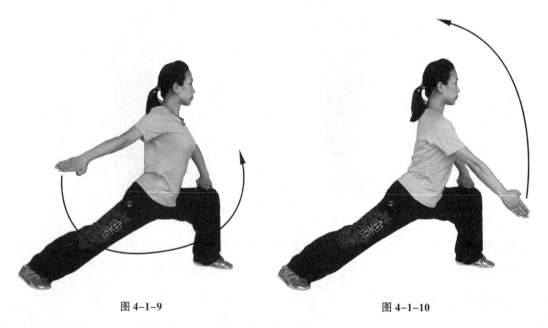

图 4-1-9　　　　　　　　　　　　　　　　图 4-1-10

3. 锻炼价值

通过肩臂练习有利于提高肩关节韧带的柔韧性，加大肩关节的活动度，发展臂部力量，提高上肢活动的敏捷、松长、转环等能力，为学习掌握各种拳、掌法提供必要的素质。

（三）腰部练习

腰部主要练习内容有俯腰、甩腰、涮腰和下腰等。

1. 前俯腰

动作说明：并步站立，双手手指交叉，直臂上举，手心朝上，上体前俯，双手尽量贴地（图 4-1-11）。然后双手松开，抱住两脚跟腱逐渐使胸部贴近腿部，保持一定时间再起立（图 4-1-12）。还可以向左或右侧转体，双手在脚外侧贴触地面（图 4-1-13）。

动作要点：两腿挺膝伸直，挺胸、塌腰、收髋并向前折腰。

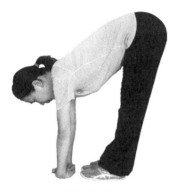
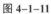
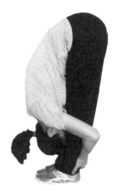
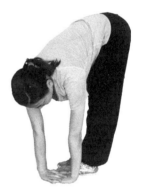

图 4-1-11　　　　　　　　图 4-1-12　　　　　　　　图 4-1-13

2. 甩腰

动作说明：开步站立，双臂上举（图 4-1-14），然后以腰、髋关节为轴，上体做前后屈和甩腰动作，双臂也跟着甩动，两腿伸直（图 4-1-15）。

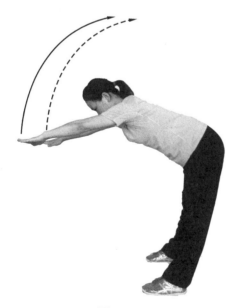
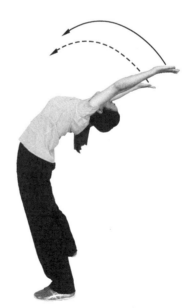

图 4-1-14　　　　　　　　　　　图 4-1-15

3. 涮腰

动作说明：两脚开立，略宽于肩，双臂自然下垂。以髋关节为轴，上体前俯，双臂随之向左前下方伸出。然后向前、向右、向后、向左翻转绕环。（图 4-1-16、4-1-17）

动作要点：尽量增大绕环幅度，速度由慢到快，次数逐渐增多，左右方向交替进行。

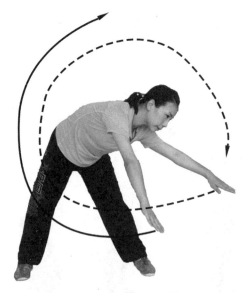

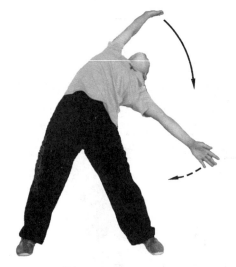

图 4-1-16　　　　　　　　　　　图 4-1-17

4. 下腰

动作说明：两脚开立，与肩同宽，双臂伸直上举，腰向后弯，抬头、挺腰，双手撑地成桥形。（图 4-1-18）

动作要点：挺膝、挺髋、腰向上顶。桥弓要大，脚跟不能离地。

5. 锻炼价值

腰是贯通上下肢的枢纽，俗话说"练拳不练腰，终究艺不高。"通过腰功练习可以提高腰的柔韧性、活动度和灵活度。

（四）腿部练习

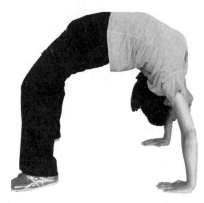

图 4-1-18

腿部练习主要有压腿、劈腿和踢腿。踢腿泛指各种腿法练习。其中压腿包括：正压腿、侧压腿、后压腿、仆步压腿等。劈腿包括竖叉和横叉。踢腿包括：正踢腿、侧踢腿、斜踢腿、外摆腿、里合腿、弹腿、蹬腿、侧端腿等。

1. 正压腿

动作说明：面对把杆或肋木，左腿提起，脚跟放在把杆上，脚尖勾起，踝关节屈紧，两腿伸直，两手扶按在左膝上，或用两手抓握左脚，立腰、收髋，上体向前下方振压（图 4-1-19），用头顶尽量触及脚尖（图 4-1-20）。两腿交替进行。

动作要点：①直体向前，向下压振。②逐渐加大振幅，逐步提高腿的柔韧性。③先以前额、鼻尖触及脚尖，然后过渡到下颌触及脚尖。

2. 侧压腿

动作说明：侧对把杆或肋木，右腿支撑站立，脚

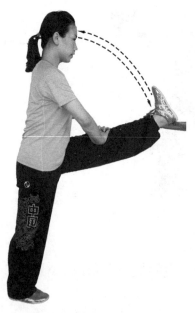

图 4-1-19

尖稍外撇，左脚举起，脚跟搁置到把杆上，脚尖勾起，踝关节紧屈。右臂屈肘上举，左掌附于右胸前，两腿伸直，腰部挺立，开髋，上体向左侧下振压，振压幅度要逐渐加大（图4-1-21、4-1-22）。两腿交替进行。

　　动作要点：①同正压腿的1、2点。②上体要完全侧过来，逐步过渡到上体侧卧被压腿上。

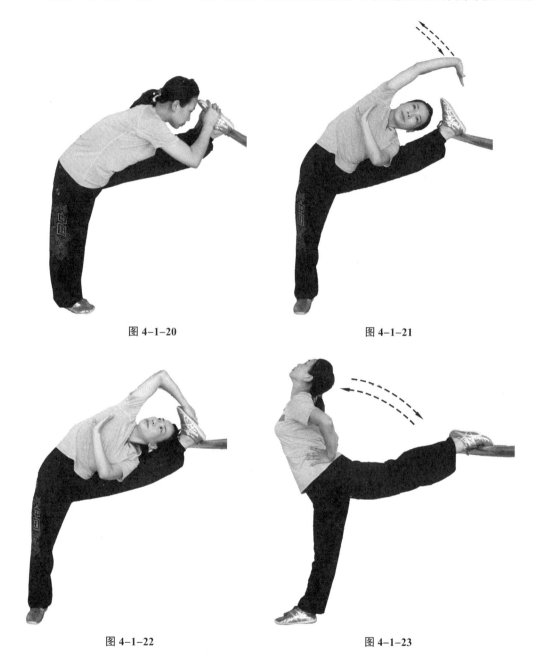

图 4-1-20　　　　　　　　　　　　　图 4-1-21

图 4-1-22　　　　　　　　　　　　　图 4-1-23

3. 后压腿

　　动作说明：背对把杆或肋木，两手叉腰，右腿支撑站立，左腿后伸，脚背放到把杆上，两腿伸直，上体向后下振压，并逐渐增大振压幅度（图4-1-23）。两腿交替进行。

　　要点：两腿伸直，支撑腿全脚着地，脚趾抓地，挺胸，展髋，头随上体后仰。

4. 仆步压腿

　　动作说明：两脚左右开立，右腿屈膝全蹲，全脚着地；左腿向左侧挺膝伸直，脚尖内扣；两手分别抓住两脚外侧，成左仆步；腰部挺直，左转前压（图4-1-24）。接着重心左移，左膝弯曲，转换成右仆步（图 4-1-25）。左右仆步交替进行。

　　动作要点：挺胸、塌腰，左右移动不要过快。沉髋，使臀部尽量贴地面移动。

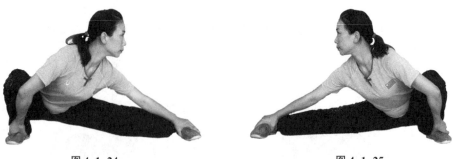

图 4-1-24　　　　　　　　　　　　　　图 4-1-25

5. 劈腿

（1）竖叉

　　动作说明：双手左右扶地或双臂立掌侧平举，两腿伸直前后叉开成直线。左腿后侧着地，脚尖上翘；右腿前侧着地，脚背扣在地上（图 4-1-26）。两腿交替练习。

　　动作要点：挺胸立腰，沉髋挺膝。

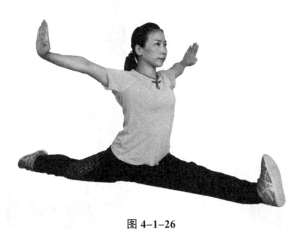

图 4-1-26

（2）横叉

　　动作说明：双手左右扶地或双臂立掌侧平举，两腿伸直向左右两侧分开坐成直线，两腿内侧着地。（图 4-1-27）

　　动作要点：挺胸立腰，沉髋挺膝。

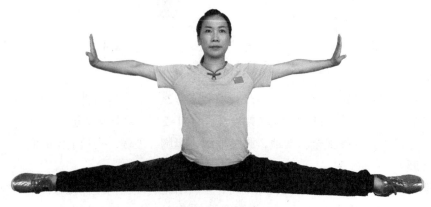

图 4-1-27

6. 踢腿

（1）正踢腿

预备姿势：两脚并立，双手成立掌侧平举（图4-1-28）。

动作说明：左脚向前上半步，左腿支撑；右脚勾起脚尖向前额处猛踢。两眼平视前方（图4-1-29）。可左右腿交替练习。

动作要点：挺胸，立腰。踢腿时脚尖勾起绷落。收髋猛收腹，过腰后加速，要有寸劲。

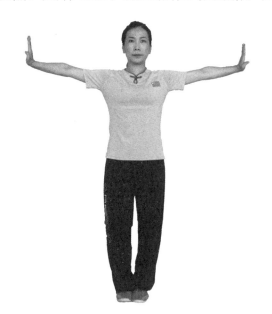
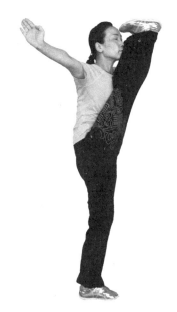

图4-1-28　　　　　　　　　图4-1-29

（2）斜踢腿

预备姿势：与正踢腿同。

动作说明：左脚向前半步，左腿支撑；右脚勾紧脚尖向异侧耳际猛踢。两眼向前平视（图4-1-30）。可左右腿交替练习。

动作要点：与正踢腿同。

（3）侧踢腿

预备姿势：与正踢腿同。

动作说明：右脚向前上半步，脚尖外展，左脚脚跟稍提起，身体略右转，左臂前伸，右臂后举（图4-1-31）。随即左脚脚尖勾紧向左耳侧踢起，同时右臂屈肘上举亮掌，左臂屈肘立掌附于右肩前或垂于裆前。眼向前平视（图4-1-32）。踢左腿为左侧踢；踢右腿为右侧踢。

动作要点：挺胸、立腰、开髋、侧身、猛收腹。

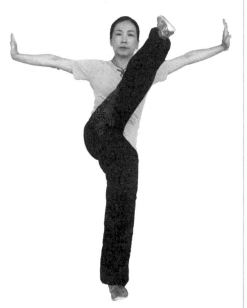

图4-1-30

（4）外摆踢

预备姿势：与正踢腿同。

动作说明：右脚向右前方上半步；左脚尖勾紧，向右侧上方踢起（图4-1-33），经面前向左侧上方踢起，经面前向左侧上方摆动（图4-1-34），直腿落在右腿旁。眼向前平视。左掌可在左侧上方击响，也可不做击响。可左右腿交替练习。

动作要点：挺胸、塌腰、松髋、展髋。外摆幅度要大，成扇形。

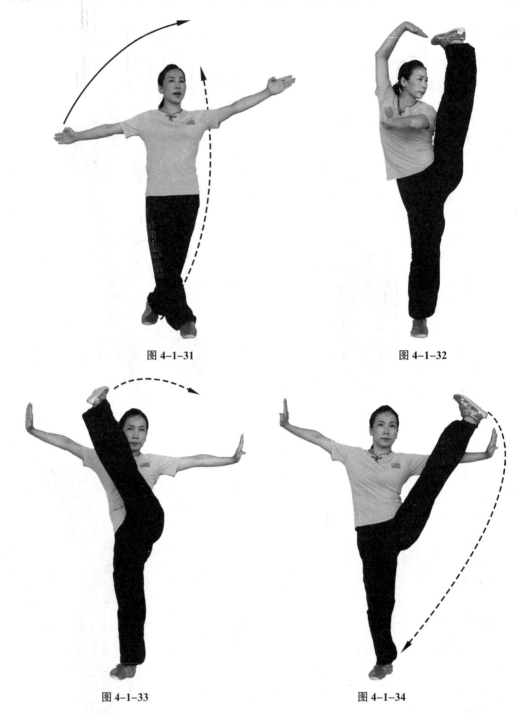

图 4-1-31   图 4-1-32

图 4-1-33   图 4-1-34

（5）里合腿

预备姿势：与正踢腿同。

动作说明：右脚向右前方上半步，左脚脚尖勾起里扣并向左上方踢起（图 4-1-35），经面前向右侧上方直腿摆动（图 4-1-36），落于右脚外侧。右手掌在右侧上方可迎击左脚掌（击响），也可不做击响动作。眼向前平视。可左右腿交替练习。

动作要点：挺胸、塌腰、松髋、展髋。里合幅度要大，成扇形。

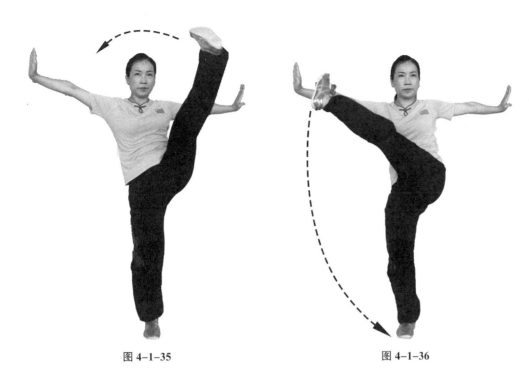

图 4-1-35   图 4-1-36

（6）弹腿

预备姿势：两脚开立，双手叉腰。

动作说明：右腿屈膝提起，大腿与腰平，右脚绷直（图 4-1-37）。弹出时，要迅速猛力挺膝，向前平踢，力达脚尖；大腿与小腿成一直线，高与腰平。左腿伸直或微屈支撑。两眼向前平视（图 4-1-38）。

动作要点：挺胸、立腰、脚面绷直、收髋。弹击要有寸劲。

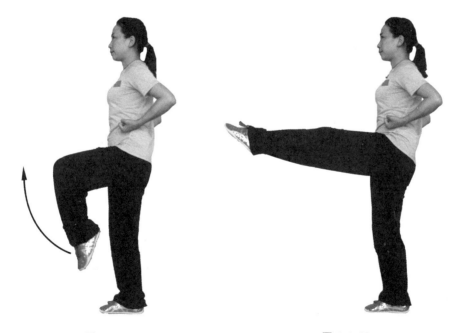

图 4-1-37   图 4-1-38

（7）蹬腿

预备姿势：与弹腿同。

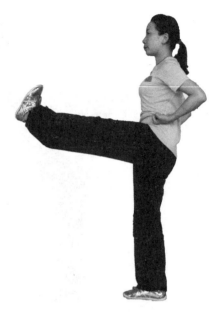

动作说明：与弹踢同，唯脚尖勾起，力点达于脚跟。（图4-1-39）

动作要点：与弹腿同，唯强调勾脚尖。

7. 锻炼价值　通过腿部练习中的压腿练习，可以拉长腿部肌肉和韧带，加大髋关节的活动范围，发展腿部的柔韧性及髋关节的灵活性。各种腿法练习可以较集中的提高腿部的柔韧性、灵敏度及控制力量的能力以及爆发力等素质。

（五）步型与步法

步型主要包括弓步、马步、仆步、虚步、歇步、丁步等。步法主要包括击步、垫步等。

1. 步型　步型练习，重点是学习掌握最主要的基本步型，增进腿部力量，规范下肢动作和提高两腿的稳固性。

图4-1-39

（1）弓步

动作说明：左腿向前迈一大步（约为本人脚长的4～5倍），脚尖微内扣，左腿屈膝半蹲（大腿接近水平），膝与脚尖垂直；右腿挺膝伸直，脚尖内扣（斜向前方），两脚全脚着地。上体正对前方，双目平视前方，两手抱拳，拳心向内，两臂屈肘抱于腰间或两手掐腰（图4-1-40）。弓右腿为右弓步；弓左腿为左弓步。

动作要点：前腿弓，后腿绷，脚跟蹬地，挺胸，塌腰，沉髋，前脚与后脚成一直线。

（2）马步

动作说明：两脚平行开立（约为本人脚长的3倍），两脚尖正对前方；屈膝半蹲，膝部不超过脚尖，两大腿接近平行，全脚着地，身体重心落在两腿之间，两手抱拳于腰间，目向前平视（图4-1-41）。调息自然，舌抵上腭，保持3～5分钟。

动作要点：挺胸，塌腰，两膝微扣，髋关节外展，脚跟外蹬。

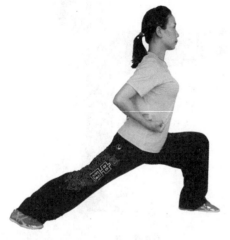

图4-1-40

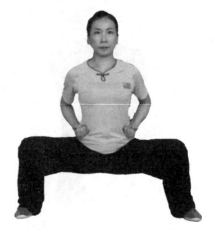

图4-1-41

（3）仆步

动作说明：两脚左右开立，右腿屈膝全蹲，大腿和小腿靠紧，臀部接近小腿，右脚全脚着地，脚尖和膝关节外展；左腿挺直平仆，脚尖内扣，全脚着地。双手抱拳于腰间。眼向左方平视（图4-1-42）。仆左腿为左仆步，仆右腿为右仆步。

动作要点：屈蹲腿膝关节与脚外展45度；挺胸、塌腰、沉髋。

（4）虚步

动作说明：两脚前后开立，右脚尖外展45°，右腿屈膝半蹲；左脚脚跟离地，脚尖稍内扣，向前伸出，膝关节微屈，脚前掌虚点地面，脚面绷直并稍内扣，重心落至右腿。眼向前平视（图4-1-43）。左脚在前为左虚步；右脚在前为右虚步。

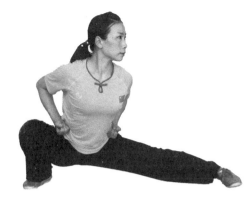

图 4-1-42

动作要点：挺胸、塌腰，虚实分明。可进行单腿的深蹲练习，或手扶肋木，进行虚步的桩功练习，逐步增加时间和减少手扶肋木助力。

（5）歇步

动作说明：右脚向左脚后插步，前脚掌着地，两腿交叉，靠拢屈膝全蹲，左脚全脚着地，脚尖外展，右脚前脚掌着地，膝部贴近左腿外侧，臀部坐于右腿接近脚跟处。双手抱拳于腰间。眼向左前方平视（图4-1-44）。左脚在前为左歇步，右脚在前为右歇步。

动作要点：抬头、挺胸、塌腰，前脚尖充分外展，两腿靠拢并贴紧。

（6）丁步

动作说明：并步站立，两腿屈膝半蹲，右脚全脚着地，左脚脚跟掀起，脚尖里扣并虚点地面，脚面绷直，贴于右脚脚弓处，重心落于右腿上。双手叉腰，眼向前平视（图4-1-45）。左脚尖点地为左丁步，右脚尖点地为右丁步。

动作要点：挺胸、塌腰，两腿屈膝半蹲，一腿脚尖虚点地面。

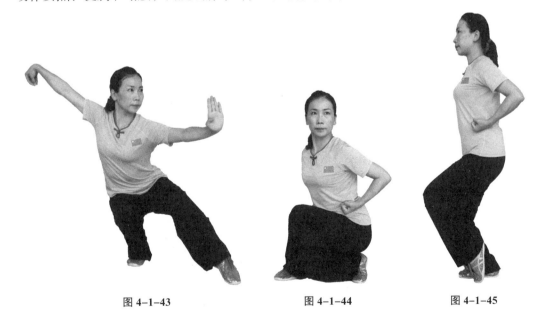

| 图 4-1-43 | 图 4-1-44 | 图 4-1-45 |

2. 步法

（1）击步

预备姿势：两脚前后开立，同肩宽，双手叉腰（图4-1-46）。

　　动作说明：上体前倾，后脚离地提起，前脚随即蹬地前纵。在空中时，后脚向前碰击前脚（图 4-1-47）。落地时，后脚先落，前脚后落，眼向前平视（图 4-1-48）。

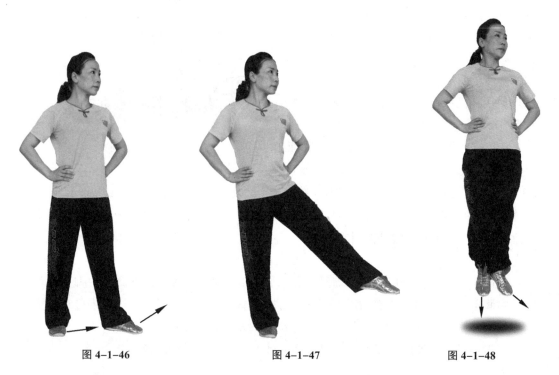

图 4-1-46　　　　　　　　　　图 4-1-47　　　　　　　　　　图 4-1-48

　　动作要点：跳起在空中两腿并紧、收腹，身体正直并侧对前方。要起动速度快，脚蹬地有力，两脚碰击准确。

　　（2）垫步

　　预备姿势：同击步（图 4-1-49）。

　　动作说明：后脚离地提起，脚掌向前脚处落步，前脚立即以脚掌蹬地向前上提起，将位置让与后脚，然后再屈膝提腿向前落步。眼向前平视（图 4-1-50）。

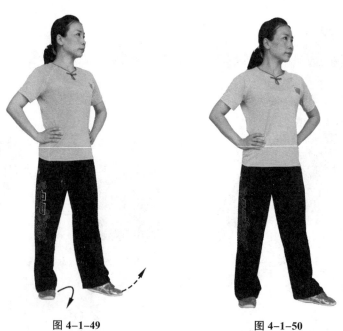

图 4-1-49　　　　　　　　　　图 4-1-50

动作要点：同击步。

3. 锻炼价值　步型为静止性动作，步法指步子的挪移。通过步型练习可以培养和提高腿部静力性力量。通过步法练习培养人体的移动速度和腿的蹬力，以提高两腿移动转换的灵活性和稳定性。

（六）平衡

1. 提膝平衡

预备姿势：并步站立。

动作说明：右腿直立站稳，左腿屈膝高提近胸，脚面绷直，垂扣于右大腿前侧，右臂上举于头上亮掌，左手反臂后举成勾手，两眼向前平视。（图 4-1-51）

动作要点：平衡要站稳、提膝过腰、脚内扣。

2. 燕式平衡

预备姿势：并步站立。

动作说明：左腿先在身前屈膝提起，双掌在身前屈肘交叉，掌心向内（图 4-1-52）。然后双掌向两侧直臂分开平举，上体前俯，左脚向后蹬伸，成燕式平衡（图 4-1-53）。

动作要点：两腿伸直，后举的腿要高于头顶水平部位，脚面绷平。上体前俯，略高于水平部位，挺胸、抬头。

3. 锻炼价值　通过上述平衡动作的练习，能够提高学生单腿站立的稳定性及肌肉的控制能力。

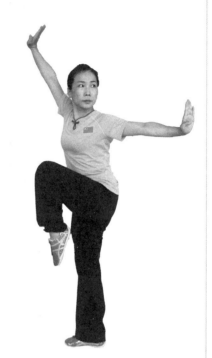

图 4-1-51

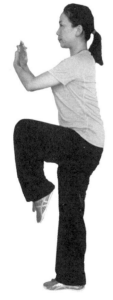

图 4-1-52

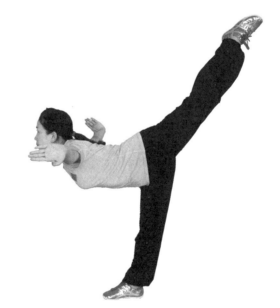

图 4-1-53

（七）基本动作组合练习

五步拳：弓步冲拳—弹腿冲拳—马步架打—歇步盖冲拳—提膝仆步穿掌—虚步挑掌。

预备姿势：并步抱拳（图 4-1-54）。

动作说明：

1. 弓步冲拳 成左弓步，左手向左平搂收回腰间抱拳；冲右拳。目视前方（图4-1-55）。

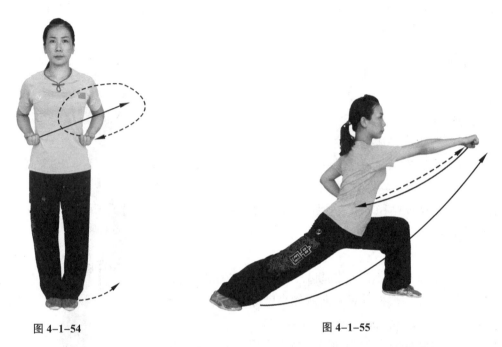

图 4-1-54　　　　　　　　　　　　　　图 4-1-55

2. 弹腿冲 拳重心前移，右腿向前弹踢，同时冲左拳，收右拳。目视前方（图4-1-56）。

3. 马步架打 右脚落地，向左转体90°，下蹲成马步，同时左拳变掌，屈臂上架，冲右拳；目视右方（图4-1-57）。

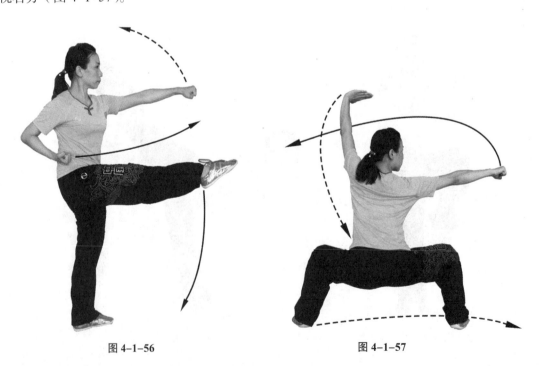

图 4-1-56　　　　　　　　　　　　　　图 4-1-57

4. 歇步盖冲拳 左脚向右脚后插一步，同时右拳变掌向左下盖，掌外沿向前，身体左转90°，收左拳；目视右掌（图4-1-58）；上动不停，两腿屈膝下蹲成歇步，同时冲左拳，收右拳；目视左拳（图4-1-59）。

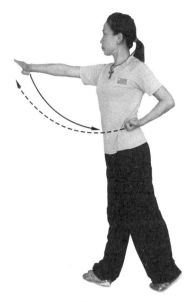
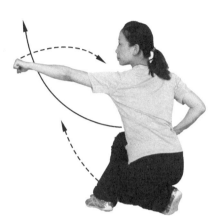

图 4-1-58　　　　　　　　　　　图 4-1-59

5. 提膝仆步穿掌　两腿起立，身体左转。随即左拳变掌，顺势收至右腋下；右拳变掌，由左手背上穿出，手心向上。同时左腿屈膝提起，目视右手（图 4-1-60）。上动不停，左脚落地成仆步；左手掌指朝前，沿左腿内侧穿至左脚面。目视左掌（图 4-1-61）。

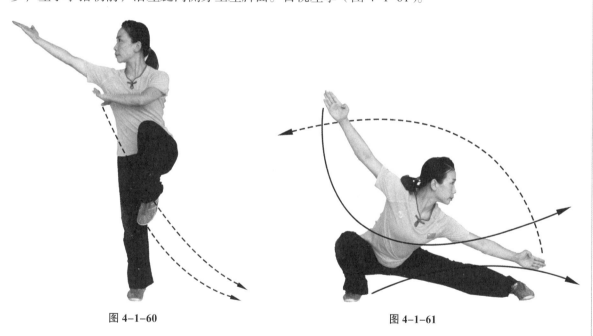

图 4-1-60　　　　　　　　　　　图 4-1-61

6. 虚步挑掌　左腿屈膝前弓，右脚前上成右虚步。同时左手向后划弧成勾手，右手顺右腿外侧向上挑掌。目视前方（图 4-1-62）。

7. 并步抱拳　左脚向右脚靠拢成并步。同时左钩手和右掌变拳，回收抱于腰间。目视前方（图 4-1-63）。

要点：五步拳是结合长拳的主要步型、步法和手型、手法编成的组合练习，动作要点、易犯错误和纠正方法同前。

教法提示：

（1）先掌握单个动作，然后再练习两个动作以上的组合动作，并逐渐过渡到整套组合动作的练习。

（2）组合动作的练习，主要是巩固和提高武术的基本动作，教学中先以步型、手型、手法的训练为主，而后再逐渐做到"手、眼、身法、步"的协调一致。

（3）待动作熟练后，可左右势互换，重复练习。

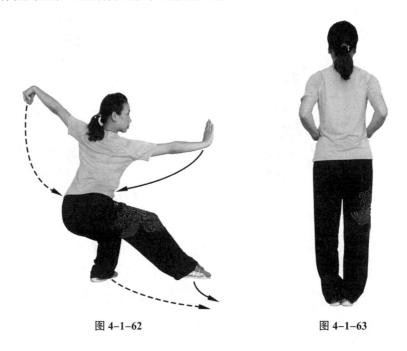

图 4-1-62　　　　　　　　　　　图 4-1-63

（八）保护帮助

武术基本功训练中保护和帮助的措施有多种，如机械保护、他人保护和间接帮助等，具体采取保护和帮助措施应注意以下几点：第一，他人保护和帮助时要注意保护者的位置。如进行腰功和腿功训练时，保护者的站位既要保护练功者的安全，也要避免自己受伤。练功者在下腰练习时，保护者应站在保护者的侧面，双手置于练功者腰部两侧，一旦练功者下腰时发生意外能够及时扶起，同时避免双手被压。第二，保护者的助力要适度。对基本功练习的初级阶段，保护者的助力要大，随着练功者武术基本功的提高，保护者的保护力度慢慢减轻，让练习者独立完成基本功训练。保护者过多用力或用力不够都会造成练习者的损伤，因此保护者的力度大小要适时把握。第三，对跳跃类的武术动作如无法采取他人保护，可使用机械设备对练功者进行保护。第四，练习者进行柔韧性训练要注意间接帮助和直接帮助有效结合。武术基本功训练中，柔韧训练如弯腰、抬腿等容易造成伤害，要运用正确合理的教学和训练方法。柔韧性、力量性以及耐久力练习，上下肢的练习都要注意张弛有度，交替进行，以避免局部负担过重。对保护器械也要检查，防止机械设备出现故障造成损坏。

第二节　太极拳基本功

太极拳是我国的国粹，他综合了各家拳法之长，结合导引吐纳，采用腹式呼吸，能在练拳时汗流浃背而不气喘，动作畅通气血，也融合了以阴阳为基础的经络学说，成为内外双修，身心并练，将意识、呼吸、动作三者结合为一的内功拳法，动作以松柔入手，练劲养气，可缓可快，柔中寓刚，刚中有柔。太极拳种类繁多，其中流传较广或特点较显著的有以下五式：陈式、杨式、吴式、孙式、武式等各式太极拳，在习练过程中应掌握其基本功。

一、太极拳基本功的特点与作用

（一）太极拳基本功的特点

1. 强调虚实转换的运用　道家先哲老子在其著作中曾经论述过："道生一，一生二。"这里的"一"是指太极。道家认为太极是万物之母，是万物化生的起始；"一生二""二"便为阴阳。在春秋战国时期，就已经有了关于阴阳的论述，具体含义也从单纯的表示阳光的出没演变为"万物负阴而抱阳"。阴阳既可以代表两个相对的事物，也可以表示同一事物中相对立的两个方面。阴阳学说认为，阴阳互根互用，对立制约，并且处于不断地相互运动和相互变化之中，从而引起事物本身的变化，道家先哲认为这是一切事物运动和变化的根源。而在太极拳中，虚实便是阴阳的具体体现。太极拳功法理论认为，"我"立身中正不动时为太极，稍动便分为阴阳，产生虚实。在太极拳的具体运用中，虚为阴、为走、为化；实为阳、为进、为黏。虚实在太极拳基本功的练习过程中体现在身体重心的转换上。例如，当重心偏为左腿时，则左腿为"实"，右腿为"虚"；当重心偏为右腿时，则右腿为"实"，左腿为"虚"。

太极拳基本功的虚实可分为手臂的虚实、腰的虚实、腿与脚的虚实。

（1）手臂的虚实　手向前伸推时为实，手向后捋为虚；当手握拳时，拳为实，掌心为虚；当拳化为掌转为推手时，则五指为实，掌心劳宫穴为虚；沉肘坐腕发掌时，则坐腕为实，掌背为虚；同时，太极拳基本功在练习中需要将全身看作一个整体，"手起足要落，手落足要起"便是这一思想的具体体现：若将右手上掤，则右脚为实；若将右手下捋，则右脚为虚。

（2）腰的虚实　《难经》有云："命门者，谓精神之所舍也，男子以藏精，女子以系胞，其气与肾通。"表明命门与肾在生理功能的某些方面是相同的。而肾藏于腰中，腰的旋转则带动了全身的运动。一般而言，身向右转则右肾虚，左肾实，同时右膝向内扣，裆部要虚；身向左转则左肾虚，右肾实，同时左膝向内扣，裆部要实。

（3）腿与脚的虚实　在练功中，腿弓步为实，蹬步为虚，重心在何脚便何脚为实，另一脚为虚；实脚中五趾抓地为实，脚心涌泉穴为虚；若腿脚从外向内发劲，则大趾侧逆缠内扣为实，小趾侧为虚；若腿脚从内向外发劲，则小趾侧顺缠外开为实，大趾侧为虚；腿部委中穴要实，腰部带脉穴要虚；臀部下沉应与后脚跟处相合，即臀部环跳穴与足部涌泉穴要对应。

太极拳名家王宗岳在其所写的《十三式歌》中曾说过："变转虚实须留意，气遍身躯不稍滞。"强调了在太极拳功法演练过程中，要在脑中时刻注意着虚实的转换。遵循虚实变化的规律练好太极拳基本功，才是其根基所在。

2. 强调导引吐纳术的运用　导引，也叫作"道引"，有导气令和，引体令柔的意思，是指通过呼吸俯仰，屈伸手足，使血气流通，促进健康。我国有关于导引吐纳术的论述最早可以追溯到先秦时期，《庄子·刻意》中说："吹呴呼吸，吐故纳新，熊经鸟申，为寿而已矣。"认为导引吐纳可以舒活经络血气，有延年益寿的作用。医学古籍《素问·上古天真论》中详尽地叙述了导引吐纳的理论："余闻上古有真人者，提挈天地，把握阴阳，呼吸精气，独立守神，肌肉若一，故能寿敝天地，无有终时，此其道生。"三国时期的著名医家华佗运用导引吐纳术创立了五禽戏，提出了"气和体柔"的养生思想。至南北朝隋唐时期，经过陶弘景、孙思邈等医家的理论实践，逐渐形成一套完整的运用导引吐纳术进行养生的实践理论体系。

导引在太极拳基本功中的应用即为注重形意相合，具体体现在对心脏的调节作用上。中国古代医学家认为心藏神，主血脉。太极拳在演变过程中将拳术与中医的导引术相结合，使练习者形体的运动方法在全身放松的条件下能符合血液循环的规律甚至促进血液的循环，保持心血的充盈和心气的旺盛，促进脉道通利，使心主血脉的功能得以正常发挥，以达到练拳养生的作用。

呼吸吐纳在太极拳基本功中的应用则具体体现在对肺的呼吸吐纳功能的调节上。太极拳基本功通过形体的运动来促进人体中宗气的生成。宗气主要由肺脏吸入的自然界之清气与脾胃所化生的水谷精微之气相结合而成，集聚于胸中，主要功能是推动肺的呼吸和推动心血在脉管中的运行。除了促进人体中宗气的生成外，太极拳基本功在练习过程中还可以推动人体内宗气的分布。"以意运气，以气运身"，通过形体的运动，将宗气运送到全身各个脏腑组织器官，以达到滋润营养的作用。太极拳基本功中运用形体动作的改变来调节心肺功能的作用可以说是对导引吐纳术创新性的改良与演变。

（二）太极拳基本功的作用

1. 调和气血　中医学认为，无形之气与有形之血是人体中最基本的物质，他们构成人体并维持人体的生命活动。太极拳基本功中的呼吸吐纳之术不但促进宗气的生成，还推动其运行全身。"气为血之帅，血为气之母。"宗气的生成与运行还可以维持血液在脉管中的正常运行。同时，气血由脾胃所化生，脾胃为后天之本，肾为先天之本，先后天相互滋养。太极拳基本功的练习中认为"动腰"极为重要，正如《十三势歌》中写道："刻刻留心在腰间，腹中松净气腾然。"太极拳基本功中培位于腰间的先天之脏以滋后天脾胃，使气血充盈通畅，气血通畅则百病除。同时健运脾胃，使营养物质布散全身，起到养生防病的作用。

2. 平衡阴阳　中医学认为，疾病发生的根本原因是人体内正气不足，又受到邪气的侵袭，正邪斗争会破坏人体内阴阳平衡的状态，总体上归结于阴阳失调，治疗上应该损其有余、补其不足。太极拳就是道家先哲总结阴阳运行规律所创立的内家拳之首，正如"拳名太极，实无极自然之运行，阴阳自然之开合命名也"所言，太极拳在虚与实，动与静，开与合，起与落，蓄与发等动作中均蕴含着阴阳之道，一左一右，一上一下，欲左先右，欲右先左，欲上先下，欲下先上等动作中更蕴含着阴阳转换的意蕴。在平时的太极拳基本功锻炼中，通过正确使用动作形态的转变，可以平衡阴阳，起到养生的作用。

3. 疏通经络　《灵枢·本脏》指出："经脉者，所以行气血而营阴阳，濡筋骨，利关节者也。"中医认为，经络是一条把脏腑肢体连接在一起的通路，沟通全身上下，运行周身气血，将机体联结为一个有机的整体。在太极拳基本功的练习中，腿部的锻炼可以促进足三阴经和足三阳经气血的运行，肩臂部的锻炼可以促进手三阴经和手三阳经气血的运行，由此通达全身，使丹田处的精气沿着经络网络通达全身，以起到养生的作用。

4. 调节脏腑　中医认为，五脏分属五行，肝、心、脾、肺、肾对应木、火、土、金、水。并且认为五行是构成世间万物的基本物质，任何事物的变化都是在这五种物质中产生、并由其维持和发展。太极拳运动中的步法也可与五行相对应，如："退属木，盼属火，定属土，进属金，顾属水。"而太极拳的功法体现了五行中的相克原理，五行中木克土、土克水、水克火、火克金、金克木，而太极拳中的步法挤克列、列克捌、捌克捋、捋克按、按克挤等。同时太极拳的动作与五行相对应，如：挤属木对应肝经，捋属火对应心经，列属土对应脾经，按属金对应肺经，捌属水对应肾经。由此可见，通过对太极拳基本步法与攻防中五行相生克原理的合理运用，可以达到既病防变、先安未受邪之地的效果。

二、太极拳基本功操作与要领

（一）太极拳基本功要领

太极拳基本功在练拳过程中十分注重"形体中正"，又称为"立身中正"，就是在双腿支撑时，从百会到尾闾的连线，要与地面成垂直线，单腿支撑时，百会与涌泉的连线，要与地面成垂直线。具体要求如下：

1. 虚灵顶劲　要求练习时头向上顶，同时颈部肌肉不要僵直，头部动作应与身体位置和转换的方向协调一致。

2. 尾闾中正　尾闾指的是骶骨和尾骨处，要求这两处处于居中位置。

3. 动作舒展　要求时动作放松自然，舒展大方，不要畏首畏尾。

4. 松而不懈　要求在练习过程中皮肤、肌肉、骨节，甚至于中枢神经、内脏器官和思想精神都要放松，懈指有意地向下松坠自身的身体重量，会造成关节的损害，故用"松"来减轻"懈"所产生之害。

5. 动静中和　动即外动，指形体外部和体内感觉的运动，静即内动，指形体与精神的宁静，练习时同时锻炼内动与外动，达到对内部精神和外部形体的共同训练。

杨式太极拳名家杨澄甫在《太极拳术十要》中对"形体中正"进行了高度概括："一要虚灵顶劲，二要含胸拔背，三要松腰，四要分虚实，五要沉肩坠肘，六要用意不用力，七要上下相随，八要内外相合，九要相连不断，十要动中求静。"再一次强调了"中正"是太极拳基本功的根基。

而在太极拳的实践演练中，有三个方面尤为重要，一是活臂，即练习肩臂功。上肢在太极拳练习过程中有两种作用：传力和传送信息。传力使起于腰腿间的力量上传由臂手发出；传送信息使由臂和手触碰对手得到的信息传送于心。二是动腰，即练习腰功，拳谚云："打拳不练腰，终身艺不高。"不会动腰就不可能把手足动作相连接好，不能上下相随。三是坐腿，即练习腿功。《太极拳论》中提道："其根在足，发于腿，主宰于腰，形于手指。"这段话的意思是在论述"发劲"，指明足是根基，蹬地接劲由腿部从屈到伸产生跟力，再上送到腰与手。太极拳练习中将下肢足腿功称为"底盘根基功夫"，脚下有"根"，自身稳固就强。由此可见，在练习太极拳基本功的过程中，要正确掌握"活臂""动腰""坐腿"的方法，打好根基，才能进行下一步的太极拳套路练习。

（二）练习方法

1. 肩臂功

（1）耸肩沉肩　双脚跨开与肩同宽，手臂自然下垂，双肩同时向上耸提后双肩同时自然垂下，反复多次训练。

（2）开肩合肩　双脚跨开与肩同宽，两手叉腰，双肩同时向内合拢后恢复原状，双肩同时向后扩张，恢复原状，以上动作反复进行。

（3）前后转肩

前转肩：双脚跨开与肩同宽，两手叉腰，以肩关节为轴，双肩向前用力，同时做回环运动；

后转肩：双脚跨开与肩同宽，两手叉腰，以肩关节为轴，双肩向后用力，同时做回环运动；

交叉转肩：双脚跨开与肩同宽，两手叉腰，以肩关节为轴，双肩一前一后做前转肩运动，一个八拍后，双肩一前一后做后转肩运动。

（4）掤肩挤圆

左掤肩挤圆：左弓步站立，双手在胸前相交，左手掌心向内，右腕附于左腕内侧，右掌心向外，双手向前伸直同时带动双臂以掤圆状向前，右腿做相对运动向后蹬。放松，重心向右腿倾移，双臂放松，以手腕相交的姿势将手收回胸前。

右掤肩挤圆：右弓步站立，双手在胸前相交，右手掌心向内，左腕附于右腕内侧，左掌心向外，双手向前伸直同时带动双臂以掤圆状向前，左腿做相对运动向后蹬。放松，重心向左腿倾移，双臂放松，以手腕相交的姿势将手收回胸前。

2. 腰功

（1）俯腰

前俯：并腿站立，双手在胸前十指交叉，掌心向下，缓缓将上臂抬起同时掌心向上，上身俯腰前屈，掌心触地，注意两腿尽量不要弯曲。

左（右）侧俯：并腿站立，双手在胸前十指交叉，掌心向下，缓缓将上臂抬起同时掌心向上，左（右）侧腰大约45°，坚持五秒钟后顺势前屈，掌心触地。恢复原状。

（2）转腰　双脚跨开与肩同宽，双手叉腰，尽可能幅度大的做腰部回旋运动。注意双脚保持不动。

（3）扭腰　双脚跨开与肩同宽，双手叉腰，先将重心左移，左膝稍稍弯曲，右腿稍蹬直，向左侧扭腰，同时重心移向右侧，右膝稍稍弯曲，左腿稍蹬直，向右侧扭腰。恢复原状。

3. 腿功

（1）压腿

正压：一腿直立，一腿向前方抬高伸直，脚跟置于支撑物上，双手十指交叠，掌心按在膝关节处，上半身慢慢前俯，尽量下压与腿部相贴，恢复原状。双腿交替进行。

侧压：一腿直立，一腿向侧方抬高伸直，脚跟置于支撑物上，外侧上臂上举过头，上半身慢慢侧俯同时带动外侧上臂侧俯，以手触碰被压腿的脚尖，恢复原状。双腿交替进行。

仆步压：两脚左右分开，两脚间距离约为脚长的4～5倍，左腿屈膝全蹲，膝部与脚尖平行外展，双手掌心按于左腿近膝端，重心下降，右腿伸直，接近地面，两脚全脚着地，然后重心稍上移，再继续下压。恢复原状。换成右腿屈膝全蹲交替进行。

（2）耗腿　一腿直立，一腿向前伸直置于支撑物上，上半身自然挺直，静置数分钟后双腿轮换。

（3）扳腿

前俯扳腿：左腿屈膝下蹲，右腿向前伸直，脚跟着地，上半身前俯无限靠近膝盖，上臂屈曲置于膝盖两侧。双侧交替进行。

独立抱腿：双腿自然站立，左腿屈膝向上抬起，右手抱住左腿小腿近脚腕处将右腿向上抬起，尽量将大腿贴向胸部，恢复原状。两侧交替进行。

（4）前控腿　两腿直立，右手扶住支撑物且右腿伸直，左手叉腰，先将左腿屈膝抬起，大腿抬平，继续将小腿伸高抬平，脚尖上翘，保持左腿伸平一段时间，恢复原状。两侧交替进行。

（5）踢腿

前踢：双脚跨开与肩同宽，双手叉腰，一腿伸直，另一腿脚尖绷直上抬，向前向眉间上踢，前腿落地后转为支撑体重，同时另一腿如前法踢起，两侧交替进行。

斜踢：双脚跨开与肩同宽，双手叉腰，一腿伸直，另一脚尖绷直上抬，向前向对侧耳侧上踢，前腿落地后转为支撑体重，同时另一腿如前法踢起，两侧交替进行。

弹踢：双脚跨开与肩同宽，双手叉腰，一腿伸直，另一腿大腿先屈膝抬平，随后放松膝关节，小腿向前向上弹踢，注意脚面绷平。恢复原状。两侧交替进行。

（6）原地弓虚步练习

两腿前后交叉站立成弓箭步，由弓箭步重心腿撑地推动身体重心逐渐后移，慢慢变成虚步，再由虚步重心腿蹬地，推动身体重心逐渐前移，慢慢变成弓箭步。要求重心移到支撑腿后，另一腿为虚腿，以虚到可以离地为准。由虚步转换为弓步，要贯穿"蹬摧踩踏"，即由虚步过渡到自然步为"蹬摧"，由自然步再过渡到弓箭步为"踩踏"；由弓箭步转换为虚步，要贯穿"撑推落坐"，即由弓箭步过渡到自然步为"撑推"，再由自然步过渡到虚步为"落坐"。反复练习过程中，要始终贯彻"蹬摧踩踏，撑推落坐"八字方针，要做到实腿能单独支撑，虚腿能离地面，不可做成身体先动，再拖拉腿动。

（7）原地左、右偏马步练习 双脚分开与肩同宽，成马步站立。左脚蹬地推动身体重心逐渐右移，形成右偏马步；再由右脚蹬地，推动身体重心逐渐左移，形成左偏马步。

（8）连续进、退步练习 一腿单独支撑，另一腿向前迈步，随之落地成虚步，接着做"蹬摧踩踏"成弓步，后腿接着向前迈步，做"蹬摧踩踏"成弓步，连续做任意次；由弓步做"撑推落坐"成虚步，连续做，同样做任意次。

《太极拳论》中曾将太极拳分为三个练功阶段：一是招熟阶段，所谓招熟即熟练地掌握太极拳的每式动作，无论是太极拳的基本功技术还是太极拳的套路技术，或是太极拳的内功练养方法等；二是懂劲阶段，所谓懂劲即真正明白太极拳每式技术中所蕴含的劲力劲法，而并非招式的简易用法；三是神明阶段，神明即太极拳技术待愈练愈熟、愈练愈精之后能从心所欲。总之，在太极拳基本功的练习中打稳根基，将"活臂""动腰""坐腿"三个要素贯穿其中，凝神静气，身随意动，时刻注意动作轻灵，动作舒展大方才算练好基本功，基本功打好，更有利于我们进行下一步的太极拳套路的学习。

第三节　气功基本功

气功是对人体生命的锻炼和调控，人体生命是形气神的三位一体，因此气功锻炼就是对人体形气神三者的锻炼和调控并使之三位一体。由此而言，气功锻炼的基本功也体现在对形锻炼和调控、对气的锻炼和调控、对神的锻炼和调控，并使之三位一体，在锻炼过程中，也特别强调意识对人体生命的主宰作用。

一、气功基本功的特点与作用

（一）强调形气神三位一体

1. 形气神相依相存　形为气之舍，气为形之充。形作为生命的房舍，他是气存在、运行、变化的场所。正所谓皮之不存毛将焉附。以此言之，形气关系，从根本上来说就是形体强弱与正气盛衰的关系。故《素问·刺志论》曰："气实形实，气虚形虚，此其常也，反此者病。"形气不可分离，形体动作具有明显的疏导气机的作用，气功练习中，形松才可得气，气通则形体自正。

神依附于形，神为形之主。神不能离开形体而独立存在，形完则神俱，形是神的依附。故《素问·上古天真论》说："形体不敝，精神不散。"张景岳也强调"神依形生""无形则神无以生"。《素问·宣明五气论》中更为明确地说："心藏神，肺藏魄，肝藏魂，脾藏意，肾藏志。"神、魂、魄、意、志名虽不同，但皆属于人身之神的范畴。因此，五脏皆可称为神之宅，为藏神之处。另一方面，神具有调控主导形的功能作用。人的精神意识对人体生命活动具有主导和调控作用。《灵枢·天年》曰："神气皆去，形骸独居而终矣。"总之，形为神之宅，神乃形之主，无神则形不可活，无形则神无以附。两者相辅相成，不可分离，离则为死，偕则为生。

神为气之主，气为神之充。神作为人体生命的主宰，首先表现在对人体气机的影响。神可驭气，气能留形，气定则神闲，反之气不定则神乱。《素问·上古天真论》中说："恬惔虚无，真气从之，精神内守，病安从来。"心神安定，神不外驰，则人体精气各从其顺，身体健康。反之，则人体之气会出现不平衡的现象。正如《素问·举痛论》所说的"怒则气上""喜则气缓""思则气结""悲则气消""恐则气下""惊则气乱"等。

2. 形气神三位一体　《淮南子·原道训》中指出："形者，生之舍也；气者，生之充也；神者，生之制也。一失位则三者伤矣。"亦如《道家养生要言辑要》所说："气者形之根，形者气之宅，神形之具，令人相因而立，若一事有失，即不合于理，安能久立哉。"可见生命的这三个要素各司其职，三者是相互依存、相互联系的整体。没有形则神气无所依附，人的生命也就无从谈起；没有气则无生命的有机活动，气失于升降出入而"神机化灭"；生命活动没有神的调控则"气乱、精离""形乃大伤"。

（二）强调神为主导

《素问·灵兰秘典》说："心者，君主之官也，神明出焉。"并进一步指出："主明则下安，以此养生则寿，殁世不殆，以为天下则大昌。主不明则十二官危，使道闭塞而不通，形乃大伤，以此养生则殃。"可见在人体形气神三个生命要素当中，神是人生命活动的主宰，调神在三调中起着主导作用。《灵枢·本脏》更是指出："志意者，所以御精神，收魂魄，适寒温，和喜怒者也……志意和则精神专直，魂魄不散，悔怒不起，五脏不受邪矣。"这里明确指出人的意识可以统御精神活动，收摄魂魄、调节人体对冷热刺激的适应能力和情志变化。如果意识稳定，就会精神集中，思维敏捷、魂魄安定、就不会起懊悔愤怒等过度的情绪，五脏也就不会受到外邪的干扰。可见精神意识人体生命活动是何等重要。在气功练习中强调神的主导作用就是要重视三调操作中对调心的重视。陶弘景在《养性延命录》中指出："多思则神怠，多念则神散，多欲则志损……多笑则伤脏，多愁则心慑，多乐则意溢，多喜则忘错昏乱，多怒则百脉不定……此十二者不除，丧生之本也。"孙思邈《备急千金要方》中也指出："道不在烦，但能不思衣，不思食，不思声，不思色，不思胜，不思负，不思失，不思得，不思荣，不思辱，心不劳，形不极，常导引纳气胎息尔，可得千岁。"气功练习，要始终注意在功内功外调摄自己的心神，这样才能收获到真正的健康。

二、气功基本功操作与要领

（一）对形的锻炼和调控

气功练习中对形的锻炼与调控部分包括静功锻炼与动功锻炼，静功锻炼身体保持某一固定姿势不变，动功锻炼则有一定的动作。

1. 静功锻炼　静功练习时尤应选择安静、舒适的环境，双眼轻闭，以使心神安宁，呼吸均匀，并将意念似守非守地放在下丹田。练习时注意舒展眉头并面带微笑，微笑表示轻松愉快的情绪，有利于练功时的放松。口要轻轻闭合，舌应自然置放。许多功法要求舌抵上腭，是为了接通任脉。舌抵上腭应抵在上腭与牙齿的交接处，轻触即止，无抵抗之意。静功的特点是外静内动，所谓静极生动，静功练习时注意体会体内气机发动变化时带来的身体反应。按静功练习时身体姿势的不同，静功分为坐式、卧式、站式。其中站式功法练习时身体内动明显，宜产生身体轻微外动，且站式功法具有明显的生发阳气的作用，因此一般又将站式功法归类为动静相兼的功法。

（1）坐式　坐式是静功练习最常采用的姿势，采用坐式进行锻炼的静功亦称静坐、坐忘、打坐等，坐式是练习静功最常用的姿势，坐式一般采用盘坐、平坐、靠坐等。

1）盘坐　盘坐是静坐练习最适宜的姿势，练功有素者一般多采用盘坐进行静坐练习，采用盘坐也更易进入形气神合一的气功练习境界，由于佛家修炼多采用盘坐的形式，因此盘坐又常被称为坐禅。按盘坐姿势，盘坐可分为自然盘、单盘、双盘三种。盘坐的坐具一般使用专用的盘坐垫、矮方凳，或直接在床、炕上进行盘坐，也可在地面直接铺较厚的软垫进行盘坐。盘坐时可将臀部稍稍垫高一些，高度以盘坐舒适为度。盘坐时应头正颈直、口眼轻闭，松肩坠肘，含胸拔背，腰部自然伸直，基本要求同站式（见后）。双上臂自然下垂，双手分别放于大腿上，掌心向上向下均可；也可相叠平放于两腿间。待进入形神气合一的气功态后，可不必过于纠正姿势，以免影响气功状态的保持。

①自然盘：自然盘也称散盘，两腿交叉盘起，左压右或右压左均可，两足均安放于坐具上，可以分别压在对侧膝下。一般初学盘坐者，单盘或双盘较为困难，建议可由自然盘练起。

②单盘：单盘指盘坐时将一条腿盘在另一条腿上，足部置于另一条腿的大腿处，左压右或右压左均可，根据个人习惯而定。练习盘坐日久，可由自然盘过渡到单盘，练习时间以双腿不产生过度酸麻为宜。若练习时双腿过于酸麻，产生烦躁而严重影响练功入静，但仍想练习，可改为自然盘或平坐的姿势继续进行练习。

③双盘：双盘是指盘坐时先将左足或右足放在对侧大腿上，然后又将对侧小腿与足盘上来，放在左侧或右侧大腿上，两足心均向上且不接触坐具。练习单盘日久，可由单盘过渡到双盘，练习时间以双腿不产生过度酸麻为宜。部分初习盘坐者，长时间双盘不会产生不适，则可直接从双盘练起。

2）平坐　平坐是指直接平坐于坐具上，要求坐具高度应与小腿长度相差不大，坐下后大腿基本平直，两膝弯曲成接近90度。坐于椅凳上时，不要坐满，只做椅凳的前三分之一，头部、上身及腰部的姿势要求同盘坐。年老腿脚不利、腿脚较硬不利于盘坐者均可使用平坐练功即可；由于条件不便，例如盘坐器具不合适时，也可临时应用平坐进行坐式练习。

3）靠坐　靠坐是指背部轻靠在椅背、沙发或靠具之上，其余姿势均与平坐相仿，靠坐时两足可略前伸、头部可略后倾，以保持身体舒适。年老体弱、慢病体衰者，平坐较困难或不适宜长久平坐，可使用靠坐姿势进行坐式练习。

（2）卧式　卧式是静功练习中坐式的补充，采用卧式进行锻炼的静功亦称卧功、睡功等，卧式一般采用仰卧、侧卧、半卧等，卧式时枕头不可过高或过低，以舒适为度。睡前打坐完毕，平躺不能立即入睡者，可继续进行卧式静功练习，直至入睡；年老体衰或患病不能起床者，均可采用卧式进行静功练习。

1）仰卧　仰卧是卧式常用姿势。仰卧时平躺在床上，头身正直，口眼轻闭，四肢自然伸展，两腿可依据个人习惯稍稍分开，双臂自然分放在身体两侧，或双臂曲肘向内，两手叠放于下丹田位置。

2）侧卧　侧卧也是卧式常用姿势，右侧卧较好，以防压迫心脏。侧卧时口眼轻闭，头部向下微收，上身正直，两腿叠置，下腿微弯，上腿弯曲度大些，上足放于下腿上腘窝部附近，或放于床上；上方手臂自然伸展，掌心向下放于胯部以下，下方手臂曲肘向头部，手掌向上，五指轻轻并拢，放在耳边，或曲肘手掌置于肩上、腋窝下均可。

3）半卧　半卧是卧式与靠坐式的结合。是在仰卧的基础上，将上半身及头部垫高，斜靠在床上，呈半坐半卧的一种练功姿势。两腿稍分开，可自然伸直，也可将小腿抬高；两手臂姿势同仰卧式。

（3）站式　站式练功时，需按照站式基本要求站立。站式练功也是站桩功的基本姿势，在站桩功练习时，根据两手放置位置的不同，又分为三圆式、托球式、休息式等。站式练功时外静内动的身体反应最为明显，往往由于体内气机的发动而产生身体的抖动、晃动等，此属于正常身体反应，若身体晃动剧烈则需稍加控制，也可随之轻移双脚以保持身体平衡。站式练功具有明显的生发阳气的作用，体虚瘦弱之人可多练此功法。

1）站式功法基本要求　站式功法基本要求是为了在站式练功时，保持身体松弛状态，避免长久站立造成肌肉紧张与不适，影响得气。其中头身部基本要求，也适用于坐式功法练习。

①头正颈松，下颌微收　一些功法中常提到"头如悬"，即是说头顶正中好像被一根线向上牵着，这样头部自然就正直了。在做此姿势时，往往易将头部后倾，此时应注意下颌稍稍向内收些即可避免。头部后倾时，颈椎是压缩的，不能伸展，唯有下颌微收，头部正直，颈椎才能充分舒展，保持颈部松弛。

②松肩坠肘、含胸拔背　松肩是指两肩自然下垂，避免耸肩。耸肩不但使肌肉紧张，而且影响气机下沉，易使呼吸急促。耸肩在站式练功双臂抬起时比较容易发生，尤其是抬臂过高的时候。因此站式练功时，无论抱球还是托球，手臂的位置一般都要求放在膻中以下。肘部是肩臂下垂之力的一个支撑点和转折点，坠肘的操作，就是勿使这个点上移。坠肘是松肩的延续，松肩不仅是肩膀的放松，而且要顺势松到肘。整个肩臂放松了，坠肘就可以自然形成。另外，在站桩时，还要求虚腋，即双臂不要贴在两胁上，应该分开。这也是为了使肢体更加舒展和舒适，如果双臂紧夹在一起，气血的周流必然会受到影响。

含胸则可保持脊柱的生理弯曲，使身体正直，拔背是指站立时背部要挺直，但在做拔背动作时，身体往往过度后挺，这是由脊柱在腰背部的生理弯曲造成的，避免过度后挺。含胸避免脊柱过度后挺的同时还可避免腹部前突，因此含胸与收腹是同时完成的。

③伸腰沉胯，两膝微曲　伸腰是腰部要伸展开，挺直，不能塌腰。其作用主要是将腰部的脊柱伸直。伸腰时往往造成挺肚，此时也应注意微收腹。沉胯是胯部要向下坐，站式练功要求臀部如坐高凳，用意也在于此。伸腰沉胯除有利于伸开脊柱外，还使身体的重心能够落在下腹，即使是站式，也可将身体的重心下移，这就非常有利于气沉丹田。

站式时，在能够保持直立的前提下，两腿要尽量放松，两膝应微曲，五趾微微抓地。其中两膝微曲尺度往往难以把握，两膝微曲的目的是使腿部放松，因此两膝微曲以外视不觉弯曲，而内觉双膝未挺直站立为度。两脚与肩同宽，平行站立，若站立不稳，两脚分开距离可稍大，或将脚尖稍内扣。

2）三圆式　所谓三圆式，即指足圆、臂圆、手圆。两脚左右分开，与肩同宽，两足尖微向内扣，呈内八字形。两臂环抱呈半圆形，如抱一圆气球，两手与身体的距离不超过一尺，两手手指相对，相距约八、九寸，五指分开，微曲。

3）托球式、扶按式、提抱式　此三姿势均从三圆式转化而来，练功的时候可相互替换，基本要求均与三圆式基本相同。托球式站好后两臂要轻轻抬起，微向前伸，手与身体距离1尺多，两手心朝上，五指分开，不要用力，好像托着个气球。初练三圆式时如果两臂劳累，便可把双手轻轻朝上翻转，两臂微向前探，改成此式以缓解疲劳。扶按式两臂抬起前伸后，两手心朝下，五指分开，双手如扶在桌上或椅背上，或如扶按在水面上。初练抱球式两臂劳累后，亦可转换成此式以歇息。提抱式又叫浮托式，初练抱球式时，如肩臂感到疲劳，可以把双手往下移至肚脐下边，手心朝上，犹如提抱着一个气球。

2. 动功锻炼　动功锻炼分为套路动功与自发动功。套路动功是一系列连续的设定动作，练功时须按套路顺序与要求进行，站式功法是套路动功的基础，基本套路动功功法见后续章节。自发动功是练功中自然出现的随意性动作，其动作随内气的运行自然发生，既非预先设定，也不由意识支配。自发动作的操作关键在于不能失控，其动作的发生虽然不由意识支配，但其动作的终止则应可由意识控制，否则可能出现危险或偏差。由于自发动功的调控难度较大，且练习时由于环境原因存在危险，一般不适合初学者及自行练习。

动功锻炼时尤应注意，气功功法的动作与通常体育锻炼的动作在操作上有重要区别。一般体育锻炼的目的主要在于调身，对于调息与调心较少要求，更不注重形气神三位一体的关系与三调合一境界的形成，因此体育锻炼的动作往往比较机械与剧烈，强调动作对身体肌肉骨骼的锻炼作用，锻炼时可能会气喘吁吁，往往以达到身体极限为目标。气功练习则完全不同，强调形气神三位一体及三调合一境界的形成。因此动作的设置往往比较柔和，动作配合呼吸，并注意"以神驭气，以气领形"，要求练功时动作圆润舒展，松紧适度，"气到力到"，强调运用内气导引动作，忌讳动作生硬和使用拙力。因此，如果练动功后胳膊、腿的肌肉疲劳僵硬，酸麻疼痛，往往在用力方面已有所不当。

（二）对气息的锻炼和调控

对气息的锻炼和调控包括调控气息的深匀度与调控气息的呼吸形式。气定则神闲，呼吸绵绵悠长，若有若无，则极易进入形气神一体的气功境界；相反，若进入心身合一的气功境界，则呼吸必然深长细匀。但必须注意，初习调息者，过度调控呼吸可能会产生憋闷不适，因此气息调控应注意量力而行，切勿用意过度产生头晕憋闷等不适。

1. 气息深匀度调控　古人认为，练功气息有四种形态，一为风，二为喘，三为气，四为息。有声为风，无音为气，出入为息，气出不尽为喘也。《童蒙止观》一书对此进行了进一步说明，称鼻中气息出入觉有声，是为风相；息虽无声，而出入结滞不通，是为喘相；息虽无声，亦不结滞，而出入不细，是为气相；不声、不结、不粗，出入绵绵，若存若亡，资神安稳，情抱悦豫，是为息相。练功所要求的呼吸气息形态大都是最后一种，即息相。出入气息的息相用现代语言来描述就是深、长、柔、细，微弱而绵绵不绝的呼吸。

日常人们在安静状态下休息时的呼吸气息大约在风相、喘相与气相之间，呼吸气息的锻炼需要一个循序渐进的过程，在调控呼吸的过程中，可先练习听不见自己呼吸的声音，然后逐渐达到无声而不觉憋滞，最后将呼吸在此基础上调细、调匀，达到"不声、不结、不粗，出入绵绵，若存若亡，资神安稳，情抱悦豫"的状态。待调息有了一定基础之后，气息的控制过程就会慢慢由有意识变为下意识，心情平静则自然气息绵绵若存，达到形气神合一的境界。

2. 气息形式调控　气息的呼吸形式可分为常用呼吸形式和特殊呼吸形式两类。前者包括胸式呼吸、腹式呼吸、体呼吸等，常用呼吸形式是与总体气功境界直接关联的呼吸形式，各种功法普遍适用。后者是某些功法应用，为达到特定的养生或治疗目的而采用的呼吸形式，例如停闭呼吸、提肛呼吸、发音呼吸等，篇幅所限，这里主要介绍常用呼吸形式。

（1）胸式呼吸　胸式呼吸的特征是呼吸时可见胸部起伏，吸气时胸部隆起，呼气时胸部回缩。人在站立时的自然呼吸形式一般即胸式呼吸。歌唱家、运动员等由于经过了长期的锻炼，可有自然的腹式呼吸或胸腹式混合的呼吸形式。练功呼吸形式操作的第一步，即是将自然的胸式呼吸向深、长、柔、细的方向引导，其操作的准则是用意不用力。待胸中的气息出入调匀之后，就可以引导气息向下发展，从胸式呼吸逐步转为腹式呼吸。在此气息逐步下降的过程中，胸式呼吸可过渡为胸腹混合式呼吸，呼吸时可见胸部和腹部同步起伏。

（2）腹式呼吸　腹式呼吸时可见腹部起伏。依起伏方式的不同，腹式呼吸可分为顺腹式呼吸和逆腹式呼吸两种。顺腹式呼吸是吸气时腹部隆起，呼气时腹部缩回；逆腹式呼吸与此相反，吸气时腹部回缩，呼气时腹部膨出。从胸式呼吸逐渐过渡到腹式呼吸，一般都是过渡到顺腹式呼吸。待顺腹式呼吸训练日久，可练习使用逆腹式呼吸。逆腹式呼吸法可意念在呼气时引内气下行，聚于丹田。久而久之，呼气时腹部充实隆起，吸气时则放松缩回，逆腹式呼吸便自然形成了。

（3）体呼吸　体呼吸又称遍身呼吸、毫毛呼吸，正如《苏沈良方》中说，"一息自住，不出不入，或觉此息，从毛窍中八万四千云蒸雾散，无始已来。"体呼吸与胸式呼吸及腹式呼吸不同，呼吸的器官由口鼻转为全身毛窍，胸式呼吸和腹式呼吸的媒介为空气，可意念内气随呼吸而出入，体呼吸的媒介则直接为人体内气。体呼吸时意念全身毛孔慢慢展开，随身体的吸气，天地自然之气通过毛孔进入自己的身体，随身体的呼气，体内的浊气通过毛孔排出体外。体呼吸可在腹式呼吸的基础上，随着身体对内气感觉越来越明显，而逐渐过渡应用，也可在练功之初即可应用，通过体呼吸培养身体对内气的体感。

（三）对神的锻炼和调控

对神的锻炼和调控包括两层意思，其一是练功时对神的锻炼调控，既功内调神，其二是平时生活中对神的锻炼调控，既功外调神。

1.功内调神　生活中人的心神很难进入完全静定的状态，刚一闭眼，则生活中种种尽入脑海，杂念纷呈。有人比喻人的念头就像浑浊的河水一样，河水由浊变清，需要河水停止运动，也需要时间去慢慢地澄清。功内调神就是要在练功时将杂乱的念头复归平静，做到心如止水，如如不动。功内调神的方法主要包括意守、存想、入静等，不同功法尚有许多其他的方法，例如六字诀法，通过发声念字来排除杂念、诱导感受，调息法通过数息来排除杂念等，限于篇幅这里仅介绍常用的调神方法。

（1）意守　意守是指在纷呈的念头中，将意念轻轻放在某一事物上。意守首先可以斩断纷呈的念头，起到一念代万念的作用；其次，意守身体某一部位，又可起到调节身体气机的作用，例如意守丹田，可以使元气聚集于丹田部位；意守又可起到调节情绪、影响气机的作用，例如意守远山时视野辽阔，可使人心怀坦荡、气机宣畅；而意守松树给人以挺拔、肃穆的影响，使气机凝重、下沉。

意守与注意有共同之处，又有明显区别。注意是意识活动的指向与集中，其指向性使意识活动有选择地反映一定的事物，表明反映的对象和范围，其集中性使意识对被反映的对象产生明晰、深刻的认识，表明反应的程度。意守在指向性这一点上与注意相似，但在集中性上则大相径庭。气功锻炼中的意守虽然要将意识指向单一的具体事物，但不要求对所指向的事物产生明晰、深刻的认识，只要求有模糊的印象即可，因为意守的目的不在于清楚地认识对象的本质，而在于借助对象的单一性和感性特征以排除杂念和诱导感受。另外意守时的意念不可过重，意守时杂念会不时进入脑海，这属于正常现象，因为静是相对的，绝对的静是不存在的。此时不必焦虑或怀疑自己的练功状态，只需把意念拉回意守的事物即可，这就是所谓的似守非守。另外在功法练习时，意守与存想、入静之间可以相互转换，意守过程中，意识可能自动进入存想或入静的状态，此时跟随即可，不必强行将意念拉回意守的调神状态，即所谓的道法自然。

（2）存想　存想亦称观想，是对存在或不存在事物应用意念进行操作，起到排除杂念、调节意境、诱发感受的作用。存想与意守的区别一个在守一个在想，意守是将意念放在某一事物即可，而存想则需要对指向事物进行有意的想象、加工。例如体呼吸时观想全身毛孔张开，天地自然清气通过毛孔进入身体，既是应用了存想的意念操作；《诸病源候论》所载的医家气功，介绍了存想五脏光色以治病的技巧。在六字诀练习中，在体会不同声波振动不同脏腑的同时，也可存想脏腑被对应光团包围，以加强对脏腑的治疗作用。存想与意守均具有排除杂念，以一念代万念的作用，但存想在诱导感受方面远远超过意守。由于不受实有事物的局限，存想对象的设计和选择能够更加充分地考虑到诱导特定感受的需要，从而增进了诱导感受的针对性，也提高了诱导的强度。存想时有意念的主动操作，因此存想诱导感受的能力也远大于意守。此外，当存想的对象是存想者所崇敬的事物时，则可使练功者心神安定，这又会大大加速诱导感觉的过程，加深诱导感觉的强度，从而更快地进入气功境界。

（3）入静　入静是逐渐消除一切思维活动的心理过程。应注意消除思维活动并不等于消除意识活动，意识活动中除思维活动外尚有其他内容。入静是气功练习所追求的调神状态，入静后形气神不受外界干扰，和谐统一，此时对身体的自动调节作用最强。对于气功初学者，入静一词难于理解，这里可以用睡眠状态来比较，睡眠状态时对外界的环境完全不知，但此时意识并不是完全空白，睡眠态下的脑电波动也说明大脑仍会工作，但处于相对安静状态。入静后身体对外界的刺激会变得迟钝，甚至可能听不到外界的响动，即所谓的神不外扰，但与睡眠不同的是，此时意识仍然清晰，所谓的一点灵光就是指入静后意识的清晰。意识活动也仍然存在，意识会如同人的梦境模糊而清晰。待进入入定状态后，则脑电波波动进一步减小，如同人的深睡眠一样，但意识始终是清醒的。

2. 功外练神　有些人在安静、舒适的环境练功容易入静，很快进入练功状态，但一旦环境改变，则很难进入状态。《脉望·卷六》提出"静处练气，闹处练神"，即是指在安静、舒适的环境，心神易于平静，此时容易进入形气神合一的气功境界，适宜于练功培育元气；而在嘈杂的环境练功，心神容易受扰，此时练功的主要目的在于锻炼自己的心神，使之不易受外界干扰。还有些人在练功时能够保持心神安宁，但在生活中稍遇困扰、挫折与不平则很容易生气动怒、沮丧哀怨，影响体内气机运行，从而影响身体健康。他山之石，可以攻玉，只有处理好生活中的杂事，练功时才不容易产生杂念，很快进入状态。功外练神主要包括老师指导、知识学习与生活中调神三个方面。

（1）老师指导　气功是形气神三位一体的形神锻炼技术，调神是该技术的核心，任何技术的学习都需要老师的指导，气功调神更是如此。人的心理变化十分微妙复杂，不同的人练功时心神的变化千差万别，所谓"当局者迷、旁观者清"，往往最难认识的正是自己，一个人认识自己的缺点并主动从自己的心理误区中走出是非常困难的，这就需要老师的指导。古代气功修炼强调师父的临炉指点，也是这个道理，而且师父练功到达一定境界，在气功调神中必有许多宝贵的心得体会，通过老师指导可以使学习者少走很多弯路。这就需要气功学习者要充分信任教功老师，敞开心扉，交流自己在练功中的困惑、体会，写练功日记并定期发给指导老师也是心理交流的一种有效方式。

（2）知识学习　气功调神是一门技术，更是一门学问，在系统学习的过程中提高自己的认识高度，对气功调神具有事半功倍的作用，主要涉及学科包括东西方心理学、古典与现代哲学以及诸多古代修炼著作。气功调神主要在于调节练功者的心理变化，因此东西方心理学是气功调神需要掌握的基本知识储备。哲学可以提高人的认识高度，提高对世界认识的水平，哲学著作充满了人生的哲理与智慧，只有提高对世界的认识水平，才能真正做到内心平稳淡定，处事不惊。无论中国古典的老庄哲学、诸子百家，还是西方的诸多哲学著作都可以为气功调神带来极大的帮助。历代气功修习者在气功练习中积累了宝贵的经验，多读经典的气功修习著作，对于气功调神同样非常重要。

（3）生活中调神　读万卷书，行万里路。任何知识都不能代替实践，调神更是如此。每个人在成长的过程中，逐渐变得成熟稳重，生活的磨难和挫折最能锻炼自己一颗坚定的心。因此气功练神就不能因追求神静而一味避世脱俗，使自己的心灵变得脆弱，而应该有一种积极向上的心态，遇事迎难而上，在困难面前历练自己的一颗如如不动之心。生活中的心理变化最为丰富精彩，每个人每天都会遇到各种各样的问题，产生各种积极与消极的情绪，在不良情绪产生时，积极反省自己，通过与他人沟通、学习来认识到自己的不足，调节自己的心态，这是任何学习也不能替代的，因此气功调神要注意在生活中检查、调节自己的心态，通过生活历练自己的心神。

第五章

初级拳与太极拳、剑

扫一扫，查阅本章数字资源，含PPT、音视频、图片等

　　长拳、太极拳、太极剑是中华传统健身保健的方法，功法种类繁多，内容丰富，历来深受广大群众喜爱。中国拳术除了闻名遐迩的少林功夫、武当功夫、峨眉功夫外，还有以静制动的内家拳、广为流传的太极拳、形神兼备的形意拳等。太极拳常见的流派有陈式、杨式、武式、吴式、孙式、和式等派别，各派既有传承关系，相互借鉴，也各有自己的特点。太极剑是属于太极拳门派中的剑术，具有太极拳和剑术两者的风格特点。本章选取易学易练，运动量适中，功能健体强身，养生延年的初级长拳、二十四式简化太极拳、四十二式太极拳、三十二式太极剑、四十二式太极剑给予介绍。

第一节　初级长拳第三路

　　长拳是中国众多拳派中的一种，包括查拳、花拳、炮锤、红拳等拳种。1957年中华人民共和国体育运动委员会综合群众中流传广泛的查、华、炮、洪、弹腿、少林等拳种，整理创编了初级长拳第三路，并将长拳的手型、手法、步型、步法、腿法、平衡、跳跃等基本动作规范化。除预备式和结束动作外，整套拳法分为四段，来回练习四趟，每段八个动作，合计三十六个动作。套路内容充实，包括拳、掌、勾三种手型，弓、马、仆、虚、歇五种步型，冲、劈、抡、砸、栽等拳法，推、挑、穿、摆、亮等掌法，盘、顶等肘法，弹、踹、踢、拍等腿法，以及跳跃和平衡等动作。套路布局和路线变化前后呼应，左右兼顾，均匀合理，由简而繁，从易到难，有利于循序渐进地进行练习。整套拳法动作舒展，关节活动范围较大，对肌肉和韧带的柔韧性、弹性都有较高要求，适合青少年练习。同时，由于动作练习过程中大肌肉群的参与度较高，肌肉活动量大且迅速，耗氧量较高，故对改善心肺功能也有良好作用。

一、拳法特点

（一）姿势舒展，动作灵活

　　该拳法出手或出腿时以放长击远为主，动作舒长伸展、筋顺骨直，出拳时有时还配合拧腰顺肩来加长击打点，以发挥"长一寸强一寸"的优势。动作组合较多，灵活多变，在演练中，动与静、重与轻、快与慢、起与伏、长与短等多种矛盾的对比鲜明突出，节奏性强。手法方面须"拳如流星"，迅疾、敏捷、有力；眼法方面须"眼似电"，明快、锐利、坚定；身法方面须"腰如蛇行"，柔韧、灵活、自如。

（二）刚柔相济，节奏鲜明

一个套路由几十个动作组成，形成不同的运动节奏，体现为动与静、重与轻、快与慢、起与伏、长与短的变化。具体来说，动静之变，须做到"动迅静定"，动则疾风般地迅速，静若山岳似的稳定；重轻之变，即"重如铁""轻如叶"，表现为震脚、砸拳、踏步等动作须力沉千钧，而弧形步、跃步前穿则要轻灵，若风飘柳絮；快慢之变也体现了一定的节奏变化，不能一快到底，为表现身法和动作的韵律，常出现以慢带快或快而后慢再更快的生动节奏；起伏之变，则指动作的空间运动须体现节奏变化，高的动作要挺拔，有顶天立地的气概，低的动作要沉得下去，有鱼翔浅底的本领；长短之变，以句型为喻，武术中的"长句"为挂串动作，即连续完成多个动作，"短句"为顿挫动作，有时做一二个动作即停，长短相参，使节奏更加鲜明。

（三）精神饱满，用力顺达

"精、气、神"是练习初级长拳的基本要求，主要指精神、意念和气势。练套路时，首先，要精神饱满，思想集中，严肃认真，充满信心，要有假设性的攻防含义和击打形象，表现出勇敢、机智、无所畏惧的气概。其次，在每个动作中，要注意手与眼的严谨配合，通过眼睛的传神会意来表现动作的攻防变化。既要"眼随手动，步随身行"，在攻防、架挡、进击、恪守等动作中，眼神都须在贯注中紧密配合，左右兼顾，传神会意；又要"眼到手到，步到身到"，当动作戛然而止时，眼睛全神贯注，静中含动。如此，通过传神会意来体现人的精神面貌，使动作之间有机地联系起来，做到形断气不断，势停意不停。

发力首先要做到用力顺达，讲究发力顺序。武术中有"三节""六合"的要求，手和脚为梢节，肘和膝为中节，肩和胯为根节，这六个部位在运动中和谐，称为"六合"。一般来说，上肢发力应是"梢节起，中节随，根节催"；下肢则是"起于根，顺于中，达于梢"；牵涉到上下肢的动作，则是"起于腿，发于腰，传于肩，顺于肘，达于手"，使腿、膝、胯的力量，以腰力做媒介，以送肩、顺肘而达于拳面，使上、中、下三节都贯通起来。除发力有序外，还应注重发劲的刚柔变化，肌肉的松紧得当。通常动作开始时要放松，而后逐渐加速，力达末端时达到最高速，这种劲力既迅速敏捷，又有弹性。

二、练习要领

（一）姿势

长拳套路由许多动作有机地衔接组成，无论是动态还是静态，都要求头正、颈直、沉肩、挺胸、直腰、敛臀，上肢舒展、挺拔，下肢稳定、匀称。

（二）动作

动作要有头有尾，过程清楚，身体各部位高度协调、圆满、完整，各种拳法、掌法、步法、身法的变化须起止点明确、路线清晰、力点准确、攻防有序。

（三）身法

在活动时，应"灵活自如，体随势变"，躯干活动应和吞、吐、闪、展、冲、撞、挤、靠等攻防变化紧密结合起来，且根据不同的动作采取不同的身法并与手、眼、步、腿各部位协调配合，而由活动性动作转入静止性动作时，应挺胸、直背、塌腰、收腹、敛臀。

（四）眼法

眼法是表现动作意向和传神的关键。在每个动作中，要注意手与眼的严谨配合，要做到手眼相随，手到眼到，通过眼神把一招一式的内在意识充分表达出来，使动作之间有机联系起来，做到形断气不断，势停意不停。

（五）精神

精神饱满指的是精神充沛、气宇轩昂，像雷霆万钧，像江河怒潮，这样拳势才能雄健威武。练习过程中应全神贯注，将鼓荡之气贯注在动静的运动之中，表现出勇敢、机敏、无所畏惧的气概。

（六）发力

发力需有刚有柔，刚而不僵，柔而不松，刚柔相济，发劲时有爆发力。要以意识支配动作发力，并以气息配合，做到内外合一。练习时，要做到劲力顺达，可从"三节""六合"着手。三节，以上肢来说，手是梢节，肘是中节，肩是根节。以下肢来说，脚是梢节，膝是中节，胯是根节。六合，是手、肘、肩、脚、膝、胯等六个部位的配合。掌握好"三节""六合"运用顺力，动作才会豁达。

（七）呼吸

动作与呼吸的配合讲究提、托、聚、沉四法。动作由低到高或跳跃时用提法（吸气，提高重心），静止性动作用托法（短暂地停止呼吸，稳定重心），刚劲性动作用聚法（呼气过程），由高到低的动作用沉法（呼气后短暂停吸，下降重心）。这些呼吸随动作变化，运用时要在自然呼吸的基础上，慢慢体会，在反复实践中逐步掌握。

三、拳法操作

预备势

两脚并步站立，两臂垂于身体两侧，五指并拢贴靠两腿外侧，眼向前平视。（图 5-1-1）

要点：头要端正，下颏微收，挺胸，塌腰，收腹。

1. 虚步亮掌

（1）右脚向右后方撤步成左弓步。右掌向右、向上、向前划弧，掌心向上；左臂屈肘，左掌提至腰侧，掌心向上。目视右掌。（图 5-1-2）

（2）右腿微屈，重心后移。左掌经胸前从右臂向前穿出伸直；右臂屈肘，右掌收至腰侧，掌心向上。目视左掌。（图 5-1-3）

（3）重心继续后移，左脚稍向右移，脚尖点地，成左虚步，左臂内旋向左、向后划弧成勾手，勾尖向上；右手继续向后向右、向前上划弧，屈肘抖腕，在头前上方成亮掌（即横掌），掌心向前，掌指向左。目视左方。（图 5-1-4）

要点：三个动作必须连贯。成虚步时，重心落于右腿上，右大腿与地面平行。左腿微屈，脚尖点地。

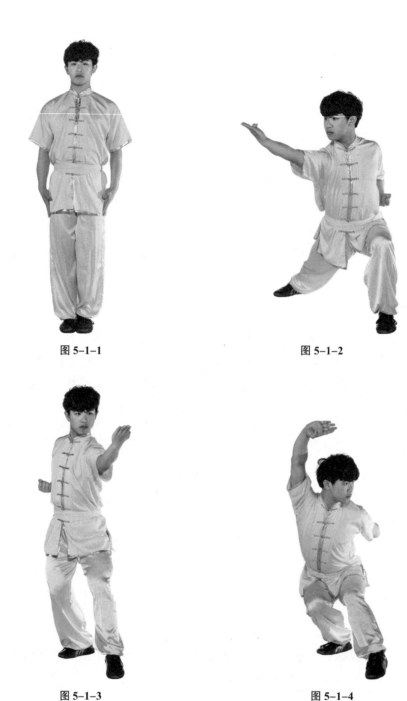

图 5-1-1   图 5-1-2

图 5-1-3   图 5-1-4

2. 并步对拳

（1）右腿蹬直，左腿提膝，脚尖里扣，上脚姿势不变（图 5-1-5）。

（2）左脚向前落步，重心前移。左臂屈肘，左勾手变掌经左肋前伸；右臂外旋向前下落于左掌右侧，两掌同高，掌心均向上（图 5-1-6）。

（3）右脚向前上一步，两臂下垂后摆（图 5-1-7）。

（4）左脚向右脚并步，两臂向外向上经胸前屈肘下按，两掌变拳，拳心向下，停于小腹前。目视左侧（图 5-1-8）。

要点：并步后挺胸、塌腰。对拳、并步、转头要同时完成。

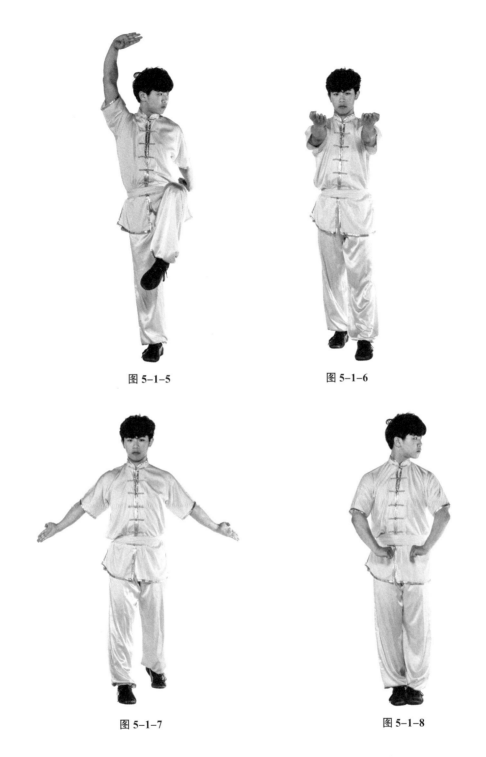

图 5-1-5   图 5-1-6

图 5-1-7   图 5-1-8

第一段

3. 弓步冲拳

（1）左脚向左上一步，脚尖向斜前方；右腿微屈，成半马步。左臂向上向左格打，拳眼向后，拳与肩同高；右拳收至腰侧，拳心向上。目视左拳。（图 5-1-9）

（2）右腿蹬直成左弓步。左拳收至腰侧，拳心向上；右拳向前冲出，高与肩平，拳眼向上。目视右拳。（图 5-1-10）

要点：成弓步时，右腿充分蹬直，脚跟不要离地。冲拳时，尽量转腰顺肩。

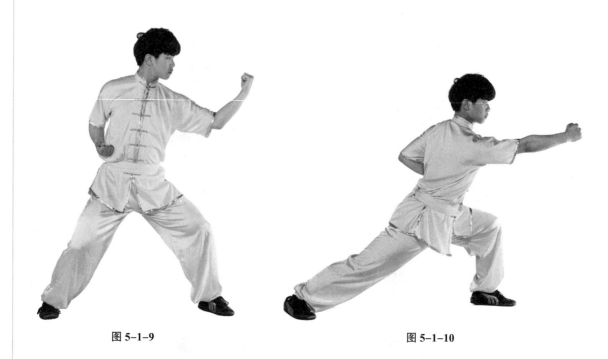

图 5-1-9   图 5-1-10

4. 弹腿冲拳

重心前移至左腿，右腿屈膝提起，脚面绷直，猛力向前弹出伸直，高与腰平。右拳收至腰侧；左拳向前冲击。目视前方（图 5-1-11）。

要点：支撑腿可微屈，弹出的腿要用爆发力，力点达于脚尖。

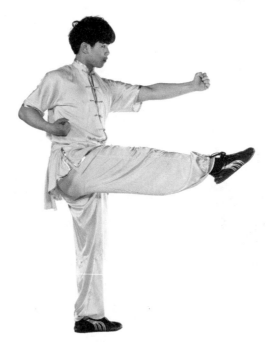

图 5-1-11

5. 马步冲拳

右脚向前落步，脚尖里扣，上体左转。左拳收至腰侧，两腿下蹲成马步；右拳向前冲出。目视右拳。（图 5-1-12）（图 5-1-12 正）

要点：成马步时，大腿要平，两脚平行，脚跟外蹬，挺胸，塌腰。

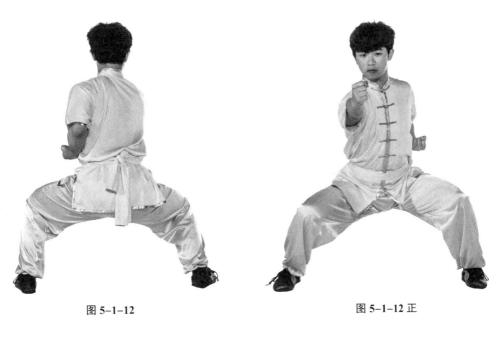

图 5-1-12　　　　　　　　　　　图 5-1-12 正

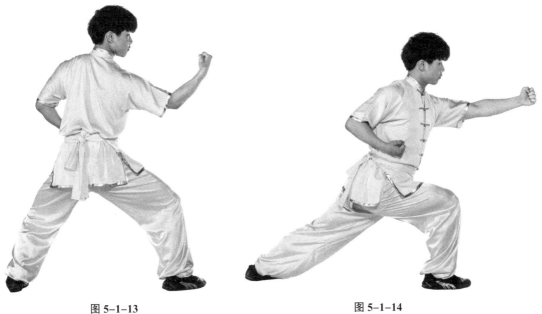

图 5-1-13　　　　　　　　　　图 5-1-14

6. 弓步冲拳

（1）上体右转 90°，右脚尖外撇向斜前方，成半马步。右臂屈肘向右格打，拳眼向后。目视右拳。（图 5-1-13）

（2）左腿蹬直成右弓步。右拳收至腰侧；左拳向前冲出。目视左拳。（图 5-1-14）

要点：成弓步时，左腿充分蹬直，脚跟不要离地。冲拳时，尽量转腰顺肩。

7. 弹腿冲拳

重心前移至右腿，左腿屈膝提起，脚面绷直，猛力向前弹出伸直，高与腰平。左拳收至腰侧，右拳向前冲出。目视前方。（图 5-1-15）

要点：与本节的弹腿冲拳相同。

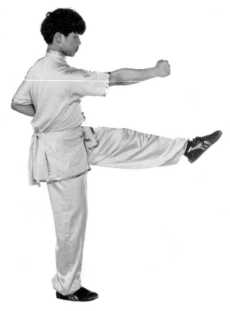

图 5-1-15

8. 大跃步前穿

（1）左腿屈膝。右拳变掌内旋，以手背向下挂至左膝外侧，上体前倾。目视右手。（图 8-1-16）

（2）左脚向前落步，两腿微屈。右掌继续向后挂，左拳变掌，向后向下伸直。目视右掌。（图 5-1-17）

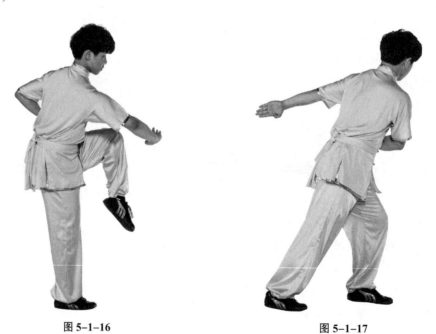

图 5-1-16　　　　　　　　　　　图 5-1-17

（3）右腿屈膝向前提起，左腿立即猛力蹬地向前跃出。两掌向前向上划弧摆起。目视右掌。（图 5-1-18）

（4）右腿落地全蹲，左腿随即落地向前铲出成仆步。右掌变拳抱于腰侧，左掌由上向右向下划弧成立掌，停于右胸前。目视左脚。（图 5-1-19）

要点：跃步要远，落地要轻，落地后立即接做下一个动作。

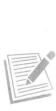

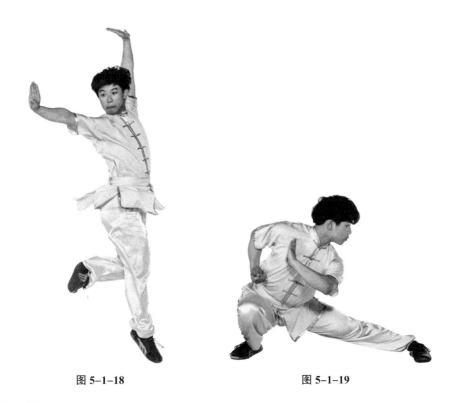

图 5-1-18 图 5-1-19

9. 弓步击掌

右腿猛力蹬直成左弓步。左掌经左脚面向后划弧至身后成勾手，左臂伸直，勾尖向上；右拳由腰侧变掌向前推出，掌指向上，掌外侧向前，目视右掌。（图 5-1-20）

要点：右腿蹬直，挺胸，塌腰。

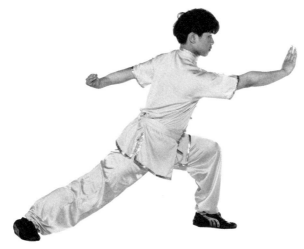

图 5-1-20

10. 马步架掌

（1）右臂向左侧平摆，稍屈肘；同时左勾手变掌由后经左腰侧从右臂内向前上穿出，掌心均朝上。目视左手。（图 5-1-21）

（2）重心移至两腿中间，左脚脚尖里扣成马步，上体右转。右掌立于左胸前；左臂向左上屈肘抖腕亮掌于头部左上方，掌心向前。目视右侧。（图 5-1-22）

要点：马步同前。

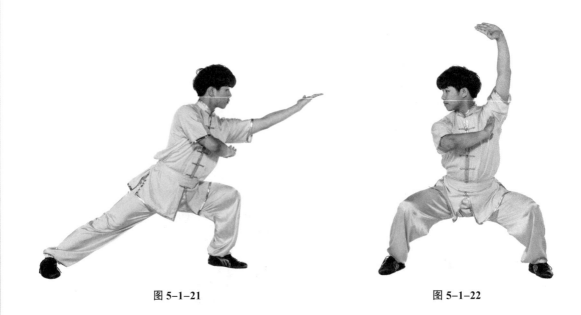

图 5-1-21　　　　　　　　　　　　　　图 5-1-22

第二段

11. 虚步栽拳

（1）右脚蹬地，屈膝提起；左腿伸直，以前脚掌为轴向左后转体 180°。右掌由左胸前向下经右腿外侧向后划弧；左臂随体转动并外旋，使掌心朝上。目视右手。（图 5-1-23）

（2）右脚向右落地，重心移至右腿上，下蹲成左虚步。左掌变拳下落于左膝上，拳眼向里，拳心向后；右勾手变拳，屈肘向上架于头右上方，拳向心前。目视左方。（图 5-1-24）

要点：动作连贯。

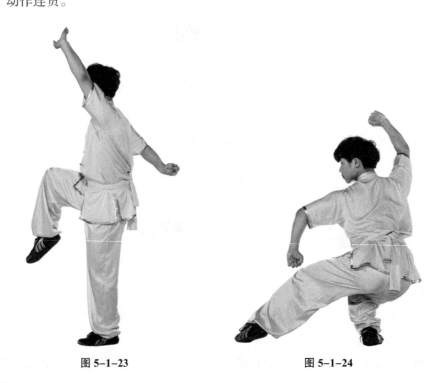

图 5-1-23　　　　　　　　　　　　　　图 5-1-24

12. 提膝穿掌

（1）右腿稍伸直。右拳变掌收至腰侧、掌心向上；左拳变掌由下向左向上划弧盖压于头上

方，掌心向前。（图 5-1-25）

（2）右腿蹬直，左腿屈膝提起，脚尖内扣。右掌从腰侧经左臂内向右前上方穿出，掌心向上；左掌收至右胸前成立掌。目视右掌。（图 5-1-26）

要点：支撑腿与右臂主充分伸直。

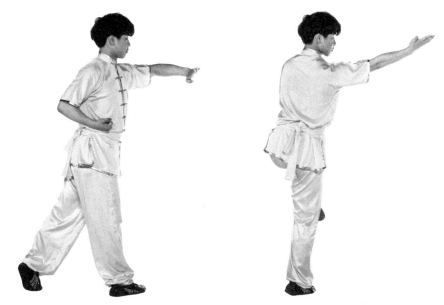

图 5-1-25　　　　　　　　　　　　　　　　　图 5-1-26

13. 仆步穿掌

右腿全蹲，左腿向左后方铲出成左仆步。右臂不动，左掌由右胸前向下经左腿内侧，向左脚面穿出。目随左掌转视。（图 5-1-27）

要点：右腿屈膝全蹲，膝部与脚尖外展；左腿伸直平仆，接近地面；两脚全脚着地。

14. 虚步挑掌

（1）右腿蹬直，重心前移至左腿，成左弓步。右掌稍下降，左掌随重心前移向前挑起。（图 5-1-28）

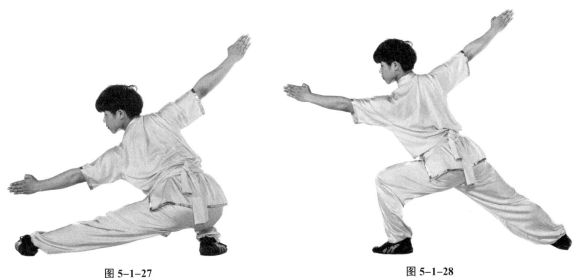

图 5-1-27　　　　　　　　　　　　　　　　　图 5-1-28

（2）右腿向左前方上步，左脚半蹲，成右虚步。身体随上步左转 180°。在右脚上步的同时，

左掌由前向上向后划弧成立掌，右掌向后由下向前上挑起成立掌，指尖与眼平。目视右掌。（图5-1-29）

要点：上步要快，虚步要稳。

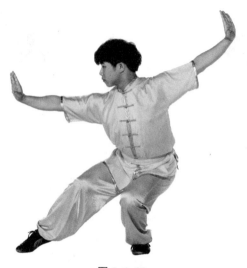

图 5-1-29

15. 马步击掌

（1）右脚落实，脚尖外撇，重心稍升高并右移，左掌变拳收至腰侧；右掌俯掌向外搂手。（图5-1-30）

（2）左脚向前上一步，以右脚为轴向右后转体180°，两腿下蹲成马步。左掌从右臂上成立掌向左侧击出；右掌变拳收至腰侧。目视左掌。（图5-1-31）

要点：左手做搂手时，先使臂稍内旋、腕伸直，手掌向下向外转，接着臂外旋，掌心经下向上翻转，同时抓握成拳。收拳和击掌动作要同时进行。

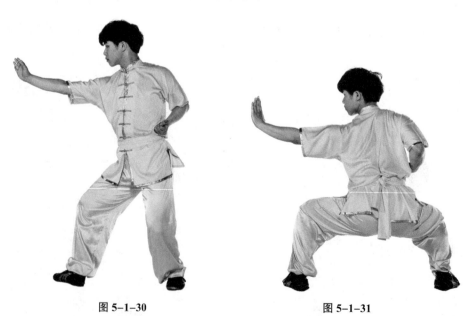

图 5-1-30　　　　　　　　　　图 5-1-31

16. 叉步双摆掌

（1）重心稍右移，同时两掌向下向右摆，掌指均向上。目视右掌。（图5-1-32）

（2）右脚向左脚后插步，前脚掌着地。两臂继续由右向上向左摆，停于身体左侧，均成立掌，右掌停于左肘窝处。目随双掌转视。（图5-1-33）

要点：两臂要划立圆，幅度要大，摆掌与后插步配合一致。

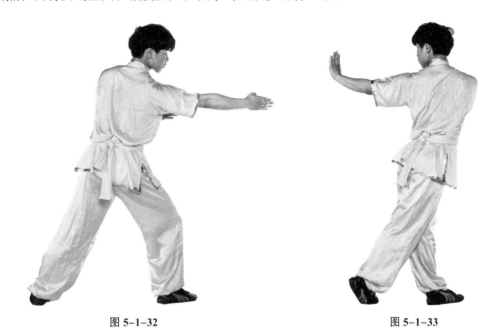

图 5-1-32　　　　　　　　　　　　图 5-1-33

17. 弓步击掌

两腿不动。左掌收至腰侧，掌心向上；右掌向上向右划弧，掌心向下。左腿后撤一步，成右弓步。右掌向下向后伸直摆动，成勾手，勾尖向上；左掌成立掌向前推出。目视左掌。（图5-1-34）

要点：左腿蹬直，出掌时尽量转腰顺肩。

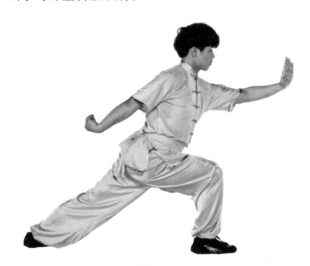

图 5-1-34

18. 转身踢腿马步盘肘

（1）两脚以前脚掌为轴向左后转体180°。在转体的同时，左臂向上向前划半立圆，右臂向下向后划半圆。（图5-1-35）

（2）上动不停，两脚不动，右臂由后向上向前划半立圆，左臂由前向下向后划半立圆（图5-1-36）。

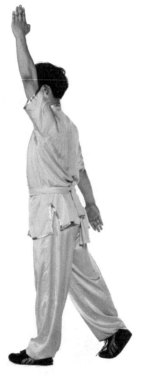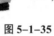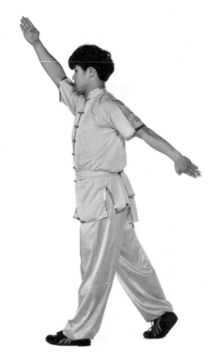

图 5-1-35　　　　　　　　　　　　　　图 5-1-36

（3）上动不停，右臂向下成反臂勾手，勾尖向上；左臂向上成亮掌，掌心向前上方。右腿伸直，脚尖勾起，向额前踢。（图 5-1-37）

（4）右脚向前落地，脚尖里扣。右手不动，左臂屈肘下落至胸前，左掌心向下。目视左掌。（图 5-1-38）

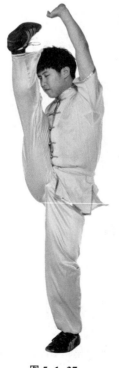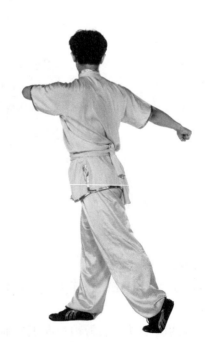

图 5-1-37　　　　　　　　　　　　　　图 5-1-38

（5）上体左转90°，两腿下蹲成马步。同时左掌向前向左平捋变拳收至腰侧，右勾手变拳，右臂伸直，由体后向右向前平摆，至体前时屈肘，肘尖向前，高与肩平，拳心向下。目视肘尖。（图5-1-39）

要点：两臂抡动时要划立圆，动作连贯。盘肘时要快速有力，右肩前顺。

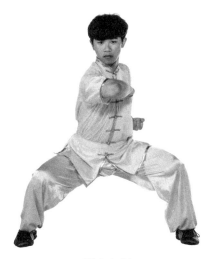

图 5-1-39

第三段

19. 歇步抡砸拳

（1）重心升高，右脚尖逐渐外撇。右臂向胸前向上向右抡直；左拳向下向左，使臂抡直。目视右拳。（图5-1-40）

（2）上动不停，两脚以前脚掌为轴，向右后转体180°。右臂向下向后抡摆，左臂向上向前随身体转动。（图5-1-41）

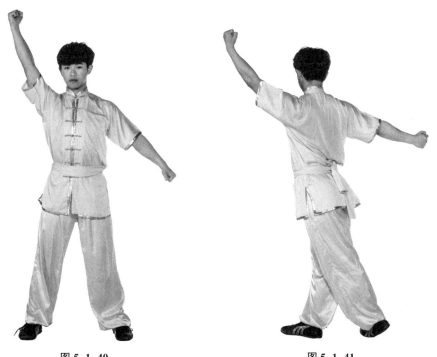

图 5-1-40　　　　　　　　　　图 5-1-41

（3）紧接上动，两腿全蹲成歇步。左臂随身体下蹲向下平砸，拳心向上，臂部微屈；左臂伸直向上举起。目视左拳。（图5-1-42）

要点：抡臂动作要连贯完成，划成立圆。歇步要两腿交叉全蹲，左腿大、小腿靠紧，臀部贴于左小腿外侧，膝关节在右小腿外侧，脚跟提起；右脚尖外撇，全脚着地。

20. 仆步亮掌

（1）左脚由右腿后抽出前上一步，左腿蹬下，右腿半蹲，成右弓步。上体微向右转。左掌收至腰侧，右掌变掌向下经胸前向左横击掌。目视右掌。（图5-1-43）

（2）右脚蹬地屈膝提起，上体右转。左拳变掌从右掌上向前穿出，掌心向上；右掌平收至左肘下。（图5-1-44）

（3）右脚向右落步，屈膝全蹲，左腿伸直，成仆步。左掌向下向后划弧成勾手，勾尖向上；右掌向右向上划弧微屈，抖腕成亮掌，掌心向前。头随右手转动，至亮掌时，目视左方。（图5-1-45）

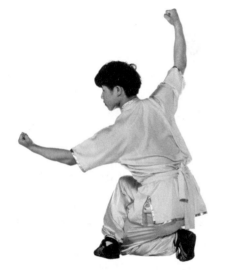
图 5-1-42

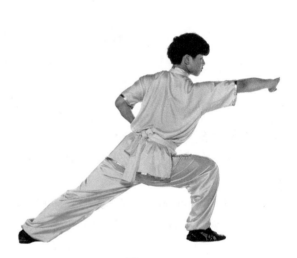
图 5-1-43

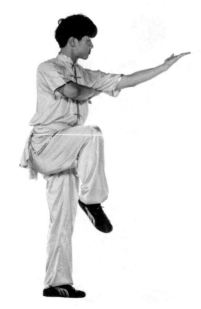
图 5-1-44

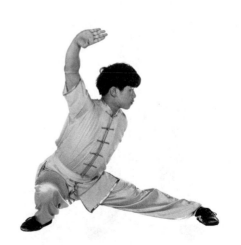
图 5-1-45

　　要点：仆步时，左腿充分伸直，脚尖里扣，右腿全蹲，两脚脚掌全部着地。上体挺胸塌腰，稍左转。

21. 弓步劈掌

　　（1）右腿蹬地立起，左腿收回并向左前方上步。右掌变拳收至腰侧，左勾手变掌由下向前上经胸前向左做搂手。（图5-1-46）

　　（2）右腿经左腿前方向左绕上一步，左腿蹬直成右弓步。左手向左平搂后再向前挥摆，虎口朝前。（图5-1-47）

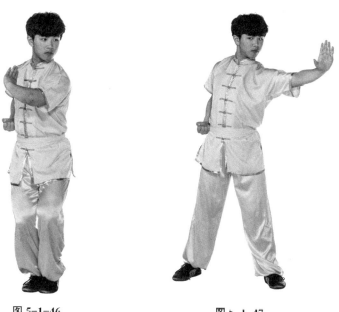

图 5-1-46　　　　　　　　　　　　　图 5-1-47

　　（3）在左手平搂的同时，右拳向后平摆，然后再向前向上做抡劈拳，拳高与耳平，拳心向上，左掌外旋接扶右前臂。目视右拳。（图5-1-48）

　　要点：左右脚上步稍带弧形。

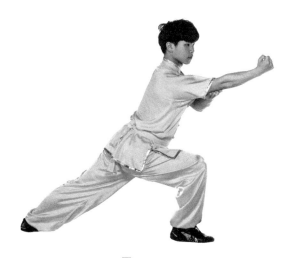

图 5-1-48

22. 换跳步弓步冲拳

　　（1）重心后移，右脚稍向后移动。右拳变掌臂内旋以掌背向下划弧挂至右膝内侧；左掌背贴

靠右肘外侧，掌指向前。目视右掌。（图 5-1-49）

（2）右腿自然上抬，上体稍向左扭转。右掌挂至体左侧，左掌伸向右腋下。目随右掌转视。（图 5-1-50）

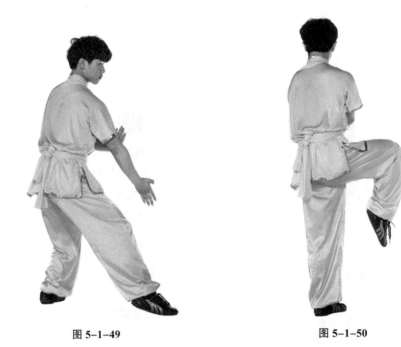

图 5-1-49　　　　　　　　　　　图 5-1-50

（3）右脚以全脚掌用力向下震踩，与此同时，左脚急速离地抬起。右手由左向上向前捞盖而后变拳收至腰侧；左掌伸直向下、向上、向前屈肘下按，掌心向下。上体右转，目视左掌。（图 5-1-51）

（4）左脚向前落步，右腿蹬直成左弓步。右掌向前冲出，拳高与肩平；左掌藏于右腋下，掌背贴靠腋窝。目视右拳。（图 5-1-52）

要点：换跳步动作要连贯、协调。震脚时腿要弯屈，全脚掌着地，左脚离地不要高。

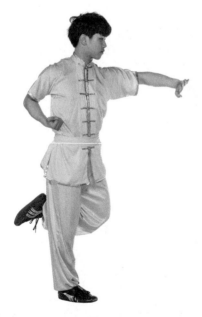

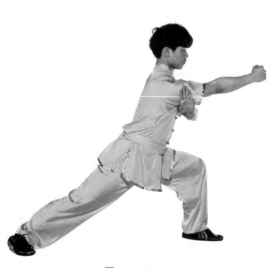

图 5-1-51　　　　　　　　　　　图 5-1-52

23. 马步冲拳

上体右转90°，重心移至两腿中间，成马步。右拳收至腰侧，左掌变拳向左冲出，拳眼向上。目视左拳。（图5-1-53）

要点：顺势而为，力达左拳。

24. 弓步下冲拳

右腿蹬直，左腿弯屈，上体稍向左转，成左弓步。左拳变掌向下经体前向上架于头左上方，掌心向上，右掌自腰侧向左前斜下方冲出。目视右拳。（图5-1-54）

要点：左臂体前画弧，右拳腰间冲出。

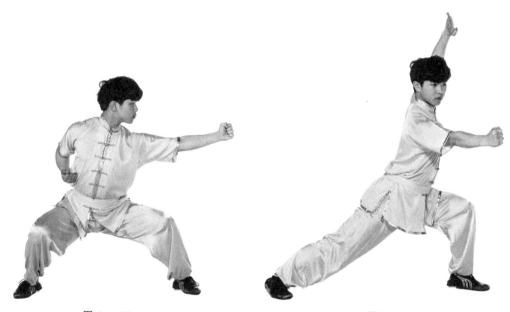

图5-1-53   图5-1-54

25. 叉步亮掌侧踹腿

（1）上体稍右转。左掌由头上下落于右手腕上，右拳变掌，两手交叉成十字。目视双手。（图5-1-55）

（2）右脚蹬地并向左腿后插步，以前脚掌着地。左掌由体前向下向后划弧成勾手，勾尖向上；右掌由前向右向上划弧抖腕亮掌，掌心向前。目视左侧。重心移至右腿，左腿屈膝提起，向左上方猛力踹出。上肢姿势不变，目视左侧。（图5-1-56）

要点：插步时上体稍向左倾斜，腿、臂的动作要一致。侧踹高度不能低于腰，大腿内旋，着力点在脚跟。

26. 虚步挑拳

（1）左脚在左侧落地。右掌变拳稍后移，左勾手变拳由体后向左上挑，拳眼向上。（图5-1-57）

（2）上体左转180°，微含胸前俯。左拳继续向前向上划弧上挑，右拳向下向前划弧挂至右膝外侧，同时右膝提起。目视右拳。右脚向左前方上步，脚尖点地，重心落于左脚，左腿下蹲成右虚步。左拳向后划弧收至腰侧，拳心向上；右拳向前屈臂挑出，拳眼斜向上，拳与肩同高。目视右拳。（图5-1-58）

要点：上步连贯，虚步要稳。

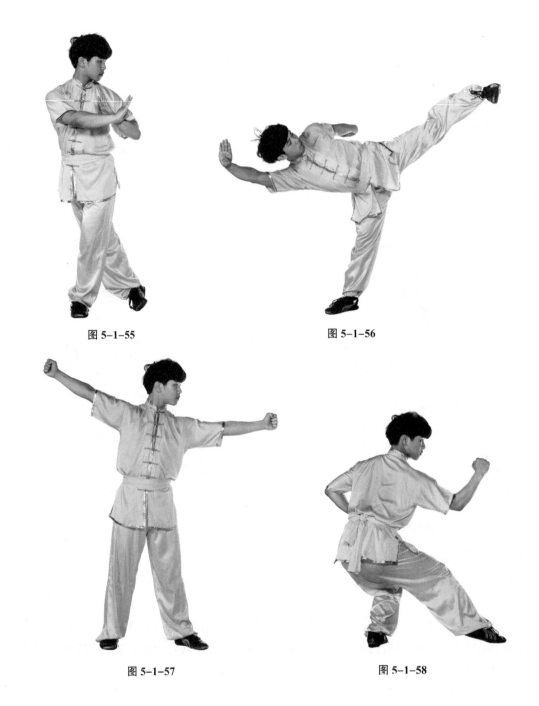

图 5-1-55

图 5-1-56

图 5-1-57

图 5-1-58

第四段

27. 弓步顶肘

（1）重心升高，右脚踏实。右臂内旋向下直臂划弧以拳背下挂至右膝内侧。目视前下方。（图 5-1-59）

（2）左腿蹬直，右腿屈膝上抬。左拳变掌，右拳不变，两臂向前向上划弧摆起。目随右拳转视。左腿蹬地起跳，身体腾空，两臂继续划弧至头上方。（图 5-1-60）

（3）右脚先落后，右腿屈膝，左脚向前落步，以前脚掌着地。同时两臂向右向下屈肘停于右胸前，右拳变掌，左掌变拳。右掌心贴靠左拳面。（图 5-1-61）

（4）左脚向左上一步，左腿屈膝，右腿蹬直成左弓步。右掌推左拳，以左肘尖向左顶出，高

与肩平。目视前方。（图 5-1-62）

要点：交换步时不要过高，但要快。两臂抢摆时要成圆弧。

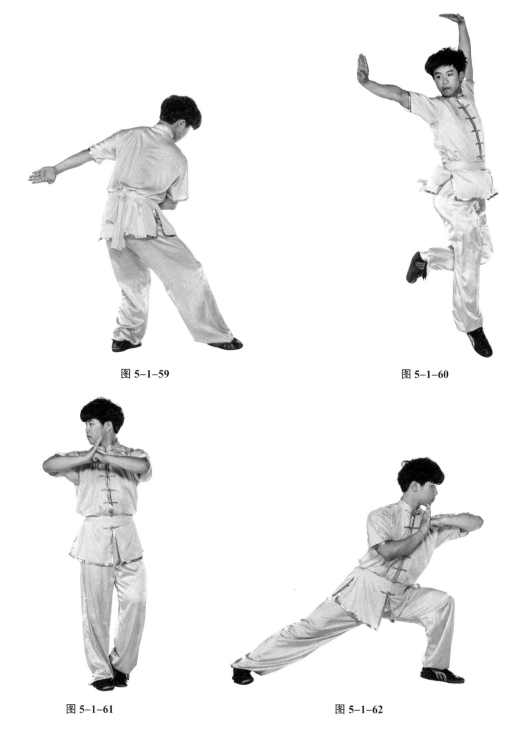

图 5-1-59　　　　　　　　　　　　　图 5-1-60

图 5-1-61　　　　　　　　　　　　　图 5-1-62

28. 转身左拍脚

（1）以两脚前脚掌为轴向右后转体 180°。随着转体，右臂向上、向右下划弧抢摆，同时左拳变掌向下向后向前上抢摆。（图 5-1-63）

（2）左腿伸直向前上踢起，脚面绷平。左掌变拳收至腰侧，右掌由体后向上向前拍击左脚面。（图 5-1-64）

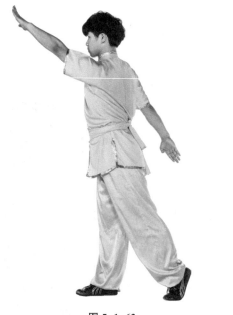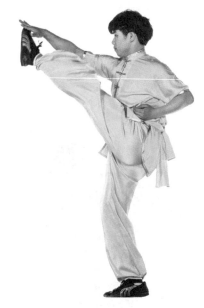

图 5-1-63　　　　　　　　　图 5-1-64

要点：右掌拍脚时手掌稍横过来，拍脚要准而响亮。

29. 右拍脚

（1）左脚向前落地，左拳变掌向下向后摆，右掌变拳收至腰侧。（图 5-1-65）

（2）右腿伸直向前上踢起，脚面绷平。左拳变掌由后向上向前拍击右脚面。（图 5-1-66）

要点：与本节的转身左拍脚相同。

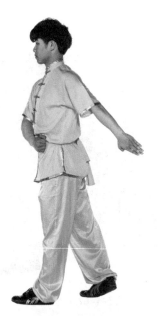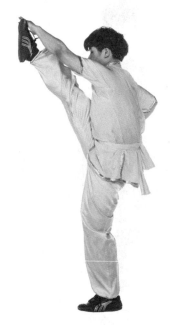

图 5-1-65　　　　　　　　　图 5-1-66

30. 腾空飞脚

（1）右脚落地（图 5-1-67）。

（2）左脚向前摆起，右脚猛力蹬地跳起，左腿屈膝继续前上摆。同时右拳变掌向前向上摆起，左掌先上摆而后下降拍击右掌背。（图 5-1-68）

（3）右腿继续上摆，脚面绷平。右手拍击右脚面，左掌由体前向后上举。（图5-1-69）

要点：蹬地要向上，不要太向前冲，左膝尽量上提。击响要在腾空时完成，右臂伸直成水平。

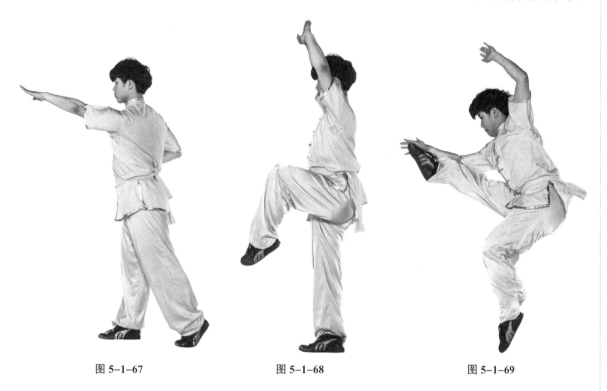

图5-1-67　　　　　　　　图5-1-68　　　　　　　　图5-1-69

31. 歇步下冲拳

（1）左、右脚先后相继落地。左掌变拳收至腰侧。（图5-1-70）

（2）身体右转90°，两腿全蹲成歇步。右掌抓握、外旋变拳收至腰侧；左拳由腰侧向前下方冲出，拳心向下。目视左拳。（图5-1-71）

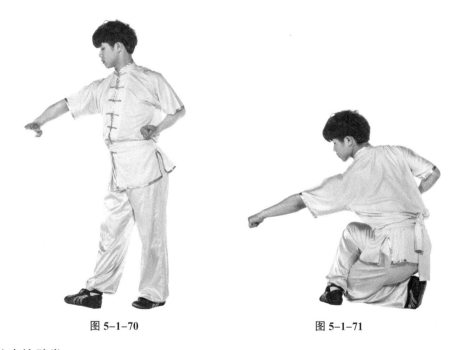

图5-1-70　　　　　　　　图5-1-71

32. 仆步抡劈拳

（1）重心升高，右臂由腰侧向体后伸直，左臂随身体重心升高向上摆起。（图5-1-72）

（2）以右脚前脚掌为轴，左腿屈膝提起，上体左转270°。左拳由前向后下划立圆一周；右拳由后向下向前上划立圆一周。（图5-1-73）

（3）左腿向后落一步，屈膝全蹲，右腿伸直，脚尖里扣成右仆步。右拳由上向下抢劈，拳眼向上；左拳后上举，拳眼向上。目视右拳。（图5-1-74）

要点：抢臂时一定要划立圆。

33. 提膝挑掌

（1）重心前移成右弓步。同时右拳变掌由下向上抢摆，左拳变掌稍下落，右掌心向左，左掌心向右。（图5-1-75）

（2）左、右臂在垂直面上由前向后各划立圆一周。右臂伸直停于头上，掌心向左，掌指向上；左臂伸直停于身后成反勾手。同时右腿屈膝提起，左腿挺膝伸直独立。目视前方。（图5-1-76）

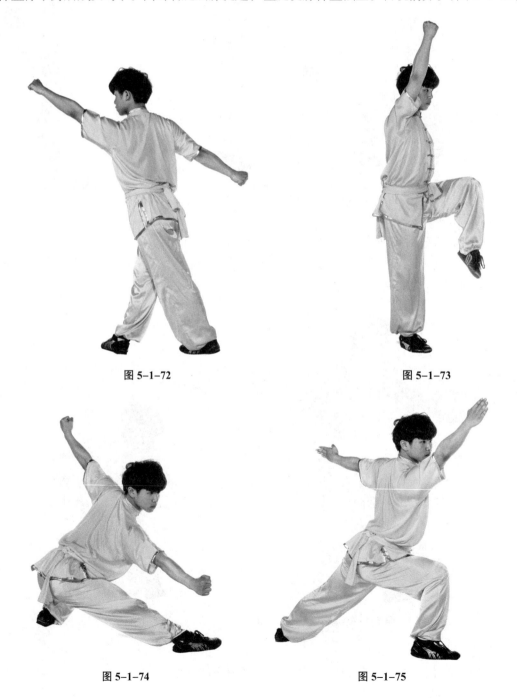

图 5-1-72　　　　　　　　　　　　图 5-1-73

图 5-1-74　　　　　　　　　　　　图 5-1-75

要点：抡臂时要划立圆。

34. 提膝劈掌弓步冲拳

（1）下肢不动。右掌由上向下猛劈伸直，停于右小腿内侧，用力点在小指一侧；左勾手变掌，屈臂向前停于右上臂内侧，掌心向右。目视右掌。（图 5-1-77）

（2）右脚向右后落地；身体右转 90°。同时左掌变拳收至腰侧，右臂内旋向右划弧做劈掌。（图 5-1-78）

（3）上动不停，左腿蹬直成右弓步。右手抓握变拳收至腰侧。左掌由腰侧向左前方冲出。目视左拳。（图 5-1-79）

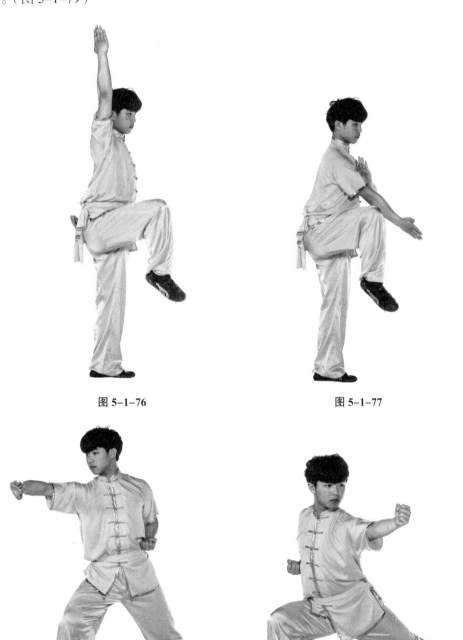

图 5-1-76　　　　　　　　　　　图 5-1-77

图 5-1-78　　　　　　　　　　　图 5-1-79

结束动作

35. 虚步亮掌

（1）右脚扣于左膝后，两拳变掌，两臂右上左下伸肘交叉于体左前。目视右掌。（图5-1-80）

（2）右脚向右后落步，重心后移，右腿半蹲，上体稍右转，同时右掌向上、向右、向下划弧停于左腋下；左掌向左、向上划弧停于右臂上与左胸前，两掌心左下右上。目视左掌。（图5-1-81）

（3）左脚尖稍向右移，右腿下蹲成左虚步。左臂伸直向左、向后划弧成反勾手；右臂伸直向下、向右、向上划弧抖腕亮掌，掌心向前。目视左方。（图5-1-82）

要点：要点同起势。

36. 并步对拳

（1）左腿后撤一步，同时两掌从两腰侧向前穿出伸直，掌心向上。（图5-1-83）

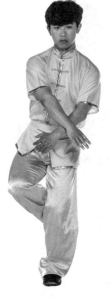

图 5-1-80

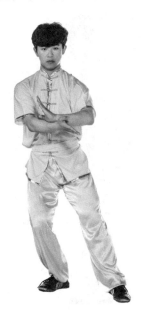

图 5-1-81

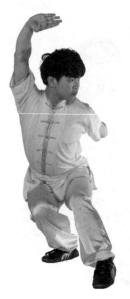

图 5-1-82

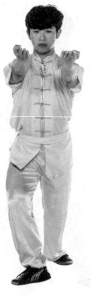

图 5-1-83

（2）右腿后撤一步，同时两臂分别向体后下摆。（图5-1-84）

（3）左脚后退半步向右脚并拢。两臂由后向上经体前屈臂下按，两掌变拳，停于腹前，拳心向下，拳面相对。目视左方。（图5-1-85）

要点：要点同起势。

37.还原

两臂自然下垂，目视正前方。（图5-1-86）

要点：要点同起势。

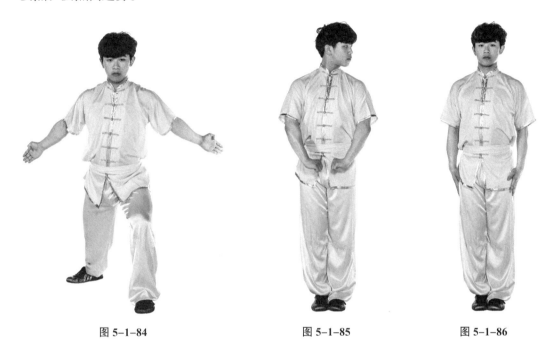

图 5-1-84　　　　　　　　图 5-1-85　　　　　　　　图 5-1-86

第二节　二十四式简化太极拳

太极拳是中华武术中一个重要流派，是一项优秀的民族文化遗产。其不仅能积极有效地预防疾病、延年益寿，还能陶冶性情，丰富文化生活，因而深得世界各国人们的喜爱。为此，许多国家和地区的人们都在以各种方式研究和推广太极拳这项运动。"二十四式简化太极拳"由中华人民共和国体育运动委员会（现国家体育总局）于1956年组织部分太极拳家，在杨氏太极拳的基础上删去繁难和复杂动作，选取二十四式整编而成。

一、拳法特点

（一）静心用意，呼吸自然

太极拳是一种"静中寓动、动中求静"的导引养生修炼术。在练习过程中要求做到思想安静、集中、放松，排除一切杂念，静心凝神，意念专一，专心引导动作，平稳呼吸，深匀自然，并与动作的开合、屈伸、起落、进退、虚实等协调配合，呼吸细、长、匀、深，不可勉强憋气。

（二）中正安舒，柔和缓慢

中正，即太极拳练习过程中要求身体保持中正，使头、颈、躯干充分舒展，不偏不倚，有利于气血畅通。安舒，则是指头、颈、肩、胸、腰、腿、上下肢，以及内脏器官、筋脉皮骨等身体各部位均充分放松，尤其是肩、髋、肘等几个大关节。但放松不是松弛、松懈或松软无力，而是要做到用意不用力，以意识支配动作，使动作运行轻柔匀缓，如行云流水。

（三）弧形动作，圆活完整

太极拳的动作呈弧形、螺旋形运动，转换圆活不滞，运动时要避免直来直去，特别要注意以腰脊带动四肢进行运动，以腰为轴上下相随，周身组成一个整体，牵一发而动全身。正如陈氏太极拳第八代传人陈鑫所言："太极拳千变万化，无往非动，势非不伴，而劲归一，所谓一者，自顶至足，内有脏腑筋骨，外有肌肤皮肉，四肢百骸相连而为一者也，破之而不开，撞之而不散。上欲动而下自随之，下欲动而上自领之，上下动而中部应之，中部动而上下和之，内外相连，前后相需，所谓一以贯之者，其斯之谓欤。"由于太极拳具有弧形、螺旋形运动的特点，使得动作转换灵活，不滞不涩，顺乎力学原理。因此有人也称太极拳为"圆周运动"。

（四）轻灵沉着，刚柔相济

太极拳的每一动作都要轻灵沉着，不浮不僵。所谓太极拳"迈步如猫行，运劲如抽丝"就是形容练习太极拳应注意脚步的轻灵沉着。而刚柔相济则是要求在用力上不能绝对化，要做到柔中寓刚，刚中寓柔，外柔内刚，避免僵化、软化现象，发劲要完整，富有弹性。

（五）连贯协调，虚实分明

连贯协调，指太极拳在运动时要求身体各部位之间、动作与动作之间以及完整套路动作均要连贯，要势势相承、动动相连，衔接和顺，一气呵成。虚实分明，指在运动中身体姿势均在不断的变化中，处处都贯穿着手法、身法、步法的变换和重心的转移，即由虚到实，由实到虚。要分清动作的虚实，力度才会有张有弛。要使虚实变化得当，身体还必须保持平衡稳定。凡旋转的动作，应先将重心稳住再提脚换步；凡进退的动作，应先落脚而后再慢慢改变重心，落脚时脚掌以滚动的形式落地，以达到太极拳"中正安舒"的要求。

二、练习要领

太极拳运动是动静、张弛、虚实、开合、刚柔、轻沉、曲直、升降、上下、左右、内外等相对立的动作组合而成的统一体。所谓"太极者……阴阳之母也"，太极拳练习中要善于掌握和运用这些对立因素，就能使动作逐渐协调完整，达到身心并练的目的。

（一）头部动作

简化太极拳对头颈的要求是：虚领顶颈，舌顶上腭，微收下颌，两眼平视，眉舒面和。练习太极拳时头部要徐徐领起，并保持大体与水平垂直姿势，使头、颈部正直，好似头顶上有绳索悬着。全套动作除少数拳式头部需要微微前倾外，都要做到头正、颈直，不可左右歪斜或前俯后仰，以达到"虚领顶颈"的目的。在练习过程中两眼应平视或随手部动作的变化而移动；面部肌肉要自然放松，稍带微笑，使思想安静、集中、放松；口唇轻闭，舌尖轻顶上腭，微收下颌，用鼻均匀自然地进行腹式呼吸，以达到"气沉丹田"的目的。

（二）躯干动作

简化太极拳对躯干的要求是：含胸拔背，松腰敛臀。

对胸的要求是舒松微含，但不可外挺或内收；换言之仅两背微微内合，胸肌松弛，不挺胸闭气。

对背的要求是舒展伸拔，只要能"含胸"自然能"拔背"，要做到脊背自然舒展，不可弓驼，脊柱要保持中正直立使身体端正自然。

对腰的要求是松沉灵活；腰在太极拳运动中起着很重要的作用，有"腰脊为第一主宰""刻刻留心在腰间""腰为车轴"等说法。要把握好腰部动作，使姿势正确，对于初学者来讲，就要做好松、垂、直三个字。在进行太极拳练习时，无论进退或旋转凡是由虚变实的动作，均需腰部要有意识向下松垂，以助气的下沉。松腰是指腰肌松活不紧张，以便做动作时灵活自然。同时还要注意直腰，因为弓腰易被误解成弯腰。但要做好直腰，腰部确有微微后弓的感觉。要正确利用这种"弓腰感觉"，以达到腰部外形的平直。此外，沉胯屈膝，腹微后顶，也是直腰的重要环节，是腰弯伸直的一种巧妙补偿。

对腹的要求是松静，气沉丹田。练拳时，腹肌应避免不必要的紧张，做到"松腹"，松腹，能保持呼吸的深长匀静，由于腹式呼吸的加深加长，使横膈膜的运动加大，有助于腹内器官的"按摩"，改善血液循环，促进营养吸收和新陈代谢，并逐渐产生"气"充实于腹内的感觉，也就是所谓的"实腹"。只有会"松腹"，才能达到"实腹"。而"实腹"绝不是腹肌故意紧张，是指"腹内松劲气腾然"地气充于腹的感觉。但对于初练拳的人来说，不能刻意追求"实腹"，只需注意放松腹肌，呼吸自然，到动作熟练些，也只需做"气沉丹田"，使小腹有允实的感觉。

对臀的要求是向内微敛，不可外突；太极拳对臀部的要求很严格，要求做到"敛臀"，也称"垂臀""裹臀""护臀"，不能撅屁股。敛臀有助于"气沉丹田""尾闾中正"。对初练者来讲，要正确地做好"敛臀"，首先要尽量放松臀部和腰部的肌肉，轻轻使臀部肌肉向外向下舒展，而后再轻轻向前、向内收敛，就像用臀部肌肉将骨盆包裹起来，又似乎有一种用臀把小腹托起的感觉。在臀部松垂内收的过程中，还必须屈胯、屈膝，这样骨盆才能灵活。

（三）上肢动作

简化太极拳对上肢的要求是：沉肩坠肘，舒指坐腕。

对肩的要求是：平正松沉，不可上耸、前扣或后张。太极拳练习中，无论是身领手或是手领身，都是顺势转圈，因此，要求手臂在伸缩旋转时松柔圆活，不能直来直往，平出平入。但是手臂能不能松柔圆活，关键在于肩关节能否松开。只有肩部放松，上肢、胸背等处才能全松下来，从而达到上体轻松灵活，下肢沉实稳当的目的。两肩保持平行，有助于防止转动时出现一高一低，破坏身法的端正。"沉肩坠肘"时要注意腋下留有余地，约一拳距离，不要把胳膊紧贴肋部，要"肘不贴肋"，使手臂有回旋余地。

对肘的要求是：自然弯曲沉坠，防止上扬或僵直；练拳时，肘关节要始终保持微屈并具有下坠劲，使肘处于似直非直、似屈非屈的状态。太极拳有"肘不贴肋""肘不离肋"的说法。"肘不贴肋"，是使肘部有回旋余地，"肘不离肋"是便于保护两肋和两腰。

对腕的要求是：下沉"坐腕"，劲力贯注，不可松软。"坐腕"也叫"塌腕"。要求在手臂运动的过程中，腕部既不僵硬，也不软塌，而是柔活有韧性地运转。在运转过程中逢下塌、前推的动作时，要"坐腕"，到定式时，腕部应随着身法而沉着下塌，促使手臂徐徐贯注内劲。

对掌指的要求是：五指自然分开，手指微屈，掌心微含，虎口成弧形。手指既不可用力张开或并紧，也不可松软无力。

（四）下肢动作

简化太极拳对下肢的要求是：圆裆松胯，活膝扣足。

对裆的要求：裆即会阴部。练拳时，裆要圆，要虚，不可夹住成"人"字形的尖裆。练习方法是：胯根撑开，两膝微向里扣，会阴处轻轻上提。久练，会感觉会阴部随着动作和呼吸张弛起伏，就像将会阴吊着一样，因而又称"吊裆"。

对胯的要求：松正含缩，使劲力贯注下肢，不可歪扭、前挺。髋关节是调整腰腿动作的关键，只有松胯，才能保证动作的灵活性。

对膝的要求：弯屈适度，旋转轻灵，移动平稳。太极拳自起势到收势膝关节都处于轻度微屈状态，并做到虚实分明。在运动中一条腿几乎承受全身体重，其中以膝关节负担最大，所以膝关节必须有力而灵活，才能保证两腿屈伸自如。对于初学太极拳的人来说，由于膝部肌肉力量不足，可以使架式高些，以减轻膝关节的压力，确保动作的轻灵、平稳。

对足的要求：足是步型、步法的根基。根基不稳，步型、步法必乱。所谓的"迈步如猫行""落脚如履薄冰"，就是说，足步动作要稳当、轻灵、正确，并滚动着地，分清虚实。

三、拳法操作

1. 预备势

动作：身体自然直立，两脚并拢，脚尖向前，两手垂于外侧，两眼平视。（图5-2-1）

要点：虚领顶颈，两眼平视，微收下颌，齿轻合，唇微闭，舌尖轻抵上腭，眉舒面和，思想集中；用鼻呼吸；胸腹放松；两肩松沉；敛臀。

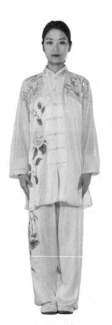

图 5-2-1

第一段

2. 起势

（1）身体重心右移，左脚轻轻抬起，向左平行分开，成开立步。（图5-2-2）

（2）两臂慢慢向前平举，两手高与肩平、与肩宽，两臂自然伸直，两肘微屈，手心向下，指尖向前。（图5-2-3）

（3）上体保持正直，两腿屈膝下蹲；同时两掌轻轻下按至腹前，两眼平视前方。（图5-2-4）

要点：开立步时先提脚跟，高不过足踝，落地时前脚掌先着地，做到轻起轻落。举臂时两肩下沉，两肘松垂，手指自然微屈。下蹲时屈膝松腰，敛臀，重心落于两腿之间。手臂下落和身体下蹲的动作要协调一致。

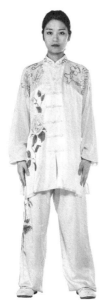 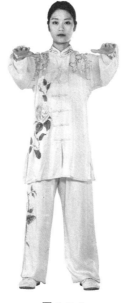 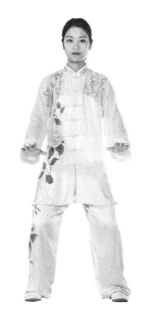

图 5-2-2　　　　　　　图 5-2-3　　　　　　　图 5-2-4

3. 左右野马分鬃

（1）上体微向右转，重心右移，同时右臂上提至右胸前平屈，掌心向下，肘下垂，左手经体前向右划弧屈抱于腹前，掌心向上，两手上下相对成抱球状；左脚随即收到右脚内侧，脚尖点地成丁步，眼看右手。（图 5-2-5）

（2）上体稍向左转，左脚向左前方迈出，脚跟轻落地，重心前移，右脚跟碾地、自然伸直，成左弓步；上体同时左转，左右手随转体分别向左上右下慢慢分开，左手高与眼平，手心斜向上，肘微屈；右手落于右胯旁，肘也微屈，掌心向下，指尖向前（两臂保持弧形）；眼看左手。（图 5-2-6）

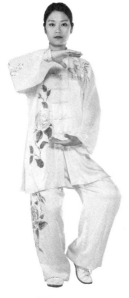 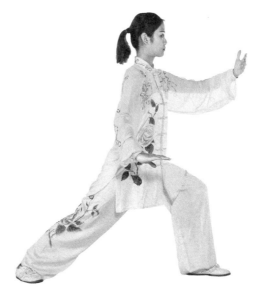

图 5-2-5　　　　　　　　　　　图 5-2-6

（3）身体重心稍后移至右腿，收髋后坐，左脚尖向上翘起，微向外撇（45°～60°），随后身体稍左转，左脚掌慢慢踏实前弓，重心移至左脚；同时左手翻转，掌心向下，左臂收在胸前平屈；右手向前向左划弧，掌心向上，在腹前屈抱，两手心相对成抱球状；右脚随即收至左脚内侧，脚尖点地；眼看左手。（图5-2-7）

（4）上体稍向右转，右脚向右前方迈出，脚跟轻落地，重心前移，左脚跟碾地、自然伸直，成右弓步；上体同时右转，右左手随转体分别向右上左下慢慢分开，右手高与眼平，手心斜向上，肘微屈；左手落于左胯旁，肘也微屈，掌心向下，指尖向前（两臂保持弧形）；眼看右手。（图5-2-8）

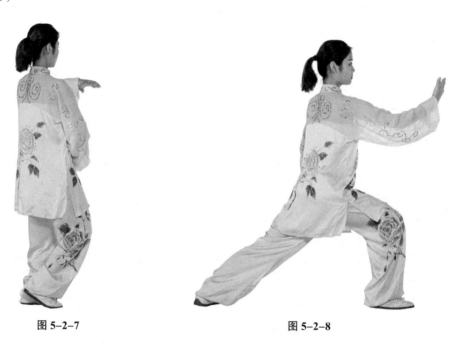

图5-2-7   图5-2-8

（5）同前（3）和（4），唯左右动作方向相反（图5-2-9、5-2-10）。

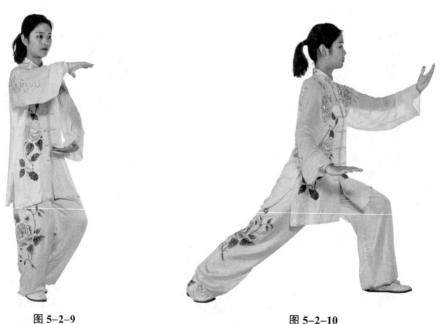

图5-2-9   图5-2-10

要点：上体不可前俯后仰，胸部保持宽松舒展，两臂分开时保持弧形，两手下按时，要松肩、沉肘、坐腕，手指微屈。身体转动时要以腰为轴。弓步动作与分手的速度要一致。做弓步时，迈出的脚先是脚跟着地，然后慢慢踏实，脚尖向前，膝盖不超过脚尖；后腿自然伸直；前后脚夹角 45°～ 60°（需要时后脚脚跟可以碾地调整）。野马分鬃式的弓步，前后脚的脚跟要分别在中轴线的左右两侧，它们之间的横向距离（即以动作行进的中线为纵轴，两侧的垂直距离为横向）应保持在 10 ～ 30cm。

4. 白鹤亮翅

（1）重心稍前移，上体微向左转，左手翻掌心向下，左臂平屈胸前，右手向前向左划弧，翻掌心向上，与左手在胸前成抱球状；眼看左手。同时右脚向前跟进半步，前脚掌着地（图5-2-11）。

（2）重心后移至右腿，左脚提起，上体稍向右转，右手向右额前提起，掌心向左，指尖斜向上，左手向左下落，眼看右手。动作不停，左脚随即向前落步，脚尖点地，成左虚步，同时身体稍向左转，左手落于左胯前，掌心向下、坐腕，指尖向前，眼平视前方（图5-2-12）。

要点：定势胸部不要挺出，两臂保持弧形，左膝微屈。身体重心后移和右手上提、左手下按要协调一致，以腰带臂转动。

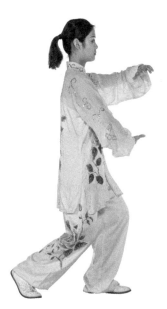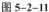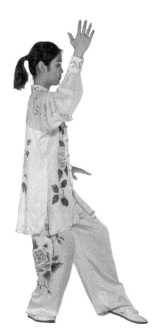

图 5-2-11　　　　　　　　　　　　　图 5-2-12

5. 左右搂膝拗步

（1）上体微向左转，左手向左斜前方弧形摆起，右手向前下落，手心斜向上，眼看右手。动作不停，上体稍向右转；左手随转体向右胸前划弧，掌心向下；右手向下向右斜后方摆起至右肩外侧，手同耳高，手心斜向上；左脚收至右脚内侧，脚尖点地；眼看右手。（图5-2-13）

（2）上体稍左转；左脚向前（偏左）迈步，脚跟轻着地，重心慢慢前移成左弓步；同时右手屈回经右耳侧向前推出，掌心向前，高与鼻尖平；左手向下经左膝前搂过落于左胯旁，掌心向下，手指向前。眼看右手。（图5-2-14）

（3）右腿慢慢屈膝，上体后坐，身体重心移至右腿；左脚尖翘起微向外撇，随后脚掌慢慢踏实，左腿前弓，重心移至左腿；右腿向前上步落于左脚内侧，脚尖点地成丁步；同时身体左转；左手翻掌向左后摆起，掌心向上划弧至左肩外侧，肘微屈，手与耳同高；右手随转体向上、向左下划弧落至左胸前，手心斜向下。眼看左手。（图5-2-15）

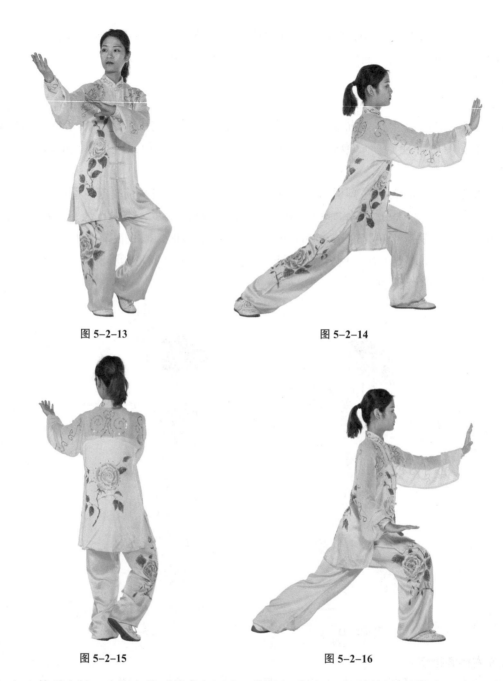

图 5-2-13　　　　　　　　　　　　图 5-2-14

图 5-2-15　　　　　　　　　　　　图 5-2-16

（4）上体稍右转；右脚向前（偏右）迈步，脚跟轻着地，重心慢慢前移成右弓步；同时左手屈回经左耳侧向前推出，左手高与鼻尖平，掌心向前；右手向下经右膝前搂过落于右胯旁，掌心向下，手指向前。眼看左手。（图 5-2-16）

（5）同前（3）和（4），唯左右动作方向相反。（图 5-2-17、5-2-18）

要点：上步落地要轻，脚跟先着地，重心左右交替时不可前俯后仰，要沉肩垂肘，坐腕舒掌，松腰松胯，与弓步上下协调一致。搂膝坳步成弓步时，两脚跟的横向距离保持 30cm 左右。

6. 手挥琵琶

重心前移，右脚向前跟进半步。上体后坐，重心移至右腿，身体稍向右转，左脚轻轻提起稍向前移，脚尖翘起，脚跟着地，膝部微屈，成左虚步；同时，左手由左下向前上挑掌，高与鼻尖平，掌心向右，指尖斜向前，臂微屈；右手收回放于左肘内侧，掌心向左；上体微向左转，眼看左手。（图 5-2-19）

要点：身体平稳自然，胸部放松，两臂沉肩垂肘，左手挑掌时不要直向上提，要由左向上、向前，微带弧形。右脚跟进时，前脚掌先着地，再全脚踏实。右手下落时与左手立掌沉腕、微向左转腰的动作要协调一致。

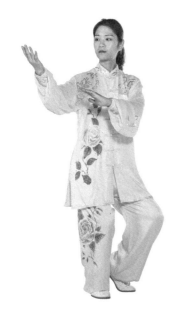

图 5-2-17

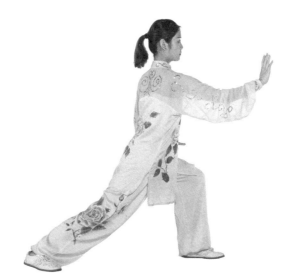

图　5-2-18

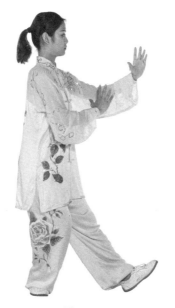

图 5-2-19

第二段

7. 左右倒卷肱

（1）上体稍右转，两手翻掌手心向上，右手经腹前向下向右肩划弧平举，臂微屈，掌心向上，指尖向右后方。眼随右转体先向右后方看、再转向前方看左手。（图 5-2-20）

（2）右臂屈肘折向前，右掌沿耳际上沿向前推出，高与鼻平，掌心向前；左臂屈肘后撤，向下划弧至左髋侧，掌心向上，指尖向前；同时，左脚轻轻提起向后（偏左）撤步，上体稍向左

转，脚掌先着地，然后全脚慢慢踏实，重心移到左腿上，成右虚步，右脚随转体以脚掌为轴扭正；眼看右手。（图5-2-21）

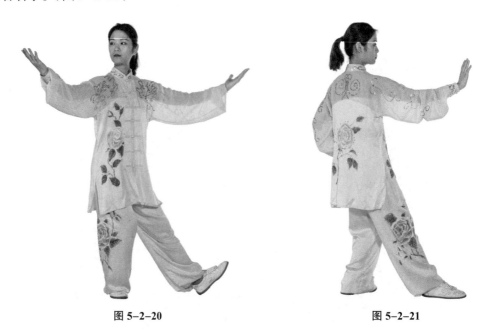

图5-2-20　　　　　　　　　　　　　　　　　图5-2-21

（3）上体微向左转；同时，左手随转体向后上方划弧平举，臂微屈，手心向上，指尖向左后方；眼随转体先向左看、再转向前方看右手。（图5-2-22）

（4）同（2），唯左右动作方向相反。（图5-2-23）

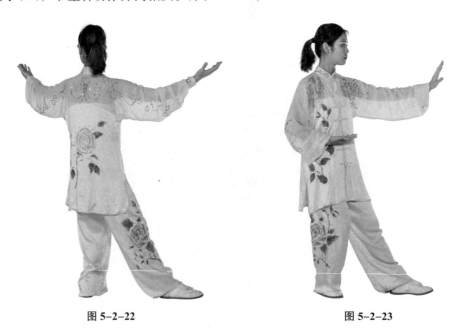

图5-2-22　　　　　　　　　　　　　　　　　图5-2-23

（5）同（3）和（4），唯左右动作方向相反。（图5-2-24、5-2-25）

（6）同（5），唯左右动作方向相反。（图5-2-26、5-2-27）

要点：向前推掌手臂不能推直，要走弧形，要坐腕、展掌、舒指。后撤手臂要随转体弧形后摆。前推时，要转腰松胯。退步时，脚掌先着地，再过渡到全脚掌。同时，前脚随转体以脚掌为轴扭正。退脚时，左右脚应相应退在中心线的左右两侧，避免两脚落在一条直线上。眼神随转体动作先向左右看，再转向看前手。最后退右脚时，脚尖外撇的角度略大些，便于接下一式的动作。

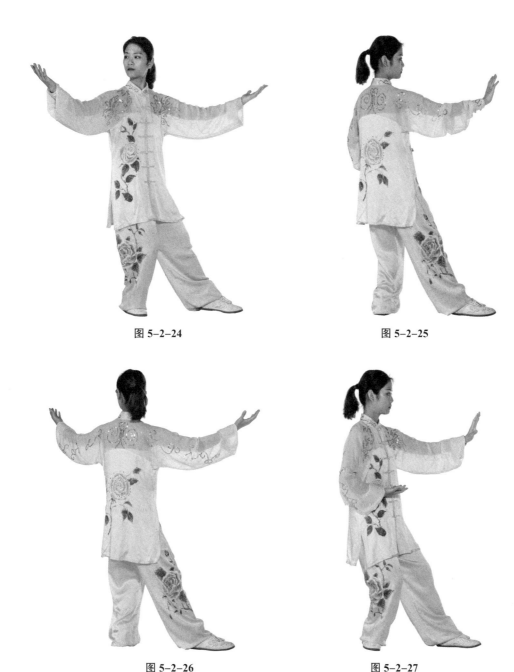

图 5-2-24

图 5-2-25

图 5-2-26

图 5-2-27

8. 左揽雀尾

（1）上体微向右转，右手由右髋侧向右斜上方弧形摆起，右臂微屈，手与肩同高，掌心斜向上；左手在体前放松，随即反手心向上；头随身体转动，眼看右手。（图 5-2-28）

（2）右手屈肘收至右胸前，掌心向下；左手自然下落划弧至右腹前，掌心向上，与右手成抱球状；同时身体重心移至右腿，左脚收于右脚内侧，脚尖点地，成丁步；眼看右手。（图 5-2-29）

（3）上体左转，左脚向左前方迈出，脚跟先着地，重心前移，左脚落实，左腿屈膝；右脚跟向后碾地，成左弓步；同时左手向左前方"掤"出，高与肩平，掌心向后；右手向右下落至右胯旁，掌心向下，手指向前；眼看左前臂。（图 5-2-30）

（4）身体微左转，左手随即向左前方伸出，翻掌心向下；同时右臂外旋，经腹前向上、向前伸至左前臂内侧，翻掌心向上；眼看左手。（图 5-2-31）

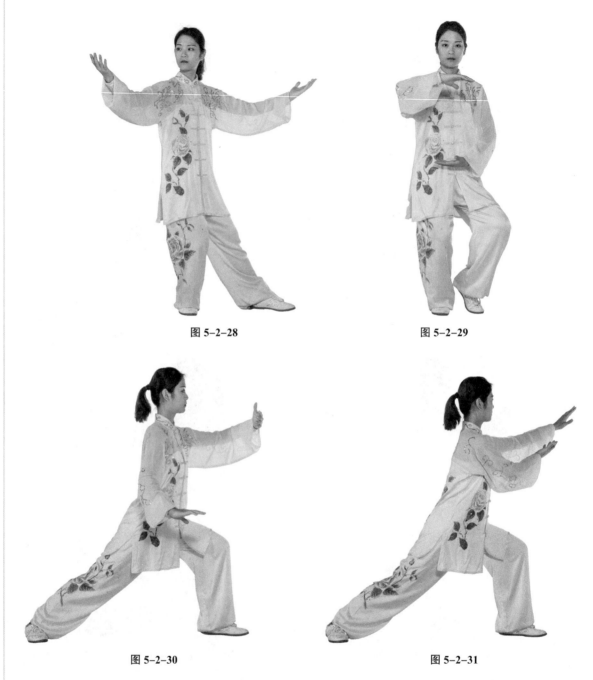

图 5-2-28　　　　　　　　　　　　　　　　图 5-2-29

图 5-2-30　　　　　　　　　　　　　　　　图 5-2-31

（5）上体右转；两手同时向下经腹前向右后方划弧后"捋"，身体随即右后转，右手随转体向右后上方弧形摆掌，与肩同高，手心向上；左臂平屈收于右胸前，掌心向内，同时身体重心后移至右腿；眼看右掌。（图 5-2-32）

（6）上体微左转，右臂屈肘折回，右手搭于左手腕内侧，掌心向前；同时，左臂仍屈肘横于胸前，掌心向内；上体继续左转；重心逐渐前移成左弓步；同时，右手推送左前臂随重心前移向前慢慢"挤"出；眼看左手腕部。（图 5-2-33）

（7）左手翻转使手心向下；右手经左腕上方向前、向右伸出，与左手同高，掌心向下。两手左右分开，与肩同宽，眼看前方。（图 5-2-34）

（8）两臂屈收，两手后引，经胸前收到腹前，手心斜向下；同时，右腿屈膝，重心后移，上体后坐；左脚自然伸直，左脚尖翘起；眼向前平视。（图 5-2-35）

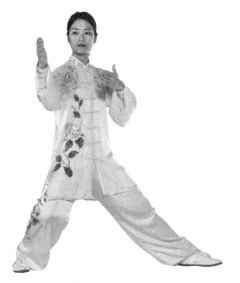

图 5-2-32

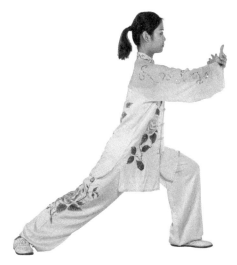

图 5-2-33

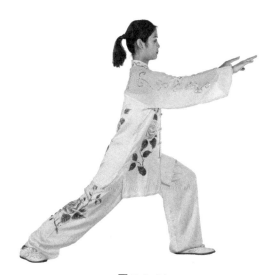

图 5-2-34

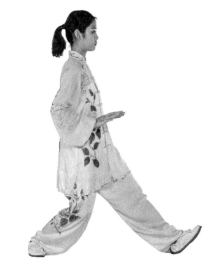

图 5-2-35

（9）重心慢慢前移，左脚踏实，左腿前弓，右腿自然蹬直成左弓步；同时两手向上、向前"按"出，掌心向前，指尖向上，两腕与肩同高同宽。眼看前方。（图 5-2-36）

要点：掤出时，两臂前后均保持弧形。分手、转体、弓步三者要协调一致。揽雀尾弓步时，两脚跟的横向距离不超过 10cm。下捋时，上体不可前倾，不要凸臀，两臂下捋，要转腰后移重心，走弧线，左脚全脚掌着地。向前挤时，上体要正直，挤的动作与转腰、弓腿相一致。后坐引手时，左脚尖翘起，左腿膝部不要挺直，上体不要挺腹后仰。同时，两手保持与肩同宽，经胸前收到腹前，手心斜向下，两肘微外展。向前按时，两手须走弧线向上、向前推按，手腕与肩高，两肘微屈。

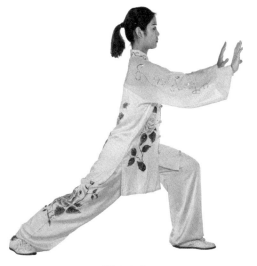

图 5-2-36

9. 右揽雀尾

（1）重心右移，上体向右转，左脚翘起并内扣；右手向右平行划弧至右侧，掌心向外，两手平举于身体两侧；头与目光随右手移动。（图5-2-37）

（2）重心移向左腿，右脚收至左脚内侧，脚尖点地，成丁步；右手由右向下经腹前向左划弧至左腹前，掌心向上；左臂平屈胸前，掌心向下，成左抱球状；眼看左手（图5-2-38）。

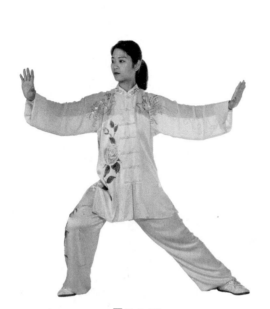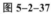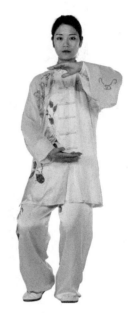

图5-2-37　　　　　　　　　　　　　　　　图5-2-38

（3）同"左揽雀尾"动作（3），唯左右相反。（图5-2-39）

（4）同"左揽雀尾"动作（4），唯左右相反。（图5-2-40）

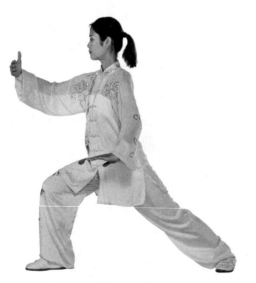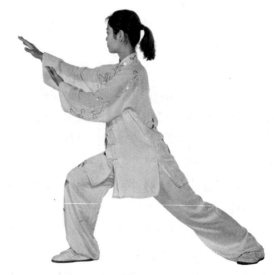

图5-2-39　　　　　　　　　　　　　　　　图5-2-40

（5）同"左揽雀尾"动作（5），唯左右相反。（图5-2-41）

（6）同"左揽雀尾"动作（6），唯左右相反。（图5-2-42）

（7）同"左揽雀尾"动作（7），唯左右相反。（图5-2-43）

（8）同"左揽雀尾"动作（8），唯左右相反。（图5-2-44）

（9）同"左揽雀尾"动作（9），唯左右相反。（图5-2-45）

要点：与左揽雀尾相同，唯左右方向相反。

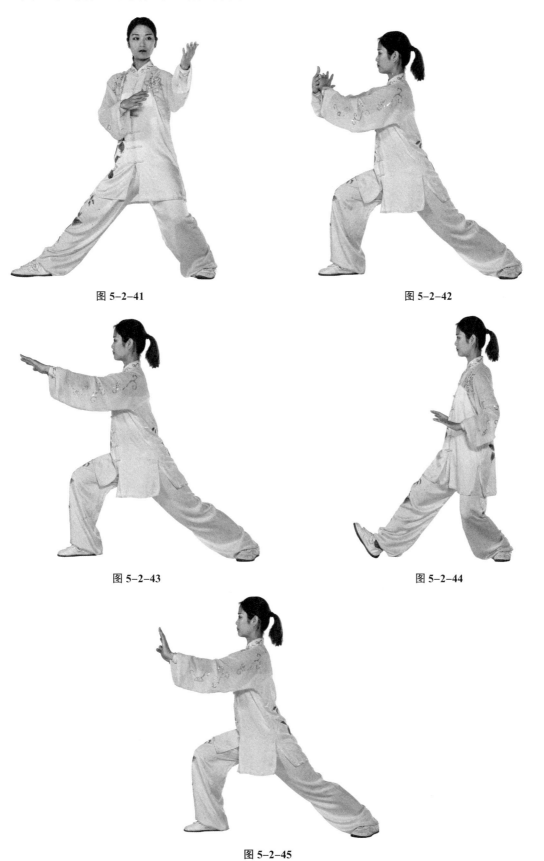

图 5-2-41

图 5-2-42

图 5-2-43

图 5-2-44

图 5-2-45

第三段

10. 单鞭

（1）重心左移，上体后坐、左转，右脚尖翘起、内扣；同时，左手随转体向左划弧至身体左侧，高与肩平，掌心向内；右手向下摆置身体右侧，掌心向下；眼看左手。（图 5-2-46）

（2）重心右移，上体微右转；右手经腹前向左划弧至左肋前，并随身体右转向右划弧至身体右侧，高与肩平，掌心向内；左手向下摆置身体左侧，掌心向下；眼看右手。（图 5-2-47）

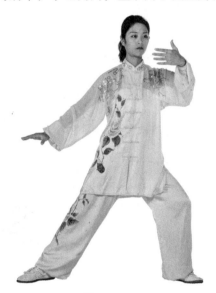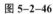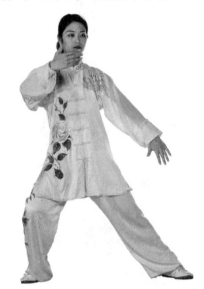

图 5-2-46　　　　　　　　　　　　图 5-2-47

（3）左脚收于右脚内侧，脚尖点地，成丁步；同时，右手向上向右划弧，掌心向内，经头前至身体右侧前方内旋成勾手，勾尖向下；臂与肩平；左手向下经腹前向右上划弧摆至右胸前，掌心向内；眼看右勾手。（图 5-2-48）

（4）身体左转，左脚向左前侧方迈步，脚跟先着地，重心前移，左脚落实；右腿自然蹬直，脚跟外展，成左弓步；同时，左手随身体的左转慢慢翻掌向前推出，掌心向前，手指与眼齐平，臂微屈；右勾手停于身体右侧斜后方。眼看左手。（图 5-2-49）

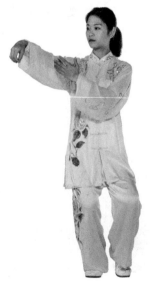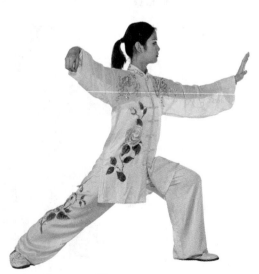

图 5-2-48　　　　　　　　　　　　图 5-2-49

要点：上体要保持正直，左手向外翻掌前推时，要随转体边翻边推出，沉腕、舒指，左肘与左膝上下相对，两肩下沉。完整动作应上下协调一致，不可偏斜。如面向南起势，单鞭的方向（左脚尖）应向东偏北（约15°）。

11. 云手

（1）重心右移，上体右转，左脚尖翘起、内扣；右勾手松开变掌，掌心向外；同时，左手下落于身体左侧，掌心向内；眼看右手。（图5-2-50）

（2）上体慢慢左转，重心随之左移；同时，左手掌经腹前向右划弧至右肩前，随转体经脸前向左划弧云转，掌心转向内，停于身体左侧，与肩同高；右手下落于身体右侧，掌心向内；眼看左手。（图5-2-51）

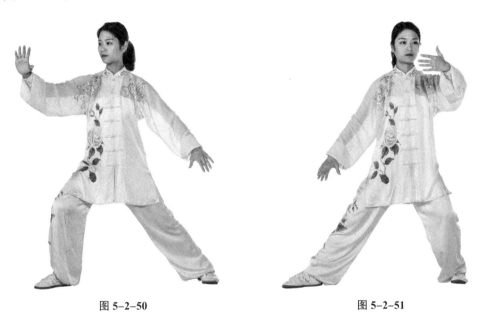

图5-2-50　　　　　　　　　　　图5-2-51

（3）右脚向左脚靠近，成小开立步；同时，右手向下经腹前向左上划弧至左肋前，掌心斜向上；左手随即翻掌向外，视线随左手转移。（图5-2-52）

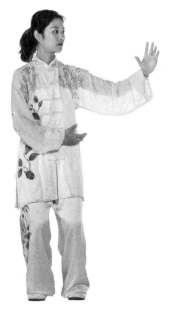

图5-2-52

（4）重心右移，上体随即向右转，左脚向左横开一步，前脚掌先着地，随之全脚踏实，脚尖向前：同时右手继续向右划弧云转，掌心由向内逐渐转向外，停于身体右侧，与肩同高；左掌翻掌下落，掌心向下经腹前向右划弧至右肋前，掌心向内；视线随右手转移。（图 5-2-53）

（5）上体慢慢左转，重心随之左移；同时，左手继续随转体经右肩、脸前向左划弧云转，掌心转向内，停于身体左侧，与肩同高；右手下落于身体右侧摆至右腹前，掌心向内；眼看左手。（图 5-2-54）

（6）同云手动作（3）。（图 5-2-55）

（7）同云手动作（4）。（图 5-2-56）

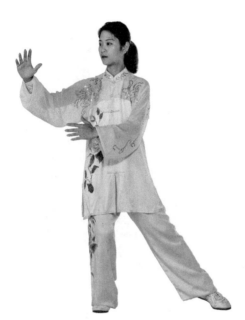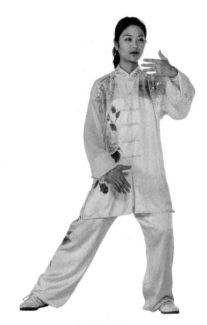

图 5-2-53　　　　　　　　　　　　　　　图 5-2-54

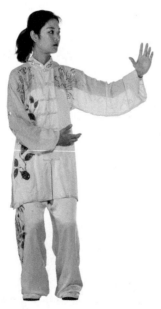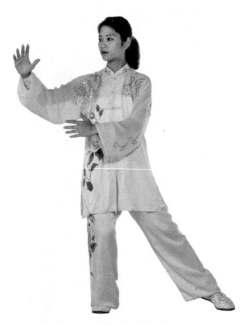

图 5-2-55　　　　　　　　　　　　　　　图 5-2-56

（8）同云手动作（5）。（图 5-2-57）

（9）同云手动作（6）。（图 5-2-58）

要点：身体转动时要以腰脊为轴，松腰、松胯，纵轴旋转，带动两臂，两臂随腰的转动而运转，要保持弧形，肘关节稍下沉，速度要缓慢均匀。身体重心要平稳，不可忽高忽低。移动时，脚尖先着地，再踏实，眼的视线随左右手云手而移动。

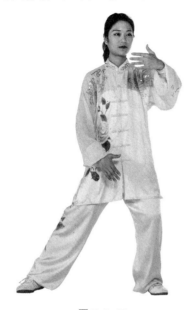 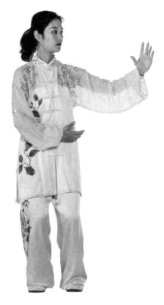

图 5-2-57　　　　　　　图 5-2-58

12. 单鞭

（1）上体右转，重心右移，左脚跟轻轻提起；右手随之向右划弧，经头前至身体右侧前方内旋成勾手，勾尖向下；左手向下经腹前向右上划弧摆至右胸前，掌心向内；目视右手前方。（图 5-2-59）

（2）同第 10 式单鞭动作（4）解。（图 5-2-60）

要点：同第 10 式单鞭。

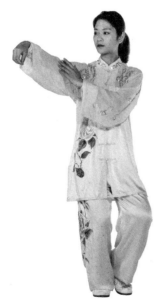 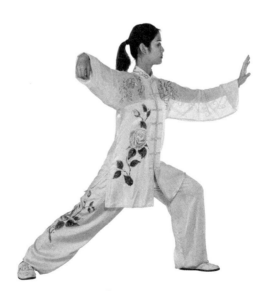

图 5-2-59　　　　　　　图 5-2-60

13. 高探马

（1）重心前移，右脚向前跟进半步，身体微向右转，前脚掌先着地，重心逐渐后移，随之全脚踏实，右腿屈坐；左脚跟逐渐离地；同时左手掌翻转，右勾手变掌，两手心翻转向上，两肘微屈；眼看右手。（图 5-2-61）

（2）上体左转，面向前方；右掌经右耳旁向前推出，掌心向前，手指与眼同高；左手收至左侧腰前，掌心向上；同时左脚前移，脚尖点地，成左虚步；眼看右手。（图 5-2-62）

要点：跟步移重心时，身体不要有起伏，推手与成虚步要协调一致。

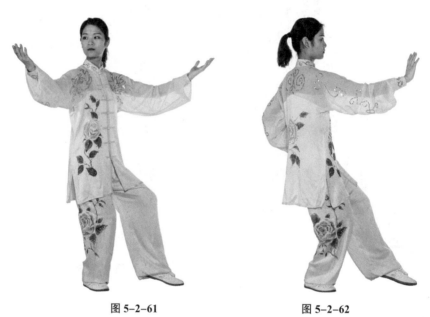

图 5-2-61　　　　　　　　　　　　　图 5-2-62

14. 右蹬脚

（1）左脚轻轻抬起，脚跟着地向左斜前方落步，脚尖略外撇；左手前伸至右手腕背面，掌心向上，两手相互交叉；眼看前方。（图 5-2-63）

（2）上体微右转；重心前移，右腿自然蹬直，成左弓步；随即两手左右分开，左手翻转，两手心斜向下；同时眼看前方。（图 5-2-64）

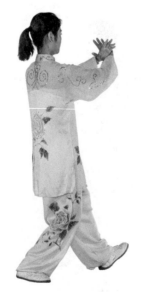
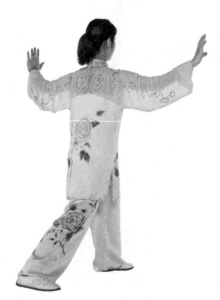

图 5-2-63　　　　　　　　　　　　　图 5-2-64

（3）身体微向左转，两手继续向下划弧并由外向内翻转，至腹前交叉，右掌在外，掌心均向内，同时右脚向左脚内侧靠拢，脚尖点地；眼看右前方。（图5-2-65）

（4）左脚支撑；右腿屈膝上提；两手上托于胸前，眼看右前方。（图5-2-66）

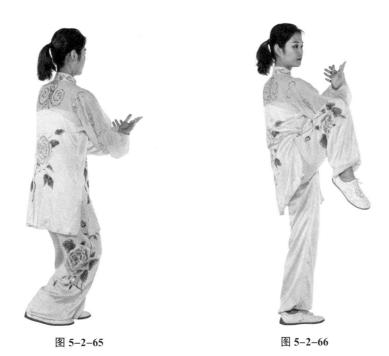

图 5-2-65　　　　　　　　　　　　　图 5-2-66

（5）两臂左右划弧分开平举，两肘微屈，手心均向外撑开；同时右脚脚跟慢慢用力向右前上方蹬出，脚尖上勾，膝关节伸直，右腿与右臂上下相对，方向为右前方约30°；眼看右手。（图5-2-67）

要点：蹬脚时，右脚尖回勾，力达脚跟，右掌与右蹬脚的方向要一致，两手分开时，腕与肩齐平，支撑腿膝微屈，上体不可后仰，分手和蹬脚的动作要协调一致。

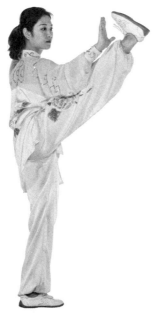

图 5-2-67

15. 双峰贯耳

（1）右小腿收回，屈膝平举；同时左手向前平摆至胸前，两手翻掌心向上，并沿体前下落至右膝两侧，随即由掌变拳；眼看前方。（图5-2-68）

（2）右脚向右前方落步，脚跟先着地；两手收落于腰间，拳心向内。（图5-2-69）

（3）重心前移，全脚落实，成右弓步，同时两拳分别从两腰侧向上，向前划弧至面部前方，与耳同高，与头同宽，两臂微屈，两拳相对，拳眼斜向下；眼看前方。（图5-2-70）

要点：定势时，头颈正直，松腰松胯，两拳松握，沉肩垂肘，两臂保持弧形。弓步的方向与右蹬脚的方向一致。

16. 转身左蹬脚

（1）重心后移，左腿屈膝后坐，上体左转；右脚尖翘起内扣，随后重心右移；两拳同时变掌，左手向左划弧，两手平举于身体两侧，掌心向外，眼看左手。（图5-2-71）

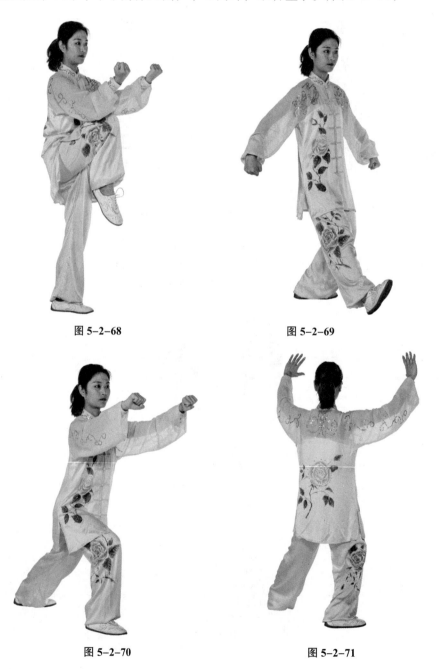

图5-2-68　　　　　　　　　　　图5-2-69

图5-2-70　　　　　　　　　　　图5-2-71

（2）左脚收于右脚内侧，脚尖点地；同时两手分别向下划弧，在腹前交叉后托至胸前，左掌在外，掌心均向内；眼看左前方。（图 5-2-72）

（3）同第 14 式右蹬脚动作四解，唯左右相反。（图 5-2-73）

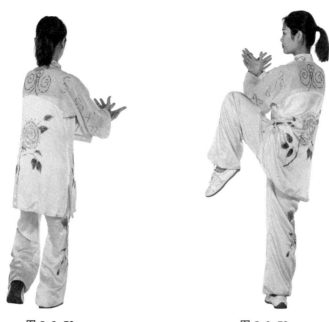

图 5-2-72   图 5-2-73

（4）同第 14 式右蹬脚动作五解，唯左右相反。（图 5-2-74）

要点：转身时，应充分坐腿扣脚，上体保持正直，不可低头弯腰。左蹬脚与右蹬脚方向为 180°，其他要求同右蹬脚。

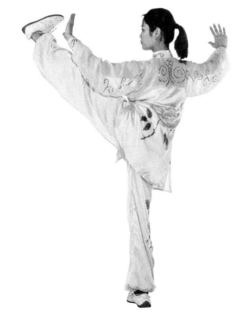

图 5-2-74

第四段

17. 左下势独立

（1）左小腿收回，屈膝平举；上体稍右转；右掌变成勾手，左掌向上向右划弧落于右肩前，掌心斜向后；眼看右手。（图5-2-75）

（2）右腿下蹲，左腿向左侧（偏后）伸出，成左仆步；左手经右肋沿左腿内侧向左穿出，掌心向外，指尖向左；眼看左手。（图5-2-76）

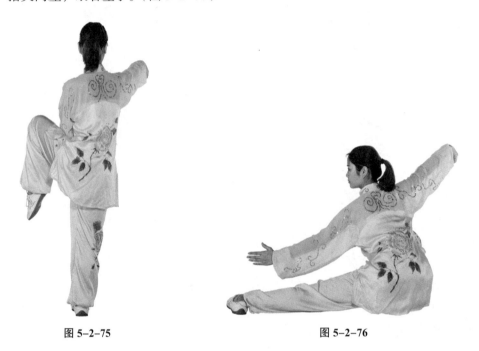

图5-2-75　　　　　　　　　　　　　图5-2-76

（3）重心前移，左脚尖外撇，右腿蹬直，脚尖里扣，成左弓步；上体微向左转并向前抬起；同时左臂继续向前伸出，掌心向右，指尖向前；右勾手下落内旋，勾尖转向上，置于身后；眼看前方。（图5-2-77）

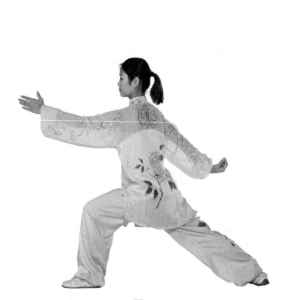
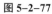
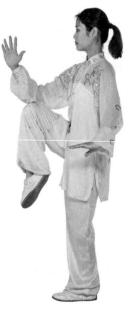

图5-2-77　　　　　　　　　　　　　图5-2-78

（4）右腿慢慢屈膝提起，成左独立式；同时右勾变掌，并由后下方顺右腿外侧向前弧形提起，屈臂立于右腿上方，肘与膝相对，掌心向左，指尖斜向上，高与眼平；左手落按于左胯旁，掌心向下，指尖向前。眼看右手前方。（图5-2-78）

要点：仆步穿掌时，上体不可前倾，要正直。由仆步转换独立步时，要充分做好两脚的外撇和内扣。支撑腿膝微屈，提膝腿脚尖自然下垂。上提的手臂肘与膝要相对。

18. 右下势独立

（1）右脚下落于左脚内侧，脚掌着地，然后左脚跟提起以脚掌为轴转动，身体随之左转；同时左手向左后平举变勾手，右掌随转体向左划弧摆至左肩前，掌心向左；眼看左勾手。（图5-2-79）

（2）同左下势独立动作（2），唯左右相反。（图5-2-80）

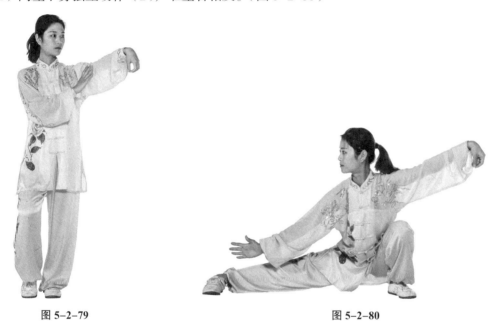

图 5-2-79　　　　　　　　　　　　　图 5-2-80

（3）同左下势独立动作（3），唯左右相反。（图5-2-81）

（4）同左下势独立动作（4），唯左右相反。（图5-2-82）

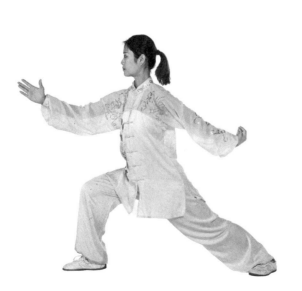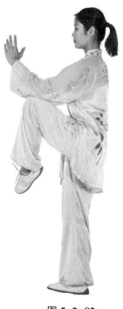

图 5-2-81　　　　　　　　　　　　　图 5-2-82

要点：右脚前脚掌落地应在左脚右前方约 20cm 处，仆步穿掌时，右脚跟应稍提起后再伸出去。其余均同左下势独立势，唯左右相反。

19. 左右穿梭

（1）身体稍向左转，左脚向左前方落步，脚跟着地，脚尖外撇，随身体重心前移，右脚收于左脚内侧，脚尖点地；同时左手翻转，掌心向下至左胸前，右掌向左划弧至左腹前，掌心向上，与左手成抱球状；眼看左手。（图 5-2-83）

（2）上体稍右转，右脚轻轻抬起，向右前方上步，约 30°，重心前移，成右弓步；同时右手向右斜前方弧形摆起，经面前向上翻掌停于额前，掌心斜向上；左手下落至左腰间向前推出，高与鼻平，掌心向前；眼看左手。（图 5-2-84）

（3）重心稍向后移，右脚尖翘起稍外撇，上体右转，随即重心再前移至右腿，全脚踏实；左脚随重心前移收至右脚内侧，脚掌着地；同时右手翻转，掌心向下至右胸前，左手同时向下划弧收至右腹前，掌心向上，与右手成抱球状；眼看右手。（图 5-2-85）

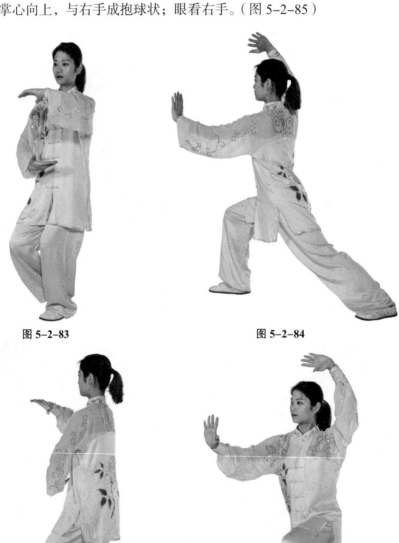

图 5-2-83　　　　　　　　　　　　图 5-2-84

图 5-2-85　　　　　　　　　　　　图 5-2-86

（4）同动作二解，唯左右相反。（图5-2-86）

要点：两个定势分别面向右、左侧前方，约30°。弓步架推时，手脚方向一致，两掌要做滚动上架与前推动作。头部、上体不可歪斜或前俯，架推时不要耸肩。两脚跟的横向距离在30cm左右。

20. 海底针

（1）重心前移，右脚向前跟进半步，脚掌着地，随即全脚踏实，重心后移至右腿，左脚轻轻提起；同时身体稍向右转，右手下落至右胯旁，左手停于左额前方；眼看左手。（图5-2-87）

（2）上体继续右转，右手由右胯旁向上提至右耳旁，掌心向内，指尖向前；左手经体前向右胸前划弧随转体落于右腹前，掌心向下，指尖向右；眼看前方。（图5-2-88）

（3）上体左转，向前俯身；左脚稍向前落步，脚尖点地，成左虚步；同时右手由右耳旁向前下方斜插掌，掌心向左，指尖斜向下；左手经膝前划弧搂过，收于左大腿外侧。眼看右手。（图5-2-89）

要点：上体要舒展伸拔，不要过于前倾，要松胯，收腹敛臀。右手插掌时力达指尖，两臂的动作为左手随转体下落后划平圆，右手随转体划立圆。

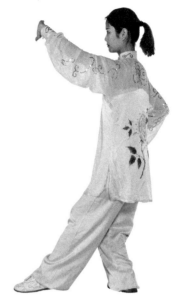

图 5-2-87

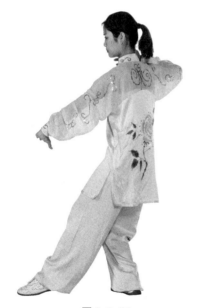

图 5-2-88

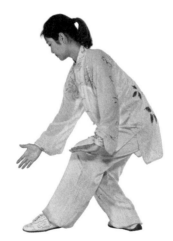

图 5-2-89

21. 闪通臂

（1）上体稍向右转，上体恢复直立；左脚轻轻抬起，收至右脚内侧；同时右手上提至胸前，指尖向前，翻掌心向外；左手屈臂上摆至右腕下指尖贴近右腕内侧；眼看左手。（图5-2-90）

（2）左脚向前上步，脚跟先着地再全脚落实，成左弓步；同时右手掌心斜向上，架于右额斜上方；左手向前平推，高与鼻尖平，掌心向前；眼看左手。（图5-2-91）

要点：定势时，上体不可过于侧倾，推掌架臂均保持弧形，上下肢的配合要协调一致，弓步与推掌方向为正前方，两脚间横向距离与"揽雀尾"相同不超过 10cm。

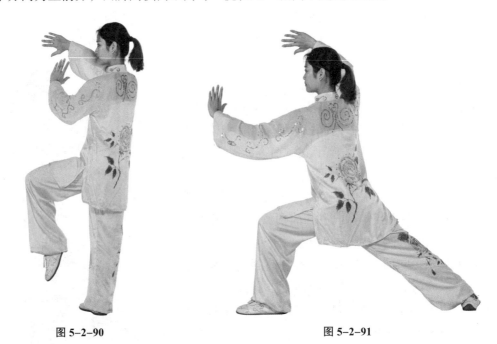

图 5-2-90　　　　　　　　　　图 5-2-91

22. 转身搬拦捶

（1）重心右移，右腿屈坐，上体右转，左脚尖翘起后内扣；与此同时右手随转体向右至体右侧，左手摆至头左侧；眼看前方。（图 5-2-92）

（2）身体重心再移至左腿，左腿屈坐，右腿自然伸直轻轻抬起收至左脚内侧；右手向下（变拳）经腹前划弧至左肋旁，拳心向下；左手掌心斜向前方；眼看左手。（图 5-2-93）

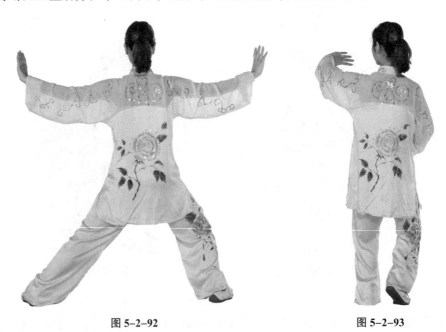

图 5-2-92　　　　　　　　　　图 5-2-93

（3）上体继续右转，右脚经左脚内侧，弧形向前迈出，脚尖外撇，脚跟着地；重心在左脚；同时右拳经胸前向前翻转搬压，拳心向上；左手经右前臂外侧下落，按于左胯旁。眼看右拳。（图 5-2-94）

（4）重心前移，右脚落实，左脚向前迈一步，脚跟着地；上体继续右转；同时右拳向右划弧收至右腰间，拳心向上；左掌经体侧向前划弧拦出，掌心向前下方；眼看左手。（图5-2-95）

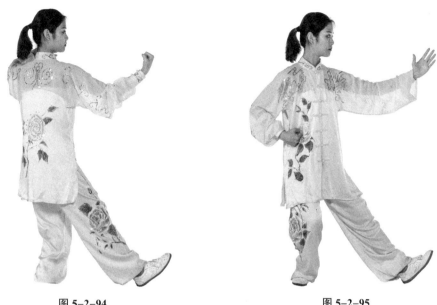

图 5-2-94　　　　　　　　　　　图 5-2-95

（5）重心前移，左腿前弓，右腿自然蹬直，成左弓步；同时右拳向前打出，拳眼向上，高与胸平；左手微收，掌指附于右前臂内侧，掌心向右；眼看右拳。（图5-2-96）

要点：右拳不要握得太紧，"搬"拳时要与右脚跟落地配合一致，"拦"时左手稍向内扣下压，向前打拳时，右肩随拳略向前引伸，要沉肩垂肘。整个动作要做到虚实分明，转换轻灵，重心平稳。

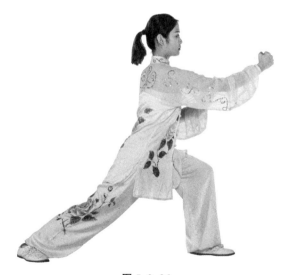

图 5-2-96

23. 如封似闭

（1）左手由右前臂内侧向外穿出，指尖向上，掌心向外；眼看前方。（图5-2-97）

（2）左手翻掌由右腕下向前伸出，右拳变掌，两手掌心翻转向上，交叉伸举于体前，随即左右分开；眼看前方。（图5-2-98）

（3）重心后移，身体后坐，左脚尖向上翘起；同时两手屈肘回收（边分边内旋）至胸前，下

落至腹前，掌心斜向下。（图 5-2-99）

（4）重心前移，左脚落实，成左弓步，两手向上、向前推出，腕高与肩平，掌心向前，眼看前方。（图 5-2-100）

要点：身体后坐时，上体不要后仰，两臂随身体回收时，肩肘略向外松开，避免直接抽回，两手推出时上体不得前倾。

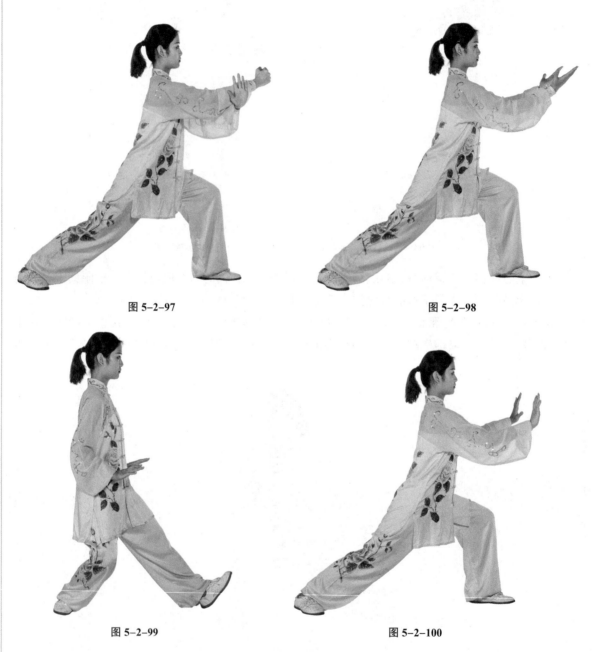

图 5-2-97

图 5-2-98

图 5-2-99

图 5-2-100

24. 十字手

（1）重心右移，右膝屈坐，左脚尖翘起内扣；上体右转，同时，右手随转体向右平摆划弧，与左手成两臂侧平举，掌心向前，肘微屈，眼看前方。（图 5-2-101）

（2）右脚尖外撇，重心移至右腿，左腿自然伸直，成右横裆步（侧弓步）；上体继续右转，右手随即向右前方弧形摆出，掌心向右；眼看右手。（图 5-2-102）

（3）重心微左移，至于两腿之间，右脚尖内扣，成高马步；同时，两手自然下落于体侧，掌

心向下；眼看前方。（图 5-2-103）

（4）右脚向左收回半步，两脚距离同肩宽，两腿微屈，成开立步；同时两手向下向内经腹前交叉合抱于胸前，右手在外，两掌心向内，两臂撑圆，腕高与肩平，成十字手；眼看前方。（图 5-2-104）

要点：两手分开合抱时，上体保持端正，不能低头弯腰。重心左右移动时，要保持身体平衡，动作完整。站起后，身体自然正直，头要微向上顶，下颌稍向后收。

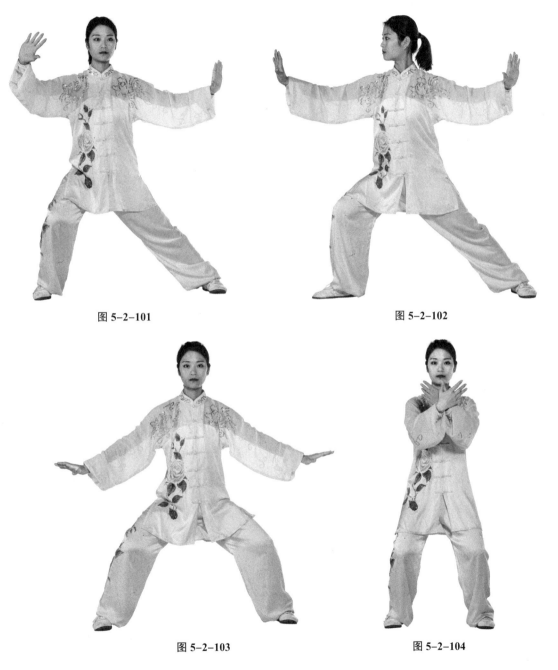

图 5-2-101　　　　　　　　　　　　　　图 5-2-102

图 5-2-103　　　　　　　　　　　　　　图 5-2-104

25. 收势

（1）两手向外翻掌，掌心向下，左右分开，与肩同宽，与肩同高；眼看前方。（图 5-2-105）

（2）两膝逐渐伸直，成开立步；两臂慢慢下落，停于身体两侧；眼看前方。（图 5-2-106）

（3）左脚慢慢收至右脚旁，脚掌先着地，随之全脚踏实成并步（恢复成预备姿势），眼看前

方。（图 5-2-107）

要点：两手左右分开下落时，要全身放松，同时气息徐徐下沉，向外呼气。呼吸平稳后，把左脚收到右脚旁，再走动休息。

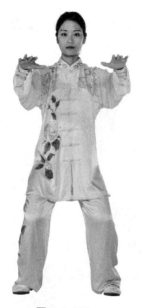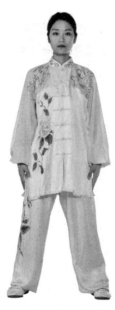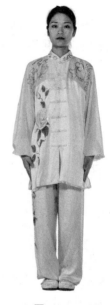

图 5-2-105　　　　　　　　图 5-2-106　　　　　　　　图 5-2-107

第三节　三十二式太极剑

　　1957 年，原国家体委在杨氏太极剑的基础上组织编创出三十二式太极剑剑谱及套路。三十二式太极剑共三十二个动作，分为四段，每段八个动作，往返两个来回。他既保留了传统杨式太极剑剑势舒展大方、动作圆活连绵、劲力刚柔内含等风格，又具备造型优美、套路精简、易学易练、容易推广的特点。三十二式太极剑包括点剑、刺剑、扫剑、带剑、劈剑、抽剑、撩剑、拦剑、挂剑、截剑、托剑、击剑、抹剑十三种剑法，弓步、虚步、仆步、独立步、并步、丁步、侧弓步七种步型，以及进、退、上、撤、跟、跳、插、并、摆、扣、碾脚等十余种步法和转、旋、缩、反等身法转换。整个套路造型优美，似操如舞，是一种观赏性很强的健身活动。

一、剑法特点

（一）意领剑行，剑身合一

　　这是三十二式太极剑剑法特点。三十二式太极剑与二十四式简化太极拳一样，具有心静体松、神态自然、以意运身、重意不重力的特点。太极剑用意对象更多集中于剑体，强调用意导剑，剑随意动，使本为身外之物的剑，通过意的引导、肌肉用力、变换把法，从而实现剑与身的高度统一。

（二）圈化圈发，避实击虚

　　这是三十二式太极剑运动的技击特点。正如《太极拳论》所言"太极拳无非一圈也"，这个圈就像一个太极图，寓含了太极拳讲求化引走圈的特点，太极剑更是如此，这也是剑体双刃轻薄形制所决定的。太极剑讲究圈化圈发，上半圈粘化对方，下半圈化而发之，符合太极拳"引进落空合即出"的拳理。和其他剑术比，太极剑更注重粘连、化发技法。如对方直剑向我头部劈来，我用剑接对方来剑听其劲向，先向自己身体方向划半圈引化对方直力。若对方急于抽剑，则是助我一臂之力，我即翻腕反压对方来剑走后半圈削击对方头部。此势在太极剑中为"云摩三舞"势，充分体现了粘、化、发的特点，不与对方兵械直力相碰，而是走圈化力，避实击虚，"随屈就伸，蓄而后发"，所以在传统太极剑对练中有沾粘剑之说。

（三）以腰带剑，劲透剑身

这是三十二式太极剑劲力特点。太极拳术中有"劲起于脚跟""由脚而腿，由腿而腰，由腰而手，由手而形于手指""总需完整一气"的劲力要求，太极剑亦是如此。腰是全身的枢纽，腰为主宰，要由下而上，由内而外，由手而剑，一动俱动，用腰带剑运行。发剑时，从脚上起劲，透过腰，将内劲节节传到剑身，作用于对方，剑理称之为"发于腰脊、透过臂腕、达于剑尖"。同时，太极剑由于持剑后手臂"加长"，更须注重劲贯剑尖及全部剑体。

（四）手空剑活，剑法灵巧

这是太极剑把法的特点。剑论《心空歌》曰："手心空，使剑活。"太极剑把法要求手心空，手的力度适中，既不能太松，太松则剑与臂分离，劲力传不到剑上，技击中易被对方击掉手中剑；也不能太紧，太紧则死把变化不活，僵直死板，劲亦不能传到剑身，更不能贯于剑尖。因此，应该细心体悟手的用力度，以确感手与剑似胶如漆相合最佳，这样剑法才能灵活多变。另外，还要注意在手心空的基础上变换握法。

（五）先大后小，弧圈相连

这是三十二式太极剑练法的特点。太极拳要求"先求开展，后求紧凑"，太极剑亦要求剑圈先大后小，随着技法的提高适当缩小圈，这主要出于太极剑技击的需要。但是，所谓的大圈与小圈也是相对的，大剑圈运行路线长而速度慢，但其转动半径大，力度强；小剑圈则正好相反，所以大小剑圈应协调统一。太极剑剑法之间、动作之间多以弧形与圆圈相连，没有直角的进击，练习上应以弧线、圈形来衔接动作，要腰身带动和手腕的翻旋，使剑走圆势，自然合顺相接，给人以圆活自然之感。

二、练习要领

（一）手型手法

三十二式太极剑一般右手持剑，不持剑的手握成剑指，即食指、中指并拢伸直，其余三指屈握于掌心，大拇指扣压于无名指和小指远端骨节或指甲。

（二）步型步法

三十二式太极剑有弓步、虚步、仆步、独立步、并步、丁步、侧弓步七种步型，以及进、退、上、撤、跟、跳、插、并、摆、扣、碾脚等十余种步法。太极剑的步法要求基本与太极拳相同，练习时应做到进退转换轻灵稳健，虚实分明，前进时脚跟先着地，后退时前脚掌先着地，重心移动平稳、均匀、清楚。双脚距离和跨度要适当，脚掌和脚跟碾转要合度，膝部要松活自然。

直腿时，膝部不可僵挺。

（三）腿法脚法

腿法主要有蹬脚、分脚、震脚、摆腿、后举腿五种，各种腿法要求支撑腿稳定，膝关节自然放松，保持重心上下中立平稳。

（四）身型身法

头正颈直，下颌微收，沉肩垂肘，胸背舒展，腰脊正直，灵活运转，松胯敛臀，膝踝灵活。身型身法总体要求端正自然、不偏不倚，舒展大方、运转灵活，以腰为轴带动上下，动作连贯。

（五）眼法心法

通过眼法表现动作意向和传神，使各个动作之间有机联系。定势时，要求眼看前方剑指或剑，姿势转换时要全神贯注，心随意动，势动神随，神态自然。

（六）剑法

剑法主要包括点剑、刺剑、扫剑、带剑、劈剑、抽剑、截剑、撩剑、拦剑、托剑、挂剑、崩剑、抹剑等13种常用剑法，总体要求剑法清楚、力点准确，剑法和剑力变化清晰。整套动作舒展大方，衔接圆活连贯，造型优美，如行云流水。

三、剑法操作

1. 预备式

身体正直，两脚并立，脚尖向前，眼睛平视，虚领顶颈，两臂自然垂于身体两侧；左手持剑，剑尖向上，剑身竖直，右手握为剑指，手心向内（图5-3-1）。

要点：上体要自然，不要故意挺胸、收腹。剑身在左臂后不要触及身体。两肩自然松沉。

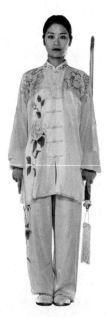

图5-3-1

2. 起势

（1）左脚向左分开半步，两脚平行，与肩同宽，右剑指内旋，掌心转向身后（图5-3-2）。

（2）右手握成剑指，两臂慢慢向前平举，高与肩平，手心向下；眼看前方（图5-3-3）。

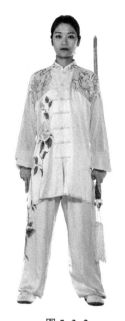
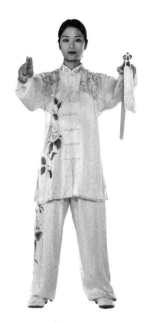

图5-3-2　　　　　　　　　　　　　图5-3-3

（3）上体略向右转，身体重心移于右腿，屈膝下蹲，然后再向左转体，左腿提起向左侧前方迈出，成左弓步；左手持剑随即经体前向左下方搂出，停于左胯旁，剑立于左臂后，剑尖向上；同时右手剑指下落转成掌心向上。由右后方屈肘上举经耳旁随转动方向向前指出，高与眼平。眼先向右视，然后向前视右剑指（图5-3-4、5-3-5）。

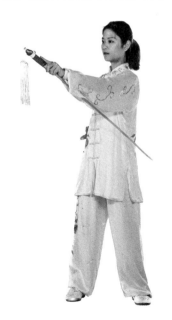
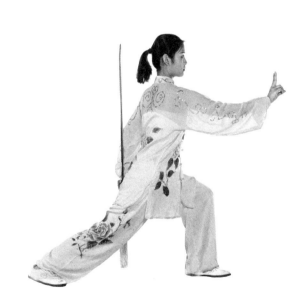

图5-3-4　　　　　　　　　　　　　图5-3-5

（4）左臂屈肘上提，左手持剑（手心向下）经胸前从右手上穿出，右剑指翻转，手心向上并慢慢下落撤至右后方（手心仍向上），两臂前后展平，身体右转（图5-3-6）；与此同时，右腿提起向前横落，脚尖外撇，两腿交叉，膝部弯屈，左脚跟离地，身体稍向下坐，成半坐盘势；眼向后看右手。

（5）右脚和左手持剑的位置不动，左脚前进一步，成左弓步；同时身体向左扭转，右手剑指随之经头部右上方向前落于剑把之上，准备接剑；眼平看前方（图5-3-7）。

要点：转体、迈步和两臂动作要协调柔和，两臂不要硬直，两肩要松，上体保持自然。

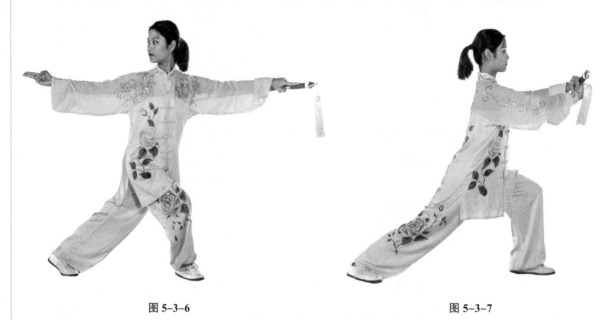

图 5-3-6　　　　　　　　　　　　　　　　　　　　　　图 5-3-7

第一段

1. 并步点剑

左手食指向中指一侧靠拢，右手松开剑指，虎口对着护手，将剑接换，并使剑在身体左侧划一立圈，然后剑尖向前下点，剑尖略向下垂，右臂要平直；左手变成剑指，附于右手腕部；同时右脚前进向左脚靠拢并齐，脚尖向前，身体略向下蹲；眼看剑尖。（图5-3-8）

要点：剑身向前绕环时，两臂不可高举。右手握剑划圆只用手腕绕环。点剑时，力注剑尖。肩要下沉，上体正直。

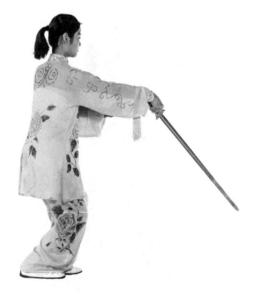

图 5-3-8

2. 独立反刺

（1）右脚向右后方撤一步，随即身体右后转，然后左脚收至右脚内侧，脚尖点地（图5-3-9）；同时，右手持剑经体前下方撤至右后方，右腕翻转，剑尖上挑；左手剑指随剑回撤，停于右肩旁；眼看剑尖（图5-3-10）。

（2）上体左转，左膝提起，成独立式，脚尖下垂；同时右手渐渐上举，使剑经头部前上方向前刺出（拇指向下，作反手立剑），剑尖略低，力注剑尖；左手剑指则经下颔处随转体向前指出，高与眼平；眼看剑指（图5-3-11）。

要点：分解动作中间不要间断。独立姿势要稳定，身体不可前俯后仰，右手持剑抽撤时应落臂沉腕，剑尖自然抬起。

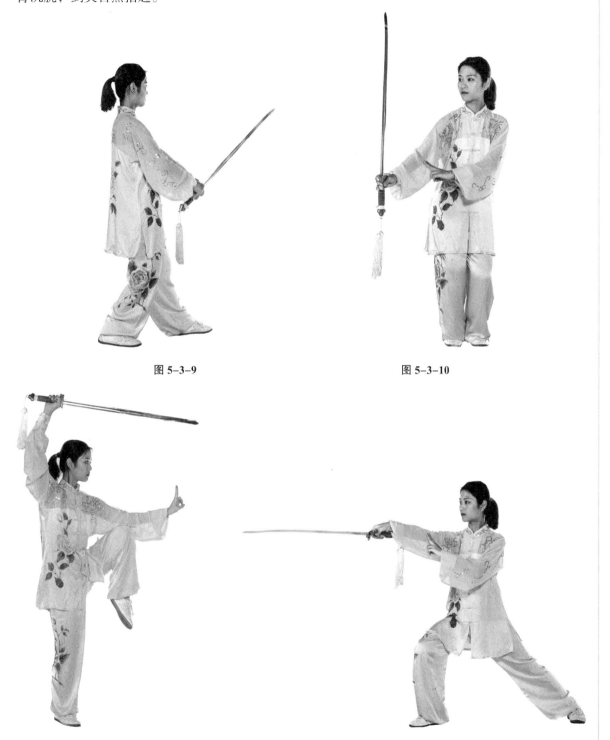

图5-3-9   图5-3-10

图5-3-11   图5-3-12

3. 仆步横扫

（1）上体右后转，剑随转体向右后方劈下，右臂与剑平直，左剑指落于右手腕部；在转体的同时，右膝前弓，左腿向左横落撤步，膝部伸直；眼看剑尖。（图5-3-12）

（2）身体向左转，左手剑指经体前顺左肋反插，向后、向左上方划弧举起至左额前上方，手心斜向上；右手持剑翻掌，手心向上，使剑由下向左上方平扫，力在剑刃中部，剑高与胸平；在转体的同时，右膝弯屈成半仆步；此势不停，接着身体重心逐渐前移，左脚尖外撇，左腿屈膝，右脚尖里扣，右腿自然伸直，变成左弓步；眼看剑尖。（图 5-3-13）

要点：以上两个分解动作，要连贯进行。弓步时，身体保持正直。

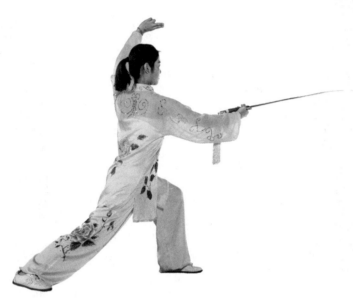

图 5-3-13

4. 向右平带

右腿提起经左腿内侧向右前方跨出一步，成右弓步；同时，右手剑向前引伸，然后翻转手心向下，将剑向右斜方慢慢回带，屈肘握剑手带至右肋前方，力在右剑刃，剑尖略高于手；左手剑指下落附于右手腕部；眼看剑尖。（图 5-3-14）

要点：带剑时，应右前往后抽带，不要横向右推或向右前方扫剑。剑的回带和弓步屈膝动作要一致。

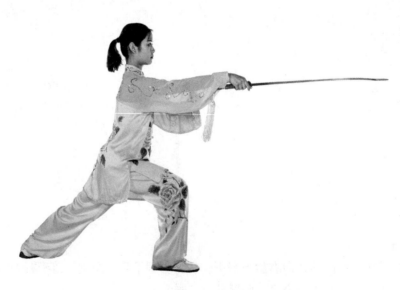

图 5-3-14

5. 向左平带

右手剑向前引伸，并慢慢翻掌将剑向左斜方回带，屈肘握剑手带至左肋前方，力在左剑刃，左手剑指经体前左肋向左上方划弧举起至左额上方，手心斜向上；与此同时，左脚经右腿内侧向左前方迈出一步，成左弓步；眼看剑尖。（图 5-3-15）

要点：与向右平带的要点相同。

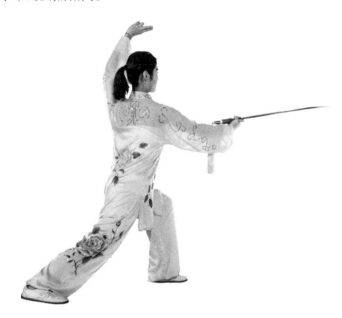

图 5-3-15

6. 独立抡劈

右脚前进到左脚内侧，脚尖着地；左手从头部左上方落至右腕部（图 5-3-16）；然后身体左转，右手抽剑由前向下、向后划弧，经身体左下方旋臂翻腕上举，向前下方正手立剑劈下，力在剑下刃；左手剑指则由身体左侧向下、向后转至左额上方，掌心斜向上（图 5-3-17）；在抡劈剑的同时，右脚前进一步，左腿屈膝提起，成独立步；眼看剑尖（图 5-3-18）。

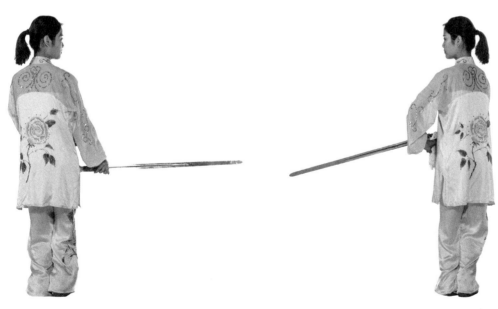

图 5-3-16　　　　　　　　　　　　　　　图 5-3-17

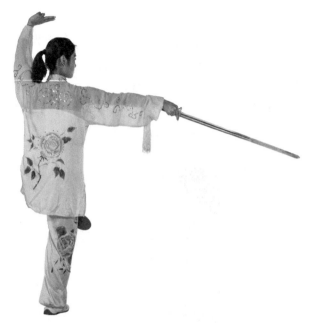

图 5-3-18

要点：劈剑时，身体和头部先向左转，然后随剑的抢劈方向再转向前方。提膝和劈剑要协调一致。整个动作过程要连贯不停。

7. 退步回抽

左脚向后落下，屈膝，右脚随之撤回半步，脚尖点地，成右虚步；同时，右手剑抽回，剑把靠近左肋旁边，手心向里，剑面与身体平行，剑尖斜向上；左手剑指下落附于剑把上；眼看剑尖。（图 5-3-19）

要点：右脚回撤与剑的回抽动作要一致；上体要正直。

8. 独立上刺

身体微向右转，面向前方，右脚前进一步，左腿屈膝提起，成独立步；同时，右手剑向前上方刺出（手心向上），力注剑尖，剑尖高与眼平；左手仍附在右手腕部；眼看剑尖。（图 5-3-20）

要点：身体微向前倾，但不要故意挺胸。独立式要平衡稳定。

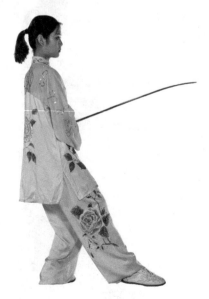

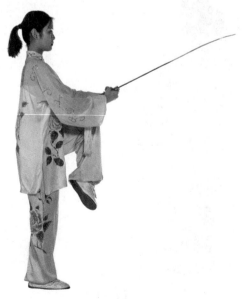

图 5-3-19　　　　　　　　　　　　　　　图 5-3-20

第二段

9. 虚步下截

左脚向左后方落步，右脚随即微向后撤，脚尖点地，成右虚步；同时，右手剑先随身体左转再随身体右转经体前向右、向下按（截），力注剑刃，剑尖略下垂，高与膝平；左剑指由左后方绕行至左额上方（掌心斜向上）；眼平视右前方。（图 5-3-21）

要点：右脚变虚步与剑向下截要协调一致。如面向南起势，此式虚步方向正东偏北（约 30°）。上体右转，面向东南。

10. 左弓步刺

右脚向右后方回撤一步，左脚收至右腿内侧后再向左前方迈出，成左弓步，面向左前方；同时，右手剑随身体转动经面前向后、向下抽卷，再向左前方刺出，手心向上，力注剑尖；左手剑指向右、向下落，经体前再向左、向上绕行至左额上方，手心斜向上，臂要撑圆；眼看剑尖。（图 5-3-22）

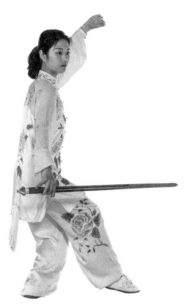

图 5-3-21

要点：右手回撤时，前臂先外旋再内旋（手心先转向外，再向下，再转向上），从右腰部将剑刺出。左剑指绕行时要先落在右手腕部再分开转向头上方。弓步方向为东偏北（约 30°）。

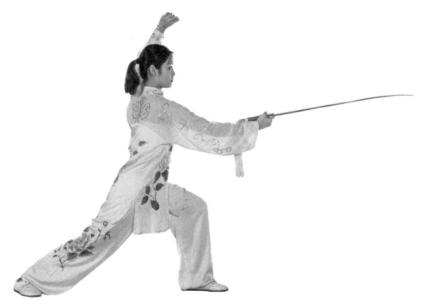

图 5-3-22

11. 转身斜带

（1）身体重心后移，左脚尖里扣，上体右转，随后身体重心又移至左脚上，右腿提起，贴在左腿内侧；同时，右手剑收回横置胸前，掌心仍向上；左剑指落在右手腕部；眼看左方（图 5-3-23、5-3-24）。

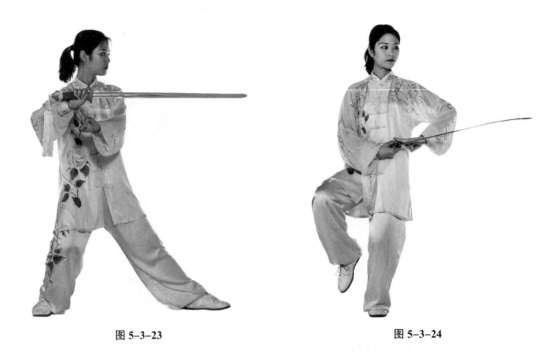

图 5-3-23　　　　　　　　　　　　　　　　　　图 5-3-24

（2）上式不停，向右后方转体，右脚向左侧方迈出，成右弓步；同时右手剑随转体翻腕，掌心向下并向身体右侧外带（剑尖略高），力在剑刃外侧；左剑指仍附于右手腕部；眼看剑尖。（图5-3-25）

要点：身体重心移动、向右侧方迈出做右弓步，须与向右后转的动作一致，力求平稳、协调。转身斜带弓步方向应转为正西偏北（约30°）。

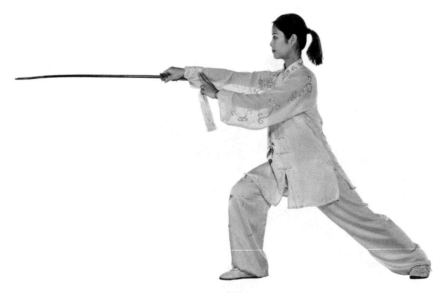

图 5-3-25

12. 缩身斜带

左腿提起后再向原位置落下，身体重心移于左腿，右脚撤到左脚内侧，脚尖点地；同时，右手翻掌手心向上并使剑向左侧回带（剑尖略高），力在剑刃外侧；左手剑指随即由体前向下反插，再向后，向上绕行划弧重落于右手腕部；眼看剑尖（图5-3-26、5-3-27、5-3-28）。

要点：剑回带时，身体也随着向左扭转。身体后坐时，臀部不要凸出。

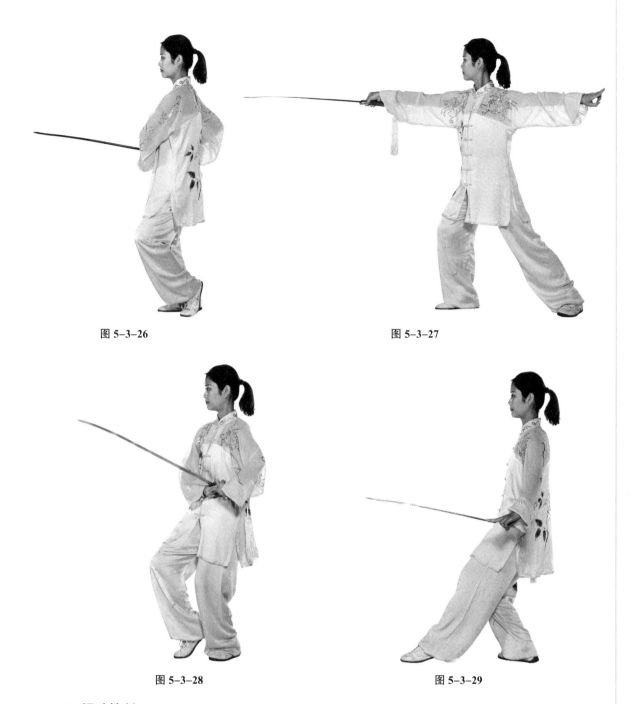

图 5-3-26

图 5-3-27

图 5-3-28

图 5-3-29

13. 提膝捧剑

（1）右脚后退一步，左脚也微向后撤，脚尖着地；同时两手平行分开，手心都向下，剑身斜置于身体右侧，剑尖位于体前，左剑指置于身体左侧。（图 5-3-29）

（2）左脚略向前进，右膝向前提起成独立式；同时右手剑把与左手（剑指变掌）在胸前相合，左手捧托在右手背下，臂微屈，剑在胸前，剑身直向前方，剑尖略高；眼看前方。（图 5-3-30）

要点：以上两个分解动作要连贯不停。独立步左腿自然蹬直，右腿提膝，脚尖下垂。上体保持自然。

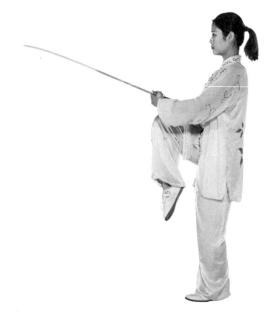

图 5-3-30

14. 跳步平刺

（1）右脚向前落下，身体重心前移，然后右脚尖用力蹬地，左脚随即前进一步踏实，右脚在左脚将落未落地时，迅速向左腿内侧收拢（脚不落地）；同时，两手捧剑先微向回收，紧接随右脚落地再直向前伸刺，然后随左脚落地两手分开撒回身体两侧，两手手心都向下，左手再变剑指；眼看前方。（图 5-3-31、5-3-32）

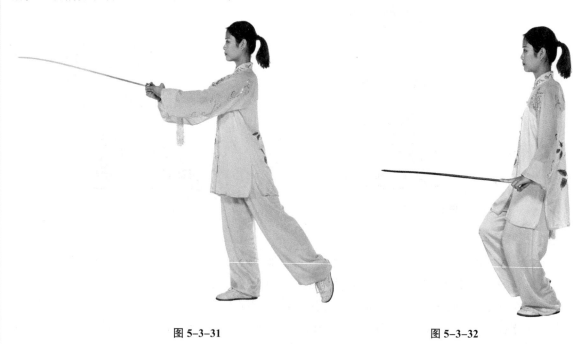

图 5-3-31   图 5-3-32

（2）右脚再向前上一步，成右弓步；同时，右手剑向前平刺（手心向上），力注剑尖；左手剑指由左后方上举，绕至左额上方，手心斜向上；眼看剑尖。（图 5-3-33）

要点：两手先略向回收，再与右脚落地同时向前伸。左脚落地要与两手回撒动作一致。刺出后，剑要平稳。

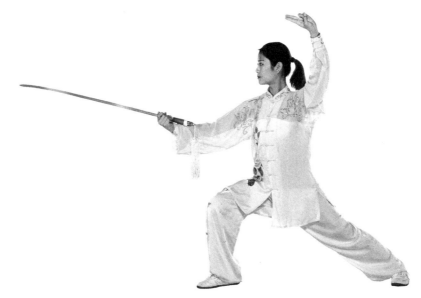

图 5-3-33

15. 左虚步撩

身体重心后移至左腿上，上体左转，右脚回收再向前垫步，脚尖外撇，再向右转体身体重心前移至右腿，左脚随即前进一步，脚尖着地，成左虚步；同时，右手剑随身体转动经左上方向后、向下、立剑向前撩出（前臂内旋，手心向外），力在剑刃前部，剑把停于头前，剑尖略低；左手剑指在上体左转时即下落附于右腕部，随右手绕转；眼看前方。（图 5-3-34、5-3-35）

要点：撩剑的路线必须划一个整圆；左手剑指须下落到左肋侧再与右手相合。

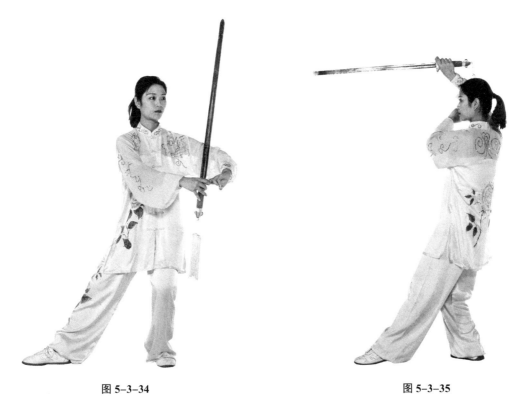

图 5-3-34　　　　　　　　　　　　　　　　图 5-3-35

16. 右弓步撩

身体先向右转，右手剑由上向后绕环，掌心向外，左剑指随剑绕行附于右臂内侧；随之左脚向前垫步，右脚继而前进一步，成右弓步；右手剑随着上右步由下向前立剑撩出（前臂外旋，手心向外），剑与肩平，剑尖略低，力在剑刃前部；左剑指则由下向上绕行至左额上方，手心斜向上；眼看前方。（图 5-3-36、5-3-37）

要点：剑向后绕环时，身体和眼神随着向后转。整个动作要连贯。

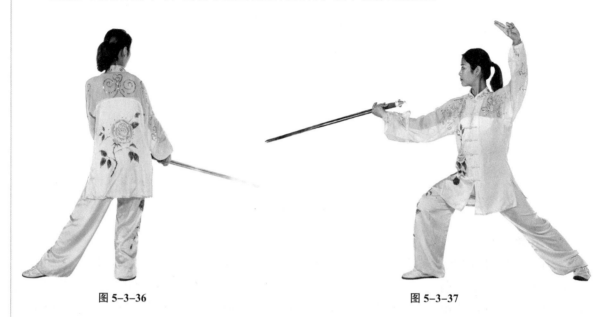

图 5-3-36　　　　　　　　　　　　　　　图 5-3-37

第三段

17. 转身回抽

（1）身体左转，重心后移，右脚尖里扣，左脚尖稍外展，右腿蹬直，成侧弓步；同时，右手将剑柄收引到胸前，剑身平直，剑尖向右后，左手剑指仍附于右腕上；然后身体再向左转，随转体右手剑向左前方劈下，力在剑刃（剑身要平），左手剑指附于右腕部；眼看剑尖。（图 5-3-38）

（2）身体重心后移至右腿，右膝稍屈，左脚回撤，脚尖点地，成左虚步；同时，右手剑抽回至身体右侧（剑尖略低）；左剑指收回再经胸前、下颏处向前指出，高与眼齐；眼看剑指。（图 5-3-39）

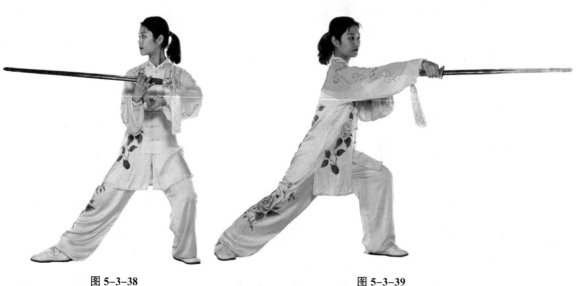

图 5-3-38　　　　　　　　　　　　　　　图 5-3-39

要点：第一动，向左转体时，要先扣右脚，再展左脚；右臂先屈回胸前再向左劈。第二动，左手剑指必须随后手收到腹前，再向上、向前指出。全部动作要协调。如果面向南起势，此式方向则为东偏南（约30°）。

18. 并步平刺

左脚略向左移，右脚靠拢左脚成并步，面向前方，身体直立；同时左剑指向左转并向右下方划弧，反转变掌捧托在右手下，然后双手捧剑向前平刺，手心向上，力注剑尖，高与胸平；眼看前方。（图5-3-40、5-3-41）

要点：剑刺出后两臂要微屈，并步和刺剑要一致。身体直立要自然，不要故意挺胸。如果面向南起势，刺剑的方向正东。

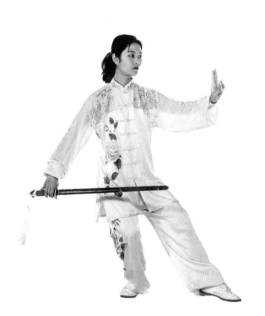 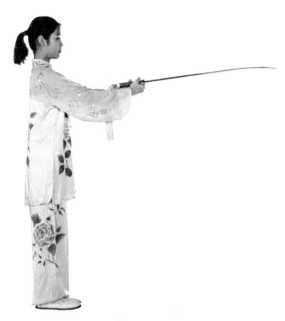

图 5-3-40　　　　　　　　　　　　　　　　图 5-3-41

19. 左弓步拦

右手剑翻腕后抽，随身体右转由前向右转动，再随身体左转经右后方向下、向左前方托起拦出，力在剑刃，剑身与头平，前臂外旋，手心斜向里；左剑指则向右、向下、向上绕行，停于左额上方，手心斜向上，在身体左转时左脚向左前方进一步，左腿屈膝，成左弓步；眼先随剑向右后看，最后平看前方。（图5-3-42、5-3-43）

要点：身体应随剑先向右转再向左转。右腿先微屈，然后迈左脚。左手剑指随右手绕行，到右上方之后再分开。

20. 右弓步拦

身体重心微向后移，左脚尖外撇，身体先向左转再向右转；在转体的同时，右脚经左脚内侧向右前方进一步，成右弓步；右手剑由左后方划一整圆向右前托起拦出（前臂内旋，手心向外），力在剑刃，剑身与头平；左剑指附于右手腕部；眼看前方。（图5-3-44）

要点：以上两动要连贯，剑须走一大圈，视线随剑移动。

21. 左弓步拦

身体重心微向后移，左脚尖外撇，其余动作及要点与前右弓步拦相同，只是方向左右相反。右手剑拦出时，右臂外旋，手心斜向内。（图5-3-45）

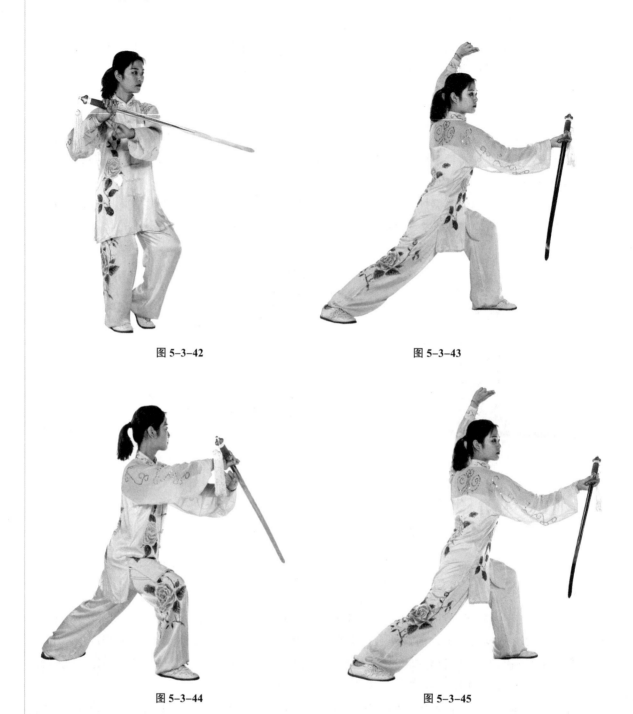

图 5-3-42   图 5-3-43

图 5-3-44   图 5-3-45

22. 进步反刺

（1）身体向右转，右脚向前横落盖步，脚尖外撇，左脚跟离地成半坐盘势；同时，右手剑剑尖下落，左剑指下落到右腕部，然后剑向后方立剑刺出，左剑指向前方指出，手心向下，两臂伸平，右手手心向体前；眼看剑尖。（图 5-3-46、5-3-47）

（2）身体左转，左脚前进一步，成左弓步，同时，右前臂向上弯屈，剑尖向上挑挂，继面向前刺出（前臂内旋，手心向外，成反立剑），力注剑尖，剑尖略低；左手剑指附于右腕部；眼看剑尖。（图 5-3-48）

要点：以上两动要连贯，弓步刺剑时身体不可太前俯。

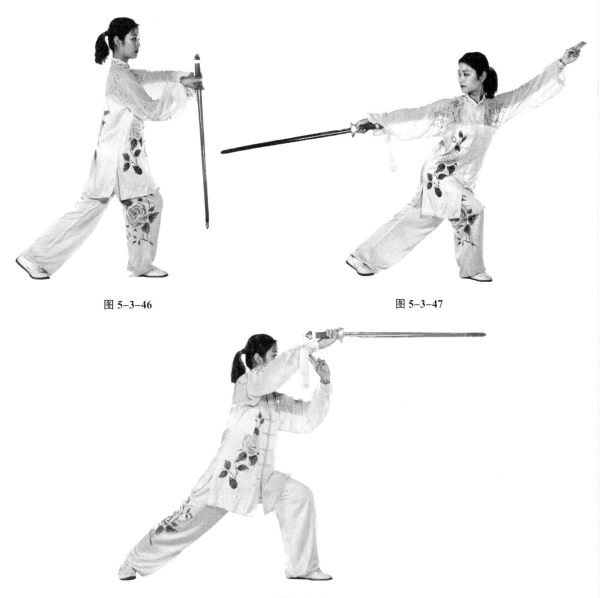

图 5-3-46　　　　　　　　　　　　　　　　　　图 5-3-47

图 5-3-48

23. 反身回劈

重心先移至右腿，左脚尖里扣，然后再移到左腿上；右脚提起收回（不停），身体右后转，右脚随即向前迈出成右弓步，面向中线右前方；同时，右手剑随转体由上向右后方劈下，力在剑刃；左手剑指由体前经左下方转在左额上方，手心斜向上；眼看剑尖。（图 5-3-49）

要点：劈剑、转体和迈右脚成弓步要协调一致。弓步和劈剑方向为正西偏北（约 30°）。

24. 虚步点剑

左脚提起，上体左转，左脚向起势方向垫步，脚尖外撇，随即右脚提起落在左脚前，脚尖点地，成右虚步；同时，右手剑随转体划弧上举向前下方点出，右臂平直，剑尖下垂，力注剑尖；左剑指下落经身体左侧向上绕行，在体前与右手相合，附于右腕部；眼看剑尖。（图 5-3-50）

要点：点剑时，腕部用力，使力量达于剑尖；点剑与右脚落地要协调一致；身体保持正直；虚步和点剑方向与起势方向相同。

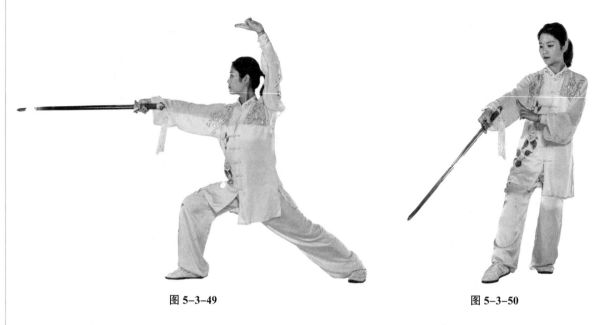

图 5-3-49   图 5-3-50

第四段

25. 独立平托

右脚向左腿的左后方倒插步，两脚以脚掌为轴向右转体（仍成面向前方），随即左膝提起成右独立步，在转体的同时，剑由体前先向左、向下绕环，然后随向右转体动作向右上方托起，剑身略平，稍高于头，力在剑刃上侧，左剑指仍附于右腕部；眼看前方。（图 5-3-51）

要点：撤右腿时，右脚掌先落地，然后再以脚掌为轴向右转体。身体不要前俯后仰；提膝和向上托剑动作要一致；右腿自然伸直。

26. 弓步挂劈

（1）左脚向前横落，身体左转，两腿交叉成半坐盘式，右脚跟离地，同时右手剑向身体左后方穿挂，剑尖向后；左剑指仍附右腕上；眼向后看剑尖。（图 5-3-52）

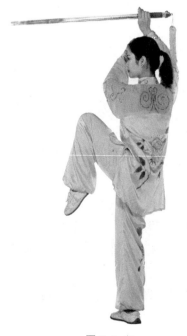
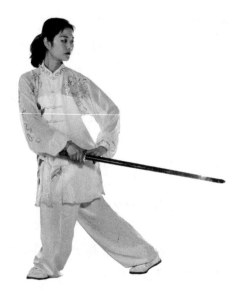

图 5-3-51   图 5-3-52

（2）右手剑由左侧翻腕向上再向前劈下，剑身要平，力在剑刃；左剑指则经左后方上绕至左额上方，手心斜向上；同时，右脚前进一步，成右弓步；眼向前看剑尖。（图5-3-53）

要点：身体要先向左转再向右转，视线随剑移动。

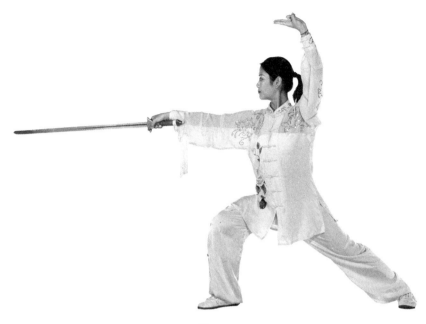

图 5-3-53

27. 虚步抡劈

（1）重心略后移，身体右转，右脚尖外撇，左脚跟离地成交叉步；同时，右手剑由右侧下方向后反手撩平，左剑指落于右肩前；眼向后看剑尖。（图5-3-54）

（2）左脚向前垫一步，脚尖外撇，身体左转，随即右脚前进一步，脚尖着地，成右虚步；与此同时，右手剑由右后翻臂上举再向前劈下，剑尖与膝同高，力在剑刃；左剑指自右肩前下落经体前向左上划圆再落于右前臂内侧；眼看前下方。（图5-3-55）

要点；以上两个分解动作要连贯，中间不要停顿。

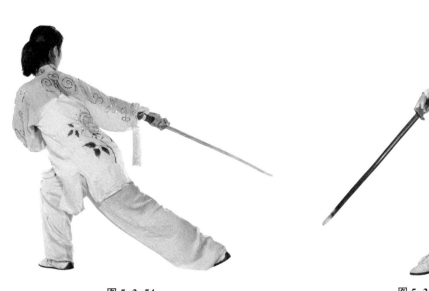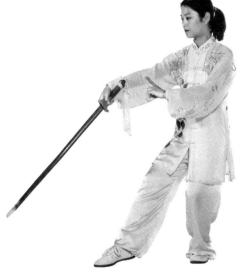

图 5-3-54　　　　　　　　图 5-3-55

28. 撤步反击

上体右转，右脚提起向右后方撤一大步，左脚跟外转，左腿蹬直，成右侧弓步；同时，右手剑向右后上方斜削击出，力在剑刃前端，手心斜向上，剑尖斜向上，高与头平；左剑指向左下方分开平展，剑指略低于肩，手心向下；眼看剑尖。（图 5-3-56）

要点：右脚先向后撤，再蹬左脚。两手分开要与弓腿、转体动作一致。撤步和击剑方向为东北。

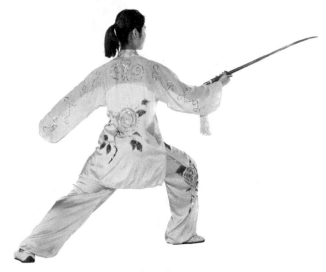

图 5-3-56

29. 进步平刺

（1）身体微向右后转，左脚提起贴靠于右腿内侧；同时右手翻掌向下，剑身收回于右肩前，剑尖斜向左前；左剑指向上绕行落在右肩前；眼向前看。（图 5-3-57）

（2）身体向左后转，左脚垫步，脚尖外撇，继而右脚前进一步，成右弓步；同时，右手剑随转体动作向前方刺出，力贯剑尖，手心向上；左剑指经体前顺左肋反插，向后再向左上绕至左额上方，手心斜向上；眼看剑尖。（图 5-3-58）

要点：左腿提起时，靠近右腿后再转身落步，待左腿稳定后再进右步，上下须协调一致。

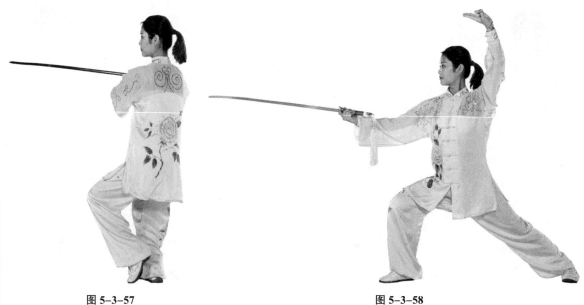

图 5-3-57   图 5-3-58

30. 丁步回抽

身体重心后移，右脚撤至左脚内侧，脚尖点地，成右丁步；同时，右手剑屈肘回抽（手心向里），剑把置于左肋部，剑身斜立，剑尖斜向上，剑面与身体平行；左剑指落于剑把之上；眼看剑尖。（图5-3-59）

要点：右脚回收和剑回抽要一致。上体须正直。

31. 旋转平抹

（1）右脚提起向前落步外摆（两脚成八字形）；同时上体稍右转，右手翻掌向下，剑身横置胸前。（图5-3-60）

（2）身体重心移于右腿，上体继续右转，左脚随即向右脚前扣步，两脚尖斜相对（成内八字形），然后以左脚掌为轴向右后转身，右脚随转体向中线侧方后撤一步，左脚随之稍后收，脚尖点地，成左虚步；同时，右手剑随转体由左向右平抹，力在剑刃外侧，然后在变左虚步同时，两手向左右分开，置于两胯旁，手心都向下，剑身斜置身体右侧，剑尖位于体前；身体恢复起势方向，眼平看前方。（图5-3-61、5-3-62）

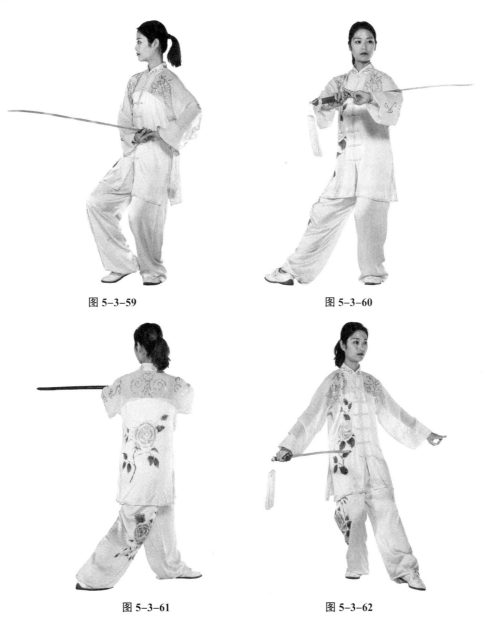

图 5-3-59　　　　　　　　　　　　图 5-3-60

图 5-3-61　　　　　　　　　　　　图 5-3-62

要点：移步转身要平稳自然，不要低头弯腰，速度要均匀。由"丁步回抽"到"旋转平抹"完成，转体约360°，身体方向回到起势方向。

32. 弓步直刺

左脚向前进半步，成左弓步；同时，右手剑立剑直向前刺出，高与胸平，力注剑尖；左剑指附在右手腕部；眼看前方。（图 5-3-63、5-3-64）

要点：弓步、刺剑要动作一致。

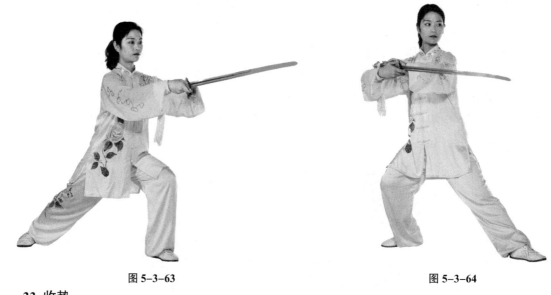

图 5-3-63 图 5-3-64

33. 收势

（1）身体重心后移，随即身体向右转；同时，右手剑向右后回抽，手心仍向内；左手也随即屈肘回收（两手心内外相对）；接握剑的护手，眼看剑身。（图 5-3-65）

（2）身体左转，身体重心再移到左腿，右脚向前跟进半步，与左脚成开立步（与肩同宽，脚尖向前）；同时，左手接剑（反握），经体前下落垂于身体左侧；右手变成剑指向下、向右后划弧上举，再向前、向下落于身体右侧；全身放松；眼平看前方。（图 5-3-66、5-3-67）

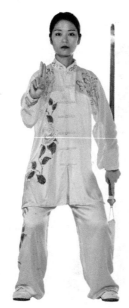 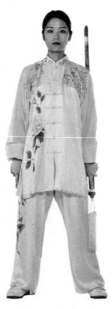 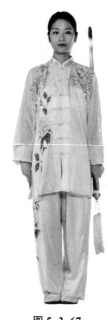

图 5-3-65 图 5-3-66 图 5-3-67

第四节　四十二式太极拳

四十二式太极拳（又称四十二式太极拳竞赛套路）是由中国武术研究院于1989年组织国内著名教练员、太极拳名家和部分优秀运动员，在原有的四十八式太极拳基础上创编的新竞赛套路。1990年，该套路被列入北京亚运会武术比赛规定内容，随后成为国家正式比赛项目。四十二式太极拳因其舒展大方，轻松柔和，受到广大太极拳习练者的喜爱，在全世界范围内广为流传，成为较有影响力的太极拳习练和竞赛的套路之一。

一、拳法特点

（一）刚柔相济，动静相合

有刚而无柔的劲缺乏韧性，易折易损；有柔而无刚的劲缺乏爆发力也无技击的实用价值。只有刚柔相济，在实践上才有较高的意义。四十二式太极拳是以杨式太极拳为基础，动作外形严格规范，气势舒展大方，同时又吸收了陈、杨、吴、孙式太极拳动作，将各式太极拳刚劲和柔劲糅合在整个套路中，运劲既可绵柔长远，发劲又可刚劲有力，速度快慢有节，匀速有变，招式间刚中寓柔，柔中寓刚。

（二）博采众长，兼容并蓄

四十二式太极拳与本章第二节所学习的二十四式太极拳有很多显著不同，不能简单认为是动作的增加和难度的增大。实际上，四十二式太极拳在动作安排和设计上，将各家太极拳进行了合理科学的混编。一般可以认为：整体上以杨式为主，而各段各有特点，例如第一段以杨式动作为主，外形舒展大方，柔和缓慢；第二段突出了吴式太极拳的手法、孙式太极拳的步法以及陈式太极拳的发力动作特点；第三段云手以杨式为主，兼有吴式提膝攀收勾脚尖的动作；第四段仍以杨式动作为主体，强调立身中正，周身安舒，圆活连贯。明确了上述各段编排特点，在教学过程中可以更好地掌握本套拳法。

（三）内外兼修，形神合一

形体导引和呼吸吐纳是我国源远流长的养身术的核心，始终强调内外兼修的修习原则，以及追求形神合一为修炼重点。四十二式太极拳把传统导引吐纳术中的呼吸吐纳与太极拳动作的手、眼、身、步、法进行有机协调，使其成为内外兼修，形神合一的整体性健身运动，这将有助于提升全身运动功能，提高拳术的搏击技巧，以及增加运动控制的稳定性和协调性。

二、练习要领

（一）调形调息，保持松静

首先要让大脑安静下来，保持足够的注意力，然后放松周身肌肉、关节和内脏器官。排除外界干扰因素影响，全神贯注投入到练拳中去。

（二）虚灵顶劲，尾闾中正

头正颈直，虚灵顶劲。口唇自然闭合，下颌向里收，舌放平。意在形先，动作要向何处，眼神先去，眼随手动，手到眼到，定式时目光须有固定之处。

（三）沉肩坠肘，坐腕舒指

肩要松沉平齐，不可一高一低。肘要松沉微屈。意贯指尖。

（四）含胸拔背，气沉丹田

锁骨平准对齐，胸肌放松，称作含胸。背肌也要放松，背肌骨节微有上提之意，背部皮肤有绷紧的感觉，称作拔背。意守丹田，阳气下行，增加动作稳定性。

（五）以腰为轴，上下相随

腰为主宰，带动四肢运动。腰腹部伸展折叠，胸背部亦随之转动，进而带动四肢的缠绕圆转，内外合一，一气呵成，做到上下呼应，融为一体，内外、上下、左右、前后要协调一致。

（六）步法灵活、虚实分明

运劲如抽丝，迈步如猫行。运动时两腿要分清虚实，随着重心的转移，两足要交替支撑重心，以保持全身的平衡。

三、拳法操作

第一段

1. 起势

（1）并脚站立：身体保持自然直立，两脚并拢；两手轻贴大腿侧，头颈端正，胸腹舒松，精神集中，呼吸自然，眼视前方。（图5-4-1）

（2）左脚开立：左脚向左轻轻开步，与肩同宽，脚尖朝前；两手慢慢向前平举，与肩同高，与肩同宽，手心向下。（图5-4-2）

（3）屈膝按掌：上体正直，两腿缓缓屈膝半蹲；两掌下按，落于腹前，掌膝相对。（图5-4-3）

要点：重心放在两腿之间。两臂下按和身体下蹲的动作要协调一致。屈膝要松腰、松胯，臀部不可凸出，两臂要沉肩垂肘，手指自然微屈。

2. 右揽雀尾

（1）丁步抱球：重心左移，身体右转，右脚外撇；右臂屈抬，手心向下，左手翻转向右划弧至右腹前，手心向上，两手相对如抱球状；重心右移，左脚收回右脚内侧；眼视右手。（图5-4-4）

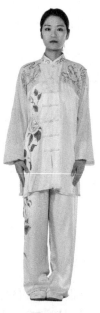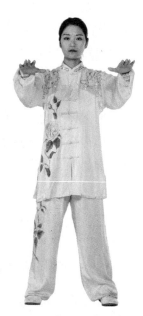

图5-4-1　　　图5-4-2

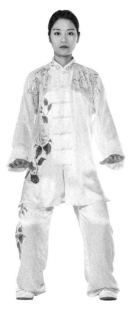
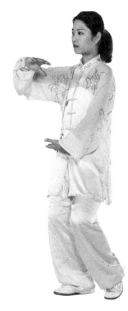

图 5-4-3　　　　　　　　　　　　　图 5-4-4

（2）弓步掤臂：上体左转，左脚上步，重心前移成左弓步；左手前掤，与肩同高，手心向内，右手下按，落于胯旁，手心向下，两臂微屈；眼视左臂。（图 5-4-5）

（3）丁步抱球：上体微左转，右脚收至左脚内侧；左手翻下右手翻上，两手成抱球；眼视左掌。（图 5-4-6）

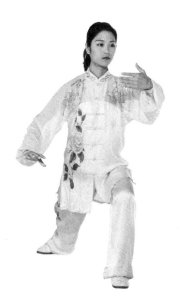
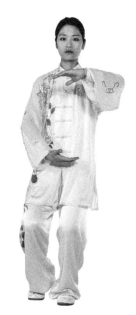

图 5-4-5　　　　　　　　　　　　　图 5-4-6

（4）弓步掤臂：上体右转，右脚向右迈出一步，脚跟着地，重心前移成右弓步；右臂前掤，与肩同高，左臂下按，落于左胯旁；眼视右臂。（图 5-4-7）

（5）两掌前伸：右掌前伸，掌心向下，左掌同时翻转前送。（图 5-4-8）

（6）后坐下捋：重心后移；两掌向下后捋至腹前。（图 5-4-9）

（7）转体搭手：右臂屈肘横于胸前，掌心向内，左臂搭于右腕内侧，掌心向外。（图 5-4-10）

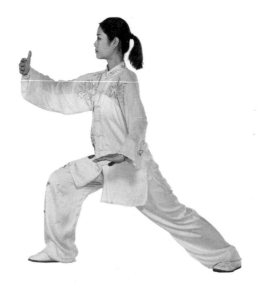

图 5-4-7

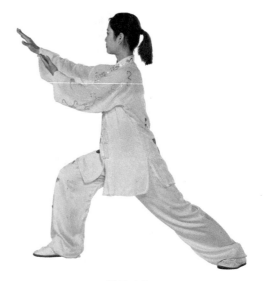

图 5-4-8

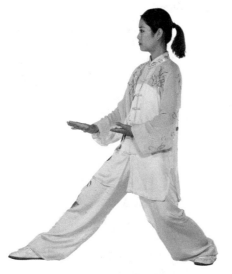

图 5-4-9

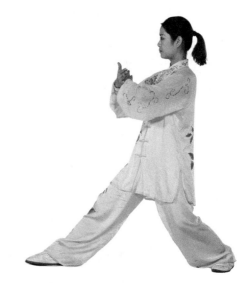

图 5-4-10

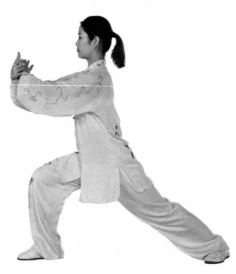

图 5-4-11

（8）弓步前挤：重心前移成右弓步；两手同时向前挤出，两臂撑圆；眼视前方。（图5-4-11）

（9）扣脚旋掌：重心左移，上体右转，右脚上翘；右臂屈肘平划弧至右肩前，左手随右腕划弧。（图 5-4-12）

（10）丁步按掌：右脚内扣落地，上体微右转，重心右移，左脚收回，脚尖着地成丁步；右掌向右立掌按出，掌心向外，左掌附于右腕内侧；眼视右掌。（图 5-4-13）

要点：掤、捋、挤式应体现杨式太极拳舒展大方的特点；云手则要体现吴式太极拳圆活细腻的特点；下按中的跟步要表现出孙式太极拳轻灵平稳的特点。掤出时，两臂前后均保持弧形，掤出、松腰、弓腿三者必须协调一致。下捋时，上体不可前倾，臀部不要凸出，两臂下捋须随腰旋转，仍走弧线，左脚全脚掌着地。向前挤时，上体要正直，挤的动作要与弓腿相一致。

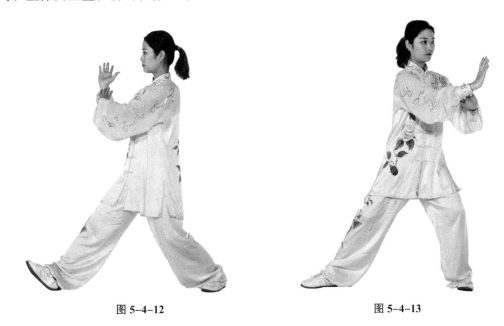

图 5-4-12　　　　　　　　　　　　　图 5-4-13

3. 左单鞭

上体左转，左脚向左迈一步，脚跟着地，重心前移成左弓步（图 5-4-14）；右掌变勾，左掌经面前翻转向前推出，掌心向前；眼视左掌（图 5-4-15）。

要点：左手向外翻掌前推时，要随转体，边翻边推出，上下肢动作要协调一致。单鞭时，上体保持正直，松腰，两肩下沉，左肘与左膝上下相对。

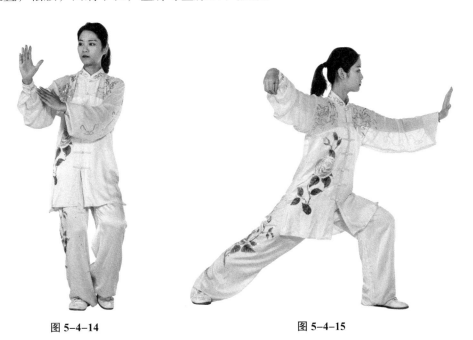

图 5-4-14　　　　　　　　　　　　　图 5-4-15

4. 提手

（1）扣脚摆掌：重心右移，上体右转，左脚内扣；左掌向右平摆划弧。（图 5-4-16）

（2）虚步合提：重心左移；右勾变掌，两手微提，上体右转，右脚提转，脚跟着地，脚尖上翘，成右虚步；两手相合，左掌合于右肘内侧；眼视右掌。（图 5-4-17）

要点：收右脚与上肢合抱要协调一致。虚步时，右脚跟着地，两臂微屈，沉肩垂肘，身体保持正直，要缩胯收臀，用腰部旋转以带动来回摆掌。

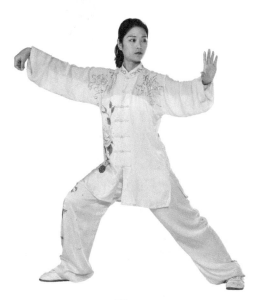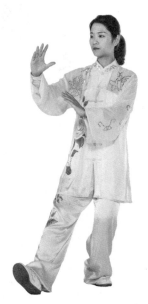

图 5-4-16　　　　　　　　　　　　　　图 5-4-17

5. 白鹤亮翅

（1）转身抱球：上体左转，右脚稍后撤，脚尖内扣；两手向左下方划弧，同时插抱，左上右下。（图 5-4-18）

（2）转腰带掌：重心后移，上体右转；两手合转。（图 5-4-19）

（3）虚步分掌：上体左转，左脚稍内收，脚尖点地成左虚步；右掌上提，左掌下按，两臂成弧形；眼视前方。（图 5-4-19）

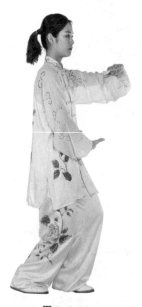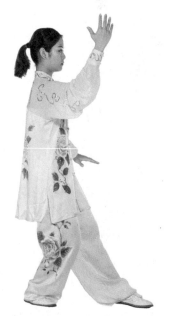

图 5-4-18　　　　　　　　　　　　　　图 5-4-19

要点：虚步时，上体保持正直，缩胯收臀。身体重心后移和右手上提，左手下按要协调一致。右手置于右额前，掌心向内，左掌按于左胯旁，掌心向下。

6. 搂膝拗步

（1）转体划弧：上体左转，右手随之向左向下划弧至头前下落。（图 5-4-20）

（2）收脚托掌：上体右转，右手向后划弧至右前方，左手向右划弧至右肋旁；左脚收回。（图 5-4-20）

（3）弓步搂推：上体左转，左脚上步，脚跟着地，重心前移，成左弓步；左手搂膝，右手推出；眼视右掌。（图 5-4-21）

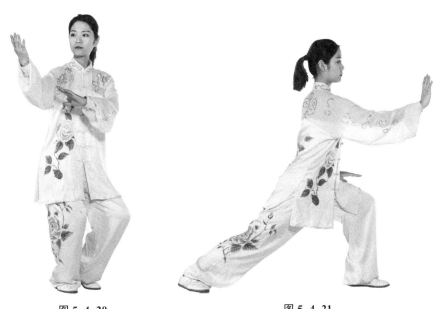

图 5-4-20　　　　　　　　　　　　　　图 5-4-21

（4）撇脚转体：重心右移，左脚外撇，上体左转，右手随之向左划弧，摆至左肋旁，左手向左上划弧，举至左前方。（图 5-4-22）

（5）收脚托掌：同前收脚托掌，唯左右相反。（图 5-4-23）

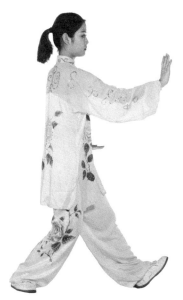
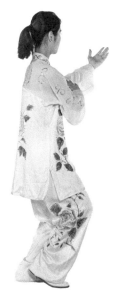

图 5-4-22　　　　　　　　　　　　　　图 5-4-23

（6）弓步搂推：同前弓步搂推，唯左右相反。（图 5-4-24、5-4-25）

要点：搂膝、推手与左腿上步屈膝弓步要协调一致。弓步时，两脚横间距离约 30cm。推掌时，须沉肩垂肘、坐腕舒掌，身体不可前俯后仰，要以腰部旋转以带动两臂运转。

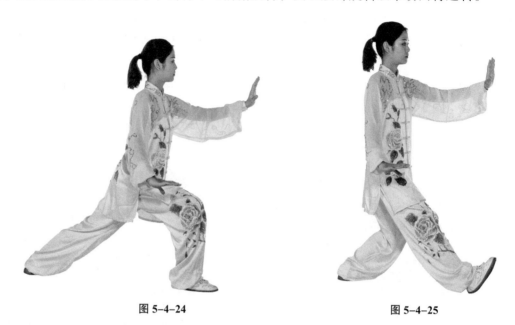

图 5-4-24   图 5-4-25

7. 撇身捶

（1）转身分掌：重心后移，右脚外撇，上体右转；左手前伸，右手向后；左脚收回；左手握拳，落于腹前，右手向前划弧，附于左臂内侧。（图 5-4-26）

（2）弓步撇拳：上体微左转，左脚上步，脚跟着地，重心前移，成左弓步；左拳经面前撇打，拳心斜向上，右手附于左臂内侧；眼视左拳。（图 5-4-27）

要点：收脚与上肢划弧要协调配合，弓步撇拳要随腰转动，上下一致。

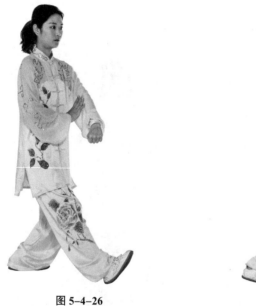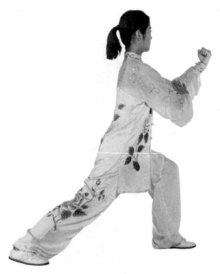

图 5-4-26   图 5-4-27

8. 捋挤势

（1）扣脚变掌：重心稍后移，左脚尖内扣，上体右转；左拳变掌，右掌向右划一平弧，收于

左臂内侧。（图 5-4-28）

（2）转体抹掌：重心前移，成左弓步；右掌平抹划弧穿出，掌心向下，左掌落于右肘内下，掌心向上。（图 5-4-29）

（3）收脚将掌：两掌后将，右掌至腹前，左掌至胯旁，右脚收回。（图 5-4-29）

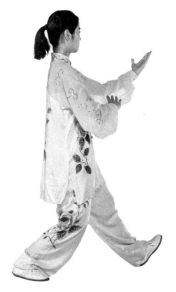
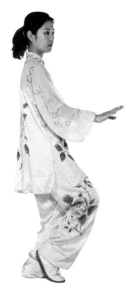

图 5-4-28　　　　　　　　　　　　图 5-4-29

（4）上步搭手：右脚向右前方上步，脚跟着地；同时两臂交叉，收于胸前，掌心相对。（图 5-4-30）

（5）弓步前挤：重心前移，成右弓步；两臂挤出，右掌心向内，左掌贴于右腕内侧，掌心向外；眼视右掌。（图 5-4-31）

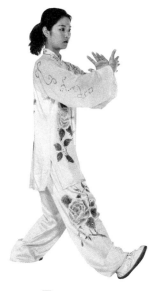
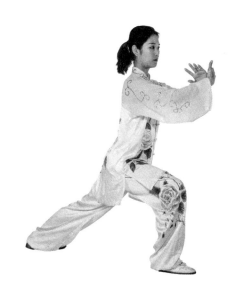

图 5-4-30　　　　　　　　　　　　图 5-4-31

（6）扣脚开掌：重心后移，右脚尖内扣，上体左转；右掌翻转向上，左掌划一小弧从右前臂上穿出。（图 5-4-32）

（7）转体抹掌：同前转体抹掌，唯左右相反。（图 5-4-33）

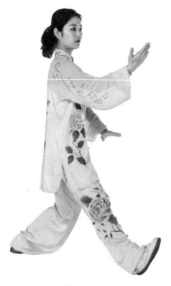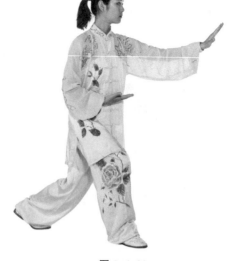

图 5-4-32　　　　　　　　　　　　图 5-4-33

（8）收脚捋掌：同前收脚捋掌，唯左右相反。（图 5-4-34）

（9）上步搭手：同前上步搭手，唯左右相反。

（10）弓步前挤：同前弓步前挤，唯左右相反。（图 5-4-35）

要点：两掌划弧要随腰转动。两臂后捋要走弧形。弓步和前挤要协调一致，两臂撑圆。弓步时上体保持正直，松腰收臀。

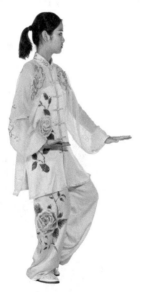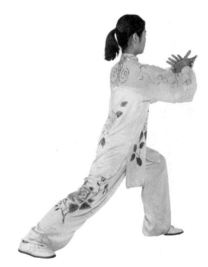

图 5-4-34　　　　　　　　　　　　图 5-4-35

9. 进步搬拦捶

（1）后坐分掌：重心后移，左脚外撇，上体左转；左掌向下划弧，右掌前伸。（图 5-4-36）

（2）收脚按掌：重心前移，右脚收回；右手变拳向下划弧收于腹前，拳心向下；左掌划弧收于体前，掌心向下。（图 5-4-37）

（3）上步搬拳：右脚上步，脚跟着地，脚尖外撇；右拳经左臂内侧翻转搬出，左掌下按右胯旁。（图 5-4-38）

（4）转身拦掌：重心前移，上体右转；左脚向前上一步，脚跟落地，右拳向右划弧收至腰

间，左掌向左向前划弧至体前。（图5-4-39）

（5）弓步打捶：重心前移，成左弓步；右拳打出，左掌收于右臂内侧；眼视右拳。（图5-4-40）

要点：右臂搬拳和左脚上步要协调配合。左臂拦时，上体保持正直。右拳向前打出时，右肩随拳略向前引，沉肩垂肘，右臂微屈。

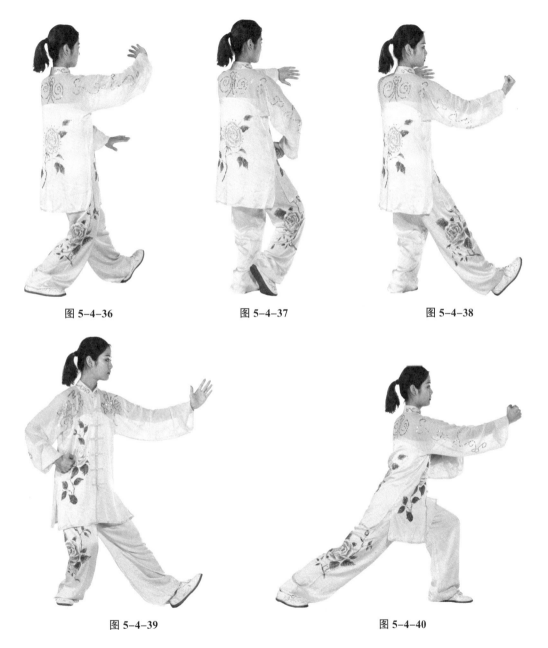

图5-4-36　　　　　　　图5-4-37　　　　　　　图5-4-38

图5-4-39　　　　　　　　　　图5-4-40

10. 如封似闭

（1）穿手翻掌：左掌从右前臂下穿出，掌心向上，右拳随之变掌，掌心也转向上。（图5-4-41）

（2）后坐收掌：上体后坐，重心后移，左脚尖上翘；两臂后引，两掌收至腹前。（图5-4-42）

（3）跟步按推：重心前移，右脚上半步成右丁步，脚尖点地，两脚相距约10cm；两手前按，

与肩同宽，掌心向前；眼视两掌。(图 5-4-43)

要点：身体后坐时须松腰、松胯，不要后仰撅臀。两臂随身回收时，肩肘略向外松开，不要直着抽回。两手推出和上步要协调一致，上步、跟步要轻灵。

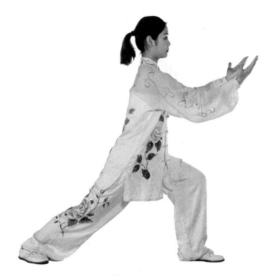

图 5-4-41

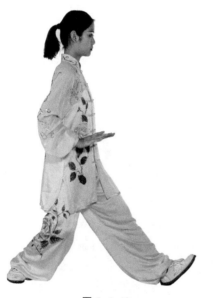

图 5-4-42

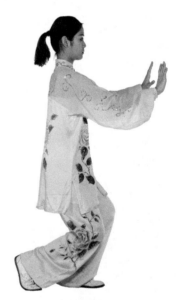

图 5-4-43

第二段

11. 开合手

（1）转体开掌：以左脚跟和右脚掌为轴，右转 90°，仍成丁步；两掌翻转掌心相对，屈收胸前，与肩同宽。(图 5-4-44)

（2）提踵合掌：重心移向左腿，右脚跟提起；同时两掌相合，与头同宽，掌心相对；眼视两掌中间。(图 5-4-45)

要点：转体时，表现孙式步法和手法的特点，上下肢要协调配合。完成时，身体保持正直，两臂要沉肩垂肘。

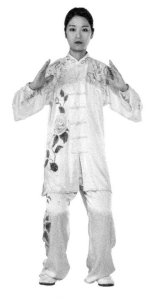
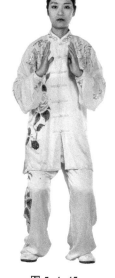

图 5-4-44　　　　　　　　　　图 5-4-45

12. 右单鞭

（1）开步转掌：右脚向右横开一步，脚跟着地；两臂内旋，两掌虎口相对，掌心向外。（图 5-4-46）

（2）弓步分掌：重心右移，成右侧弓步；两掌分开，平举身体两侧，掌心向外，眼视右掌。（图 5-4-47）

要点：完成时，上体保持正直，松腰收臀。右侧弓步时要注意身体重心偏向右腿。

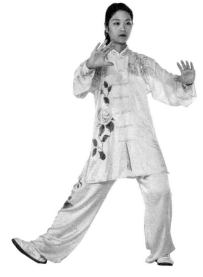
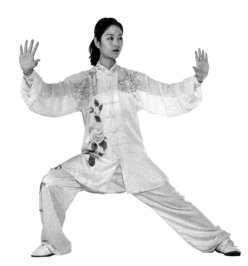

图 5-4-46　　　　　　　　　　图 5-4-47

13. 肘底捶

（1）收脚抱球：重心左移；左臂向左、向下划弧；右臂向内掩裹划弧至右肩前，重心右移，上体右转，左脚收回；两手翻转，掌心两对，两手合抱，右上左下。（图 5-4-48、5-4-49）

（2）上步分掌：左转上步，脚跟着地；左掌向前划弧，掌心向内，右手下落至右胯旁。（图 5-4-50）

（3）跟步摆掌：重心前移，右脚跟半步，脚掌落地；左手收腰，右手向前。（图 5-4-51）

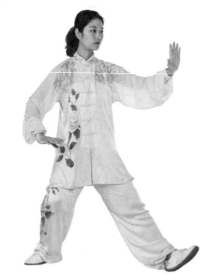

图 5-4-48

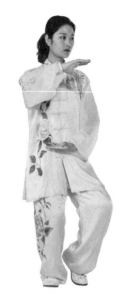

图 5-4-49

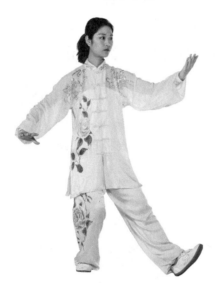

图 5-4-50

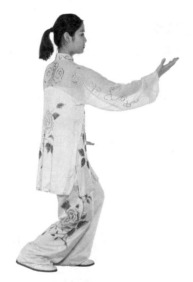

图 5-4-51

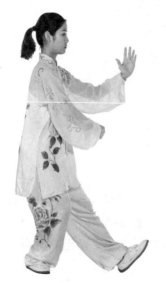

图 5-4-52

（4）虚步握拳：重心后移，左脚进步，脚跟着地，成左虚步；左手经右腕上劈出立掌，右掌握拳，收于左肘下方；眼视左掌。（图 5-4-52）

要点：迈左脚和两臂运转与身体左转协调一致。左腿站稳后，右脚再跟进。重心后坐和劈出立掌成虚步要协调连贯。

14. 转身推掌

（1）撤步举掌：左脚撤至右脚后，脚掌着地；右拳变掌上举，左掌翻转下落胸前。（图 5-4-53）

（2）转体屈肘：以右脚跟、左脚掌为轴，左转 90°，重心仍在右腿；左掌下落，右掌屈收。（图 5-4-54）

（3）上步搂掌：左脚向前偏左上步，脚跟着地；右掌屈收至右耳侧，左掌向左划弧。（图 5-4-54）

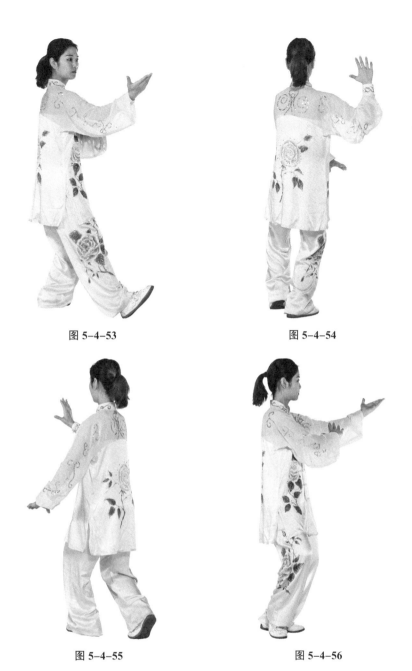

图 5-4-53　　　　　　　　　　　　图 5-4-54

图 5-4-55　　　　　　　　　　　　图 5-4-56

（4）跟步推掌：重心前移，右脚跟上，脚掌着地，成右丁步；左掌搂膝，按于左胯旁，右手推出，掌心向前；眼视右掌。（图 5-4-55）

（5）转体屈肘：同前转体屈肘，唯左右相反。（图 5-4-56）

（6）上步搂掌：同前上步搂掌，唯左右相反。（图 5-4-57）

（7）跟步推掌：同前跟步推掌，唯左右相反。（图 5-4-58）

要点：转体要注意身体重心轻微变换。上步时要斜上步，直跟进，体会孙式特点。搂膝推掌要与跟步协调一致。完成时，身体要中正，两臂要沉肩垂肘，坐腕舒掌。

15. 玉女穿梭

（1）撤步伸掌：上体右转，左脚向左撤半步；左臂向右划弧，右掌经左臂上前伸。（图 5-4-59）

（2）收脚捋掌：上体左转，重心左移，右脚收回，脚尖点地；两手后捋。（图 5-4-60）

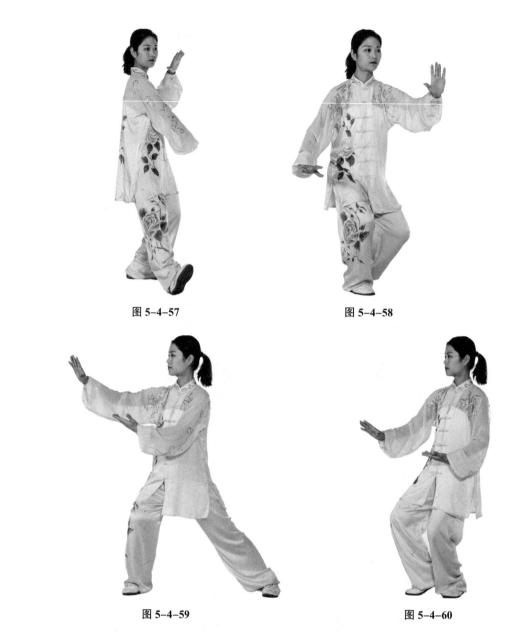

图 5-4-57　　　　　　　　　　图 5-4-58

图 5-4-59　　　　　　　　　　图 5-4-60

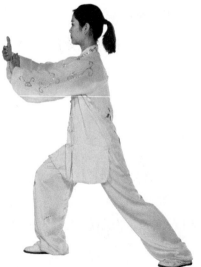

图 5-4-61

（3）上步捌臂：右脚上步，脚跟着地；两手相搭，右掌心向内，左掌附于右腕内侧，掌心向外。（图5-4-61）

（4）跟步云掌：重心前移，上体右转，左脚跟在右脚后方，脚掌着地；右掌自左向前划平弧，左掌随之转动。（图5-4-62）

（5）弓步架推：重心后移，右脚上步，脚跟着地；右掌向右向后划平弧至头前；重心前移，成右弓步；身体右转，右掌上架，掌心向上，左掌经腰际向前推出，掌心向前；眼视左掌。（图5-4-63）

（6）后坐落掌：重心后移，右脚内扣，上体左转；右臂翻转向下，掌心向上，左掌向右划弧收于右肘内侧。（图5-4-64）

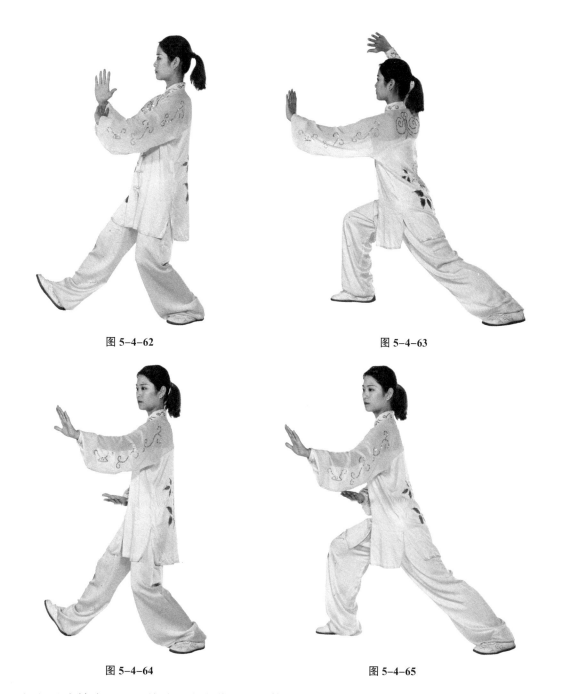

图 5-4-62　　　　　　　　　　　　图 5-4-63

图 5-4-64　　　　　　　　　　　　图 5-4-65

（7）弓步抹掌：重心前移，右脚落实，上体左转；左掌平抹穿出右掌，右掌收于左肘下方。（图 5-4-65）

（8）收脚捋掌：同前收脚捋掌，唯左右相反。（图 5-4-66）

（9）上步掤臂：同前上步掤臂，唯左右相反。（图 5-4-67）

（10）跟步云掌：同前跟步云掌，唯左右相反。（图 5-4-68）

（11）弓步架推：同前弓步架推，唯左右相反。（图 5-4-69）

要点：完成姿势面向斜方约 30°。手推出后，上体不可前俯，手上架，防止肩上耸。架推要与弓腿松腰上下协调一致。整个动作要做出孙式跟步的灵活圆滑，吴式云手的圆活细腻，杨式定式的舒展大方。

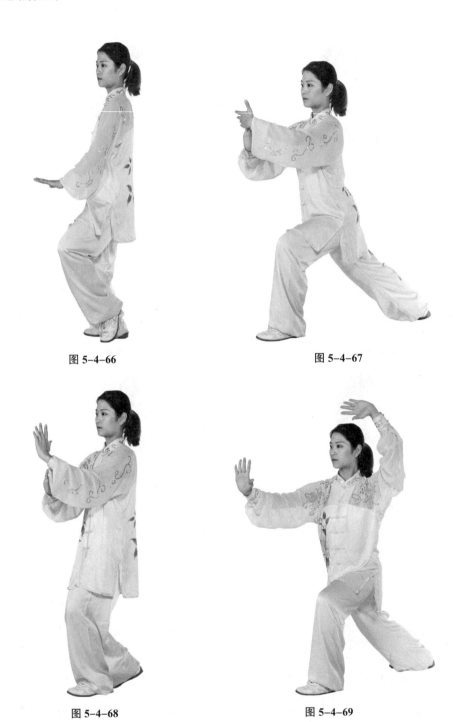

图 5-4-66   图 5-4-67

图 5-4-68   图 5-4-69

16. 左右蹬脚

（1）后坐摆掌：重心右移，左脚内扣，上体右转；左掌翻转落于身体前，右掌收于左肘内侧。（图 5-4-70）

（2）转体分掌：重心前移，上体左转；右掌穿左掌向前，左掌向下收于左腰侧。

（3）收脚合掌：上体右转，右脚收回；右掌向下，左掌向上同时划弧，两掌交叉合抱胸前，右掌在外，掌心均向内。（图 5-4-71）

（4）蹬脚分掌：左腿站稳，右脚蹬出，脚尖上勾，偏右方约30°；两掌左右划弧分开。（图 5-4-72）

（5）落脚摆掌：右腿屈收，右脚下落，脚跟着地；右掌翻转，掌心向上，左掌经腰向前划弧至右肘内侧，掌心向下。

（6）转体分掌：同前转体分掌，唯左右相反。（图5-4-73）

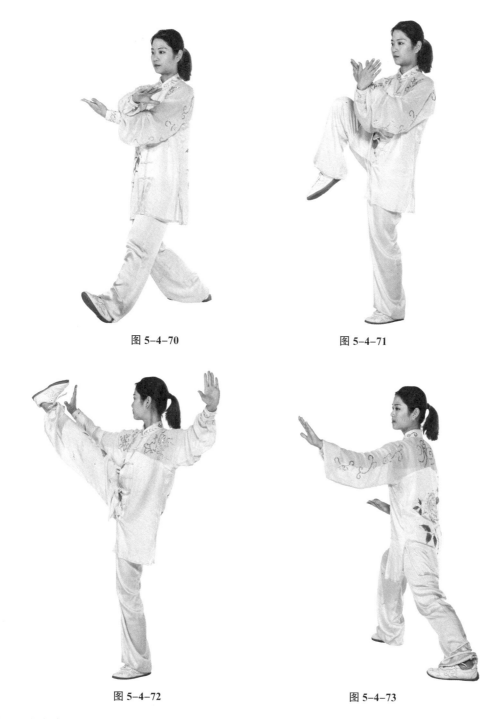

图 5-4-70   图 5-4-71

图 5-4-72   图 5-4-73

（7）收脚合掌：同前收脚合掌，唯左右相反。（图5-4-74）

（8）蹬脚分掌：同前蹬脚分掌，唯左右相反。（图5-4-75）

要点：身体要稳定，不可前俯后仰。蹬脚分掌时，两膝两肘微屈，力点在脚跟。分手和蹬脚要协调一致，右臂与右腿，左臂与左腿上下相对。

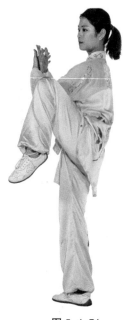
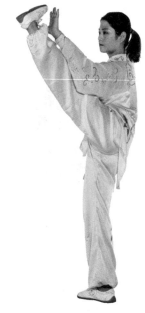

图 5-4-74　　　　　　　　图 5-4-75

17. 掩手肱捶

（1）落脚掩掌：左小腿屈收，左脚落于右脚内侧；两掌掩合于头前，与头同宽，掌心向内。（图 5-4-76）

（2）开步压掌：左脚向左开步脚跟擦地，上体右转；两掌翻转交叉相叠于小腹右侧，左掌压于右掌背上，掌心均向下。（图 5-4-77）

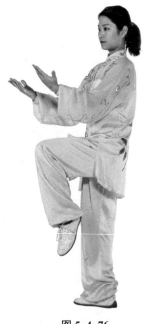
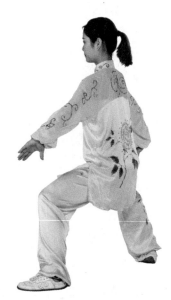

图 5-4-76　　　　　　　　图 5-4-77

（3）马步分掌：上体转正，重心转于两腿之间；两掌左右分开，掌心向外。（图 5-4-78）

（4）转体合肘：重心右移，上体稍右转；两肘内合，左掌摆至体前，右掌变拳，屈臂胸前。（图 5-4-79）

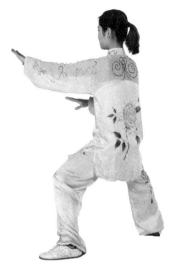 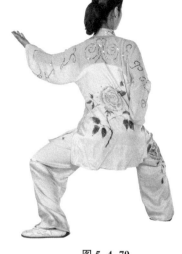

图 5-4-78　　　　　　　　　　　　　图 5-4-79

（5）弓步冲拳：重心左移，上体左转，成左弓步；右拳向前发力冲打，拳心向下，左掌心贴于左腹部；眼视右拳。（图 5-4-80）

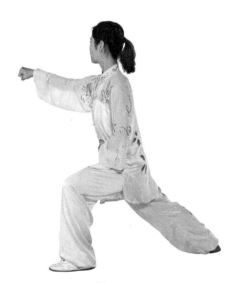

图 5-4-80

要点：擦地时，气宜下沉，沉肩垂肘。右拳冲打和拧腰蹬腿要协调一致。冲打拳时要做出陈式抖、弹、松的要求。

18. 野马分鬃

（1）转腰下捋：上体左转；右拳变掌向下划弧至胸前，掌心向下，左掌以拇指为轴，四指顺时针向下转动。（图 5-4-81、5-4-82）

（2）转腰掤臂：重心右移，上体右转；两手向左缠绕摆动，两臂撑圆。（图 5-4-83）

（3）转腰横掌：重心左移，上体左转；两掌向左前方横列于腹前，腰腹弹性发力。（图 5-4-84、5-4-85）

（4）转腰旋掌：重心右移，腰向右回转；两掌自右向左划弧至体前。（图 5-4-86）

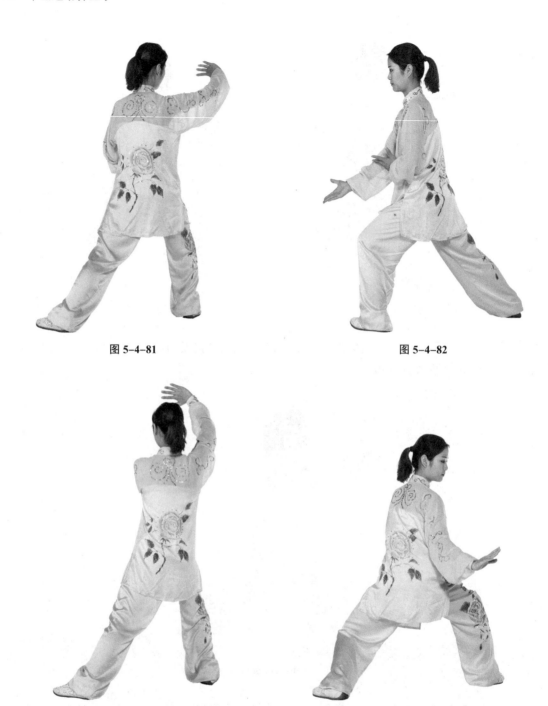

图 5-4-81　　　　　　　　　　　　　　图 5-4-82

图 5-4-83　　　　　　　　　　　　　　图 5-4-84

（5）提膝托掌：重心后移，左脚收提；左掌划一圈翻转向上，托于左膝上，右掌向下，向右上划弧横于右侧。（图 5-4-87）

（6）弓步穿掌：左脚上步，成左弓步；左掌向前穿靠，掌心向上，右掌撑至身体右方，掌心向外；眼视左掌。（图 5-4-88）

（7）转身按掌：重心后移，左脚外撇，上体左转；左掌翻转，屈臂外撑，右掌下落。（图 5-4-89）

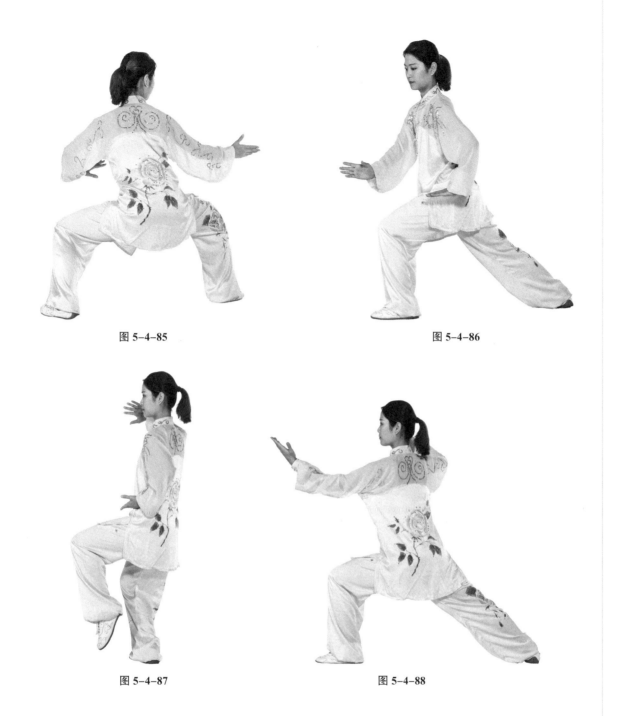

图 5-4-85　　　　　　　　　　　　　　图 5-4-86

图 5-4-87　　　　　　　　　　　　　　图 5-4-88

（8）提膝托掌：重心后移，右脚收提；右掌翻转向上，托于右膝上，左掌划弧横于左侧。
（图 5-4-90）

（9）弓步穿掌：右脚上步，成右弓步；右掌向前穿靠，掌心向上，左掌撑至身体左方，掌心
向外；眼视右掌。（图 5-4-91）

要点：两手要此顺彼逆、此逆彼顺、开中寓合、合中寓开地转动着，体现出陈式太极拳的缠
丝劲特点。两掌摆掌横列与腰腹弹性发力协调一致。整个动作要表现出陈式紧松、折叠、波浪起
伏之间动作的协调配合。

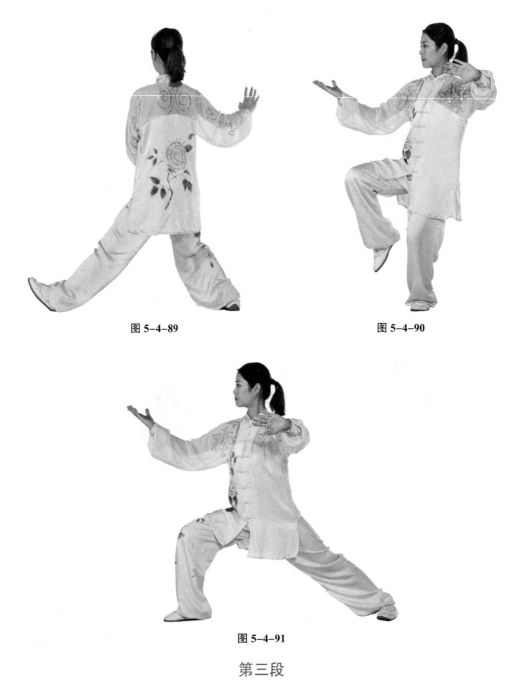

图 5-4-89　　　　　　　　　　　　图 5-4-90

图 5-4-91

第三段

19. 云手

（1）扣脚摆掌：重心左移，右脚内扣，上体左转；两掌微向左摆。（图 5-4-92、5-4-93）

（2）转体翻掌：重心右移，上体右转；右掌翻转向外，左掌向下向右划弧。（图 5-4-94、5-4-95）

（3）转体云掌：重心左移，上体左转；左掌经面前划弧云转，右掌经腹前向左划弧云转，掌心向内。（图 5-4-96）

（4）收脚翻掌：上体继续左转，右脚收回，两脚平行向前，相距 10 ～ 20cm，两掌云至左侧翻转，左掌心向外，右掌云至左肘内侧，掌心向内。（图 5-4-97）

（5）转体云掌：重心右移，上体右转；右掌经面前向右划弧云转，左掌经腹前向右划弧云转。（图 5-4-98）

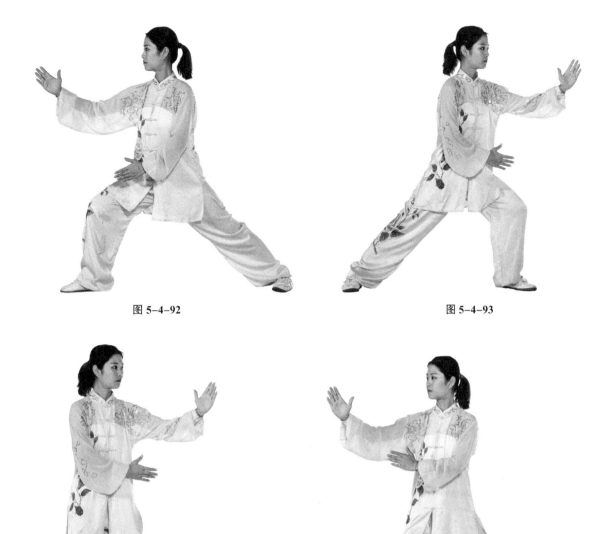

图 5-4-92　　　　　　　　　　　　　　　图 5-4-93

图 5-4-94　　　　　　　　　　　　　　　图 5-4-95

（6）开步翻掌：上体继续右转，左脚向左侧开步；两掌云至身体右侧，右掌翻转向外，左掌云至右肘内侧，掌心向内。（图 5-4-99）

（7）转体云转：同前转体云转。

（8）收脚翻掌：同前收脚翻掌。

（9）转体云掌：同前转体云掌。

（10）开步翻掌：同前开步翻掌。

（11）转体云转：同前转体云转。

（12）收脚翻掌：同前收脚翻掌，唯最后收并左脚时，脚尖内扣约45°落地。（图 5-4-100）

要点：两臂随腰转动而运转，要自然圆活，速度要缓慢均匀。下肢移动时，身体重心要稳定，不可忽高忽低，要前脚掌着地再整脚落实。眼的视线随左右手转动，云手指尖与肩同高，掌心向内。

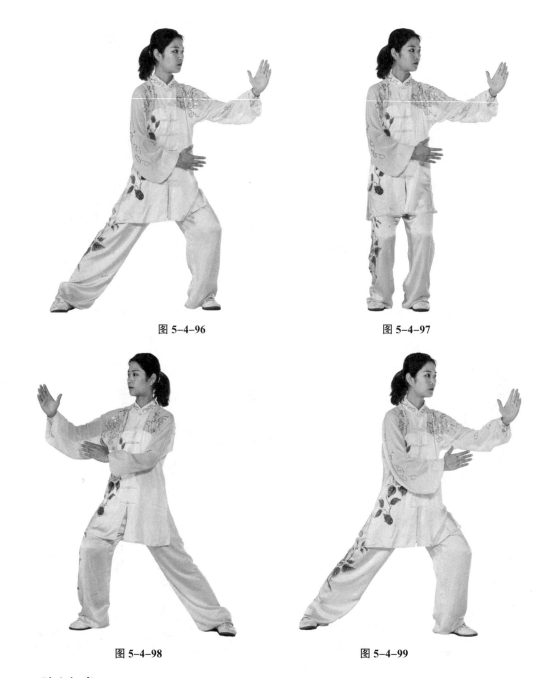

图 5-4-96　　　　　　　　　　　　　图 5-4-97

图 5-4-98　　　　　　　　　　　　　图 5-4-99

20. 独立打虎

（1）撤步穿掌：重心右移，左脚后撤，右腿屈弓；左掌翻上，向下划弧，右掌翻下，从左臂上穿出向前伸探。（图 5-4-101）

（2）转体扣脚：重心左移，上体左转，右脚内扣；两掌向左划弧。

（3）提膝握拳：两掌握拳，左手经体侧屈臂上举至左额上方，拳心向外，右拳收于左胸前，拳心向内；左腿站稳，右腿提起，脚尖上翘内扣；眼平视前方。（图 5-4-102）

要点：屈膝弓腿与前伸探掌要协调一致，上体保持平稳。两臂划弧要经腹前随腰转动。独立提膝，支撑腿膝微屈，上体保持中正，提膝脚尖上翘内扣，表现出吴式外形风格。

21. 右分脚

（1）落脚抱掌：上体微右转，右脚内收，脚尖下垂；两拳变掌，叠抱胸前，右掌在外，掌心皆向内。（图 5-4-103）

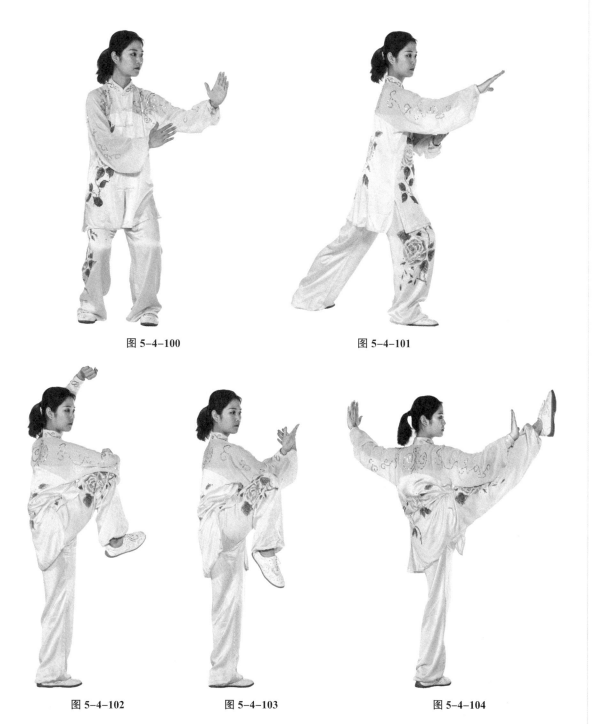

图 5-4-100　　　　　　　　　　　　　图 5-4-101

图 5-4-102　　　　　图 5-4-103　　　　　图 5-4-104

（2）分脚分掌：右脚脚尖向右前方，展平踢出，高过腰部；两臂同时向左右划弧分开，掌心皆向外，两臂撑举；眼视右掌。（图 5-4-104）

要点：身体要稳定，不可前俯后仰。分脚方向与正方向约30°，分手与分脚动作须协调一致，右臂与右腿上下相对。

22. 双峰贯耳

（1）屈膝沉肘：右腿屈膝小腿回收，脚尖下垂；两掌平行划弧落于右膝上方。（图 5-4-105）

（2）上步落拳：右脚前落，脚跟着地；两掌变拳，收于腰间。

（3）弓步双贯：重心前移，成右弓步；两拳同时划弧贯打，与头同宽，高于耳齐；眼视前方。（图 5-4-106）

要点：完成姿势头颈正直，松腰、松胯，两拳松握，沉肩垂肘，两臂保持弧形。两臂半屈成钳形。

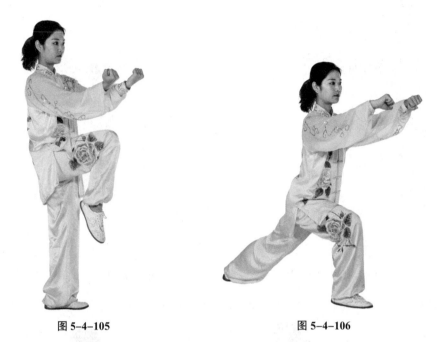

图 5-4-105　　　　　　　　　　　　图 5-4-106

23. 左分脚

（1）转体分掌：重心后移，右脚外撇，上体右转；两拳变掌左右分开。

（2）收脚抱掌：重心前移，左脚内收，上体微左转；两掌划弧交叉胸前，左掌在外。（图 5-4-107）

（3）分脚分掌：右腿站稳，左腿屈提，左脚尖向正前方，展平踢出，高于腰部；两掌左右划弧分开，掌心向外，两臂撑举；眼视左掌。（图 5-2-108）

要点：同右分脚。

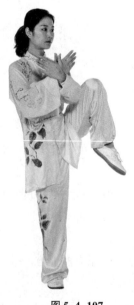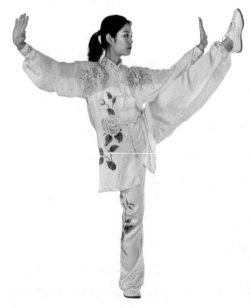

图 5-4-107　　　　　　　　　　　　图 5-4-108

24. 转身拍脚

（1）落脚转身：收左小腿，以右脚为轴，身体右后转，左脚尖内扣落地，两掌向腹前划弧下落。（图5-4-109）

（2）转体抱掌：重心左移，身体继续右后转，侧对正前方，右脚转正，脚尖点地；两掌交叉抱于胸前，右手在外。（图5-4-110、5-4-111）

（3）独立拍脚：左腿支撑，右脚踢摆，脚面展平；右掌击拍，左掌向后划弧分开；眼视右掌。（图5-4-112、5-4-113）

要点：身体右后转与右脚尖落地，和两臂划弧要协调配合。上体保持正直，不可前倾、撅臀。拍脚方向与正前方方向一致。

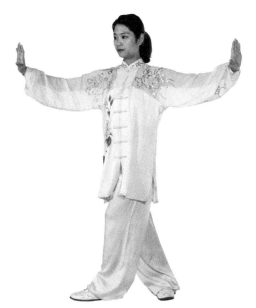
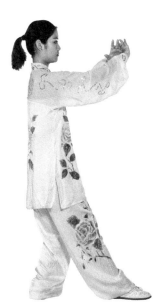

图5-4-109　　　　　　　　　　　　图5-4-110

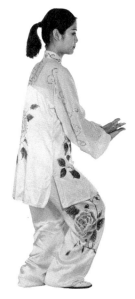
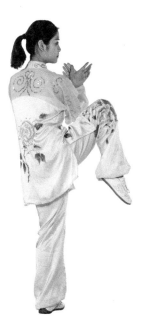

图5-4-111　　　　　　　　　　　　图5-4-112

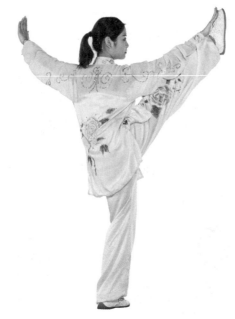

图 5-4-113

25. 进步栽捶

（1）转体摆掌：右腿屈收，右脚前落，脚尖外撇，上体右转，重心前移；左掌下落至胸前，右掌下落至腰间。（图 5-4-114）

（2）弓步栽捶：左脚上步，脚跟着地，重心前移，成右弓步；左掌向下划弧经左膝上方搂过，按于左胯旁，右掌变拳经右耳侧向前下方打出；眼视右拳。（图 5-4-115）

要点：落地转身后和两臂划弧要协调一致。左弓步打拳时，要松腰、松胯，不要翘臀。

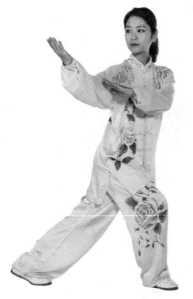

图 5-4-114

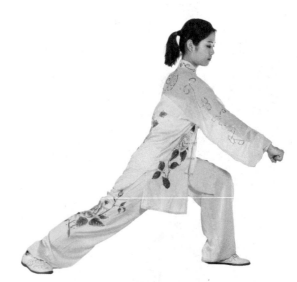

图 5-4-115

26. 斜飞势

（1）转身分掌：重心后移，左脚外撇，上体左转；两掌左右划弧分开。

（2）收脚合掌：右脚收至左脚内侧；两掌向内外划弧交叉合抱，左臂在上。（图 5-4-116）

（3）弓步分靠：右脚向右侧开步，脚跟落地，重心前移，成右弓步身体略右倾；两掌分开，

眼视左掌。(图5-4-117)

要点：右肩向右倾靠时，劲要起于脚、发于腿、主宰于腰，通过身体由肩到肘、由肘到手、节节贯穿地靠出，身、手、步协调一致。身体倾斜时，腰要保持中正，表现出吴式的斜中寓正特点。

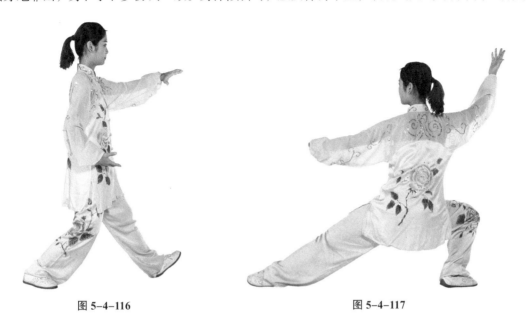

图5-4-116   图5-4-117

27. 单鞭下势

（1）勾手摆掌：重心左移，上体左转，右脚跟外展；右手左摆，左手提勾。

（2）仆步穿掌：左腿全蹲，右腿铺直，上体右转，成右仆步；右掌顺右腿内侧穿出，掌心向外；眼视右掌。(图5-4-118)

要点：仆步时，两脚跟不拔跟，右腿伸直。下势时，上体不可前倾低头，臀部凸出，身体要保持正直。

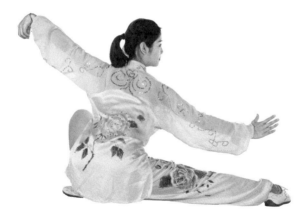

图5-4-118

28. 金鸡独立

（1）弓步挑掌：上体右转，重心前移，右脚尖外展，左脚尖内扣，左腿蹬直，右腿屈弓，成右弓步；右掌上挑，左臂下落身后，勾尖向上。(图5-4-119)

（2）右独立挑掌：重心前移，左腿提起，右腿站稳，成右独立；左掌上挑，成侧立掌，右掌下按于右胯旁；眼视左掌。(图5-4-120)

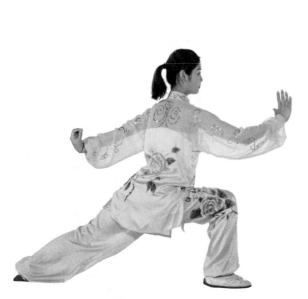
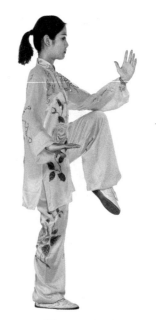

图 5-4-119　　　　　　　　　　　　　　　　图 5-4-120

（3）左独立挑掌：右腿稍屈，左脚落于右脚后方，重心后移，再上体左转，右腿屈提，脚尖下垂，左腿站稳，成左独立步；左掌下按左胯旁，右掌上挑；眼视右掌。（图 5-4-121）

要点：独立时，提膝腿要和起立腿要协调一致。要沉肩坠肘、坐腕，肘与膝合，上下成垂直，支撑腿不要伸直。左右独立变换时，落脚和屈膝要同时。

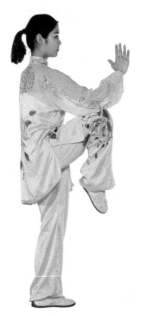
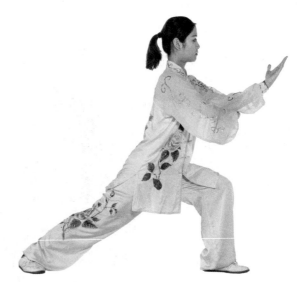

图 5-4-121　　　　　　　　　　　　　　　　图 5-4-122

29. 退步穿掌

左腿稍屈，右脚后撤，落地蹬直，左脚拧正，成左弓步；左掌经右掌上穿出，掌心向上，右掌下按，横于左肘内侧下方；眼视左掌。（图 5-4-122）

要点：上体保持正直，须松腰收臀。穿掌和后撤步，上下要协调一致。

第四段

30. 虚步压掌

（1）扣脚转身：重心后移，身体稍右转，左脚内扣；右掌收至腹前，左掌上举于面前。

（2）虚步按掌：重心左移，身体右后转，右脚脚尖点地成右虚步；左手经面前俯身横掌下压，右掌经腹下按右胯旁；眼视前下方。（图5-4-123）

要点：横掌下压和虚步要协调一致。下压时上体向下松沉微向前俯，左掌在右膝上方，右掌在右胯旁。

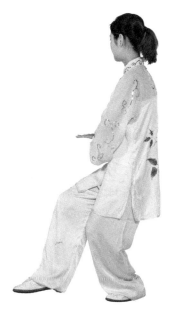
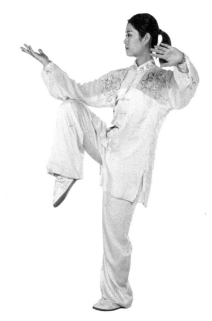

图 5-4-123　　　　　　　　　　图 5-4-124

31. 独立托掌

左腿蹬地，右腿屈提，成左独立步；右掌上托，左掌侧撑；眼视右掌。（图5-4-124）

要点：独立托时，要顶头立腰，左腿微屈。右掌掌心向上与胸同高，左掌与肩同高，掌心向外。

32. 马步靠

（1）落步托掌：右脚前落，重心前移，左脚收回，上体右转（图5-4-125）；右掌下捋向右上方划弧，左掌向上、向右划弧，向下变拳至腹前（图5-4-126）。

（2）马步靠臂：上体左转，左脚向左斜前上步，成半马步；左臂前靠，右掌经面向前挤靠，附于左上臂内侧；眼视左前方。（图5-4-127）

要点：上步挤靠，重心下沉，左臂与腰腿同时发力，协调一致。

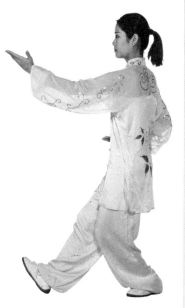

图 5-4-125

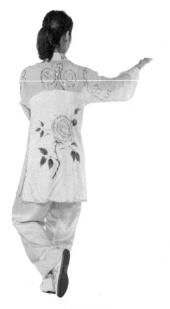
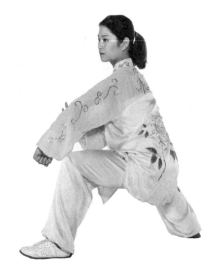

图 5-4-126　　　　　　　　　　　　图 5-4-127

33. 转身大捋

（1）摆脚旋掌：重心后移，左脚尖抬起；两手同时微向后带。（图 5-4-128）

（2）上步托掌：左脚外撇，上体左转，重心前移，右脚上步扣脚，两脚并步，伸膝抬高（图 5-4-129）；左臂内旋，屈肘提至胸前，右臂外旋举于身体右侧（图 5-4-130）。

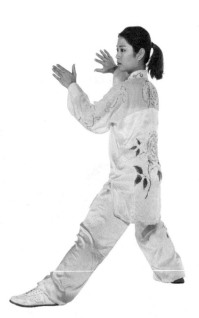
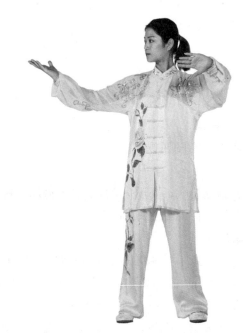

图 5-4-128　　　　　　　　　　　　图 5-4-129

（3）弓步滚肘：右脚为轴，身体左转，左脚后撤；两掌随身，向左平捋，重心左移，右脚跟外展，右腿蹬直，成左侧弓步；两掌握拳，左拳收腰，右臂屈肘，滚肘压臂；眼视右拳。（图 5-4-131）

要点：上体保持正直，不要前俯。弓步和滚肘压臂上下协调配合。滚肘压臂力点在前臂上。

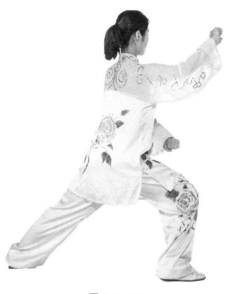
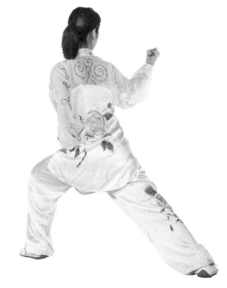

图 5-4-130 图 5-4-131

34. 歇步擒打

（1）拧臂穿拳：上体右转，重心右移，右臂内旋，右拳上撑，左拳向身体左后方穿出。（图 5-4-132）

（2）歇步打拳：上体左转，重心前移，右脚向前盖步，两脚交叉屈蹲成歇步（图 5-4-133）；左拳变掌向前划弧，然后变拳，收于腹前，右拳经腰从左前臂上向前下打出，拳心向上，眼视右拳（图 5-4-134）。

要点：歇步时，两腿交叉，两膝靠拢全蹲，右脚全脚着地，脚外展，左脚前脚掌着地。臀部接近后脚跟。动作全过程是在腰的拧旋中带动手臂旋转完成。

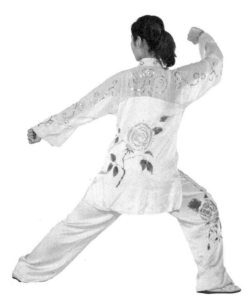
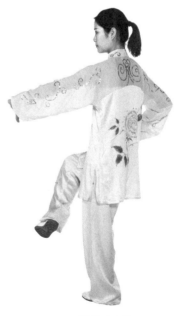

图 5-4-132 图 5-4-133

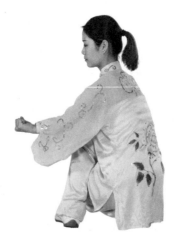

图 5-4-134

35. 穿掌下势

（1）收脚摆掌：上体右转，左脚收回；两拳变掌，翻掌向上摆动。（图 5-4-135）

（2）仆步穿掌：上体右转，右腿屈蹲，左腿向左侧伸出，成左仆步；两掌向右划弧，经面前从右侧绕转下落，顺左腿内侧穿出，左前右后；眼视左掌。（图 5-4-136）

要点：下势时，身体保持正直，不可前俯低头和臀部凸出。两臂划弧和重心移动要协调一致。穿掌和下势要连贯、圆活，掌指朝前。

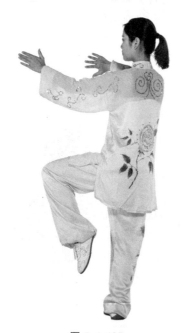

图 5-4-135

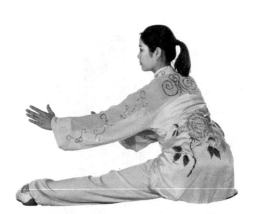

图 5-4-136

36. 上步七星

重心前移，上体左转，左脚外撇，右脚上步，成右虚步；两掌变拳，向上架起，两拳交叉，右手在外；眼视左拳。（图 5-4-137、5-4-138）

要点：虚步时，身体保持正直，要缩胯收臀。在拳上架时，要如掤打，不要做成向前向上扬的动作，两肩要松沉，两臂呈弧形。

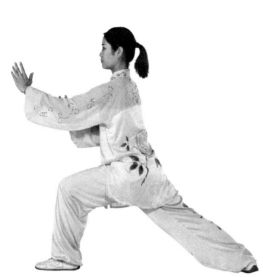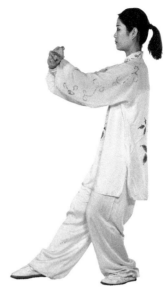

图 5-4-137　　　　　　　　　　　　　　图 5-4-138

37. 退步跨虎

（1）转体摆掌：右脚后撤，重心后移，上体右转；同时，右拳变掌向右下划弧至右胯旁，左拳变掌稍向右划弧。（图 5-4-139）

（2）转体落掌：左脚后收，落于右脚前，成左丁步；左掌收于左胯旁边，右掌向上、向左、向下划弧，落于左腿外侧。（图 5-4-140）

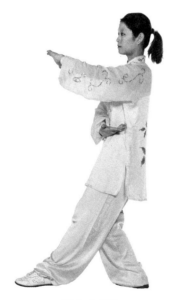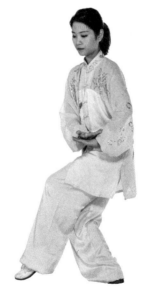

图 5-4-139　　　　　　　　　　　　　　图 5-4-140

（3）独立挑掌：右腿直立，左腿前举微屈；右掌向前上挑起，同时左掌变勾上提；眼视左前方。（图 5-4-141）

要点：右腿后撤时，不要踏在一条线上。退步跨虎全过程，两臂划弧须要以腰为轴进行摆动。独立上举腿时，膝要微屈，脚面展平，脚尖稍内扣，体现吴式特点。独立时右肘和左膝要上下对称。

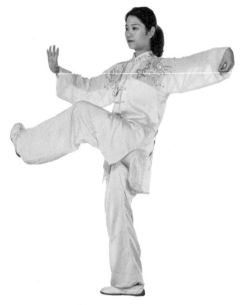
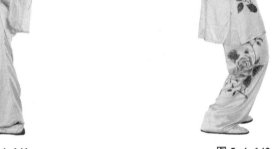

图 5-4-141　　　　　　　　　　　　　　图 5-4-142

38. 转身摆莲

（1）落脚摆掌：左脚下落内扣，身体右转；左勾变掌，掌心向上，向前平摆，右掌右带。（图 5-4-142）

（2）转体穿掌：两脚为轴，右后转体；左掌摆体前，右掌从左臂下穿出。

（3）虚步翻掌：重心左移，身体右转，右脚点地成右虚步；两掌翻转向右划弧置右侧。（图 5-4-143）

（4）摆腿拍脚：上体左转，右脚提起，脚面展平，成扇形外摆；两掌先左后右依次击拍脚面；眼视两掌。（图 5-4-144）

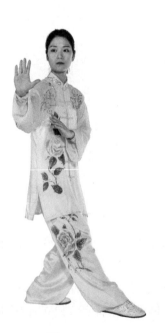
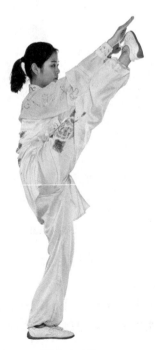

图 5-4-143　　　　　　　　　　　　　　图 5-4-144

要点：在转体时，身体不可摇晃，要立身中正，腰部放松。右腿摆莲是横劲，要用转腰带动右腿外摆。两手依次击响，不能合为一响，也不能落空。

39. 弯弓射虎

（1）提膝摆掌：右腿屈膝，脚尖下垂，左腿独立；上体左转，两掌左摆。（图5-4-145）

（2）落步按掌：右脚向右前方上步，上体右转，两掌同时向下划弧。（图5-4-146）

（3）弓步打拳：上体左转，右腿屈膝，成右弓步；两掌向右划弧时握拳，左掌经面前向左前方打出，右拳屈肘向左前方打出至右额前；眼视左拳。（图5-4-147）

要点：两手划弧要随腰转动。两拳打出与变右弓步上下动作要协调一致。弯弓射虎动作要沉肩坠肘，身体保持中正。

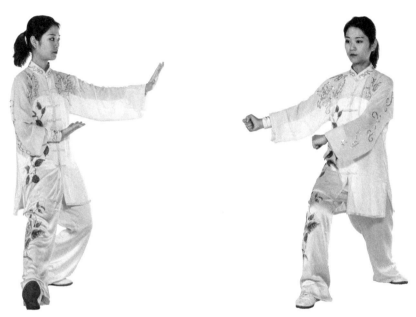

图5-4-145　　　　　　　　　图5-4-146

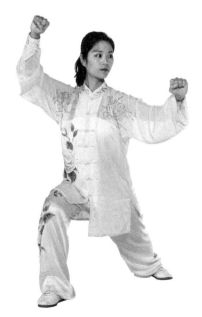

图5-4-147

40. 左揽雀尾

（1）转体落掌：重心左移，右脚外撇，上体右转；两拳变掌，左掌前伸，右掌向下划弧至腹前。

（2）收脚抱球：重心右移，左脚收至右脚旁；左手向下，右手经腰向上划弧抱球，右上左下。（图 5-4-148）

（3）弓步掤臂：左脚上步，重心前移，成左弓步；两手分开，左手前掤，右手下按。（图 5-4-149）

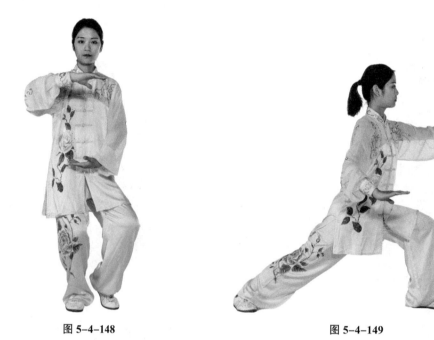

图 5-4-148　　　　　　　　　　　　　　图 5-4-149

（4）转体伸掌：上体微左转；左掌稍前伸，右掌经腹向上划弧。（图 5-4-150）

（5）后坐下捋：上体右转，重心右移；两掌下捋至右后上方。（图 5-4-151）

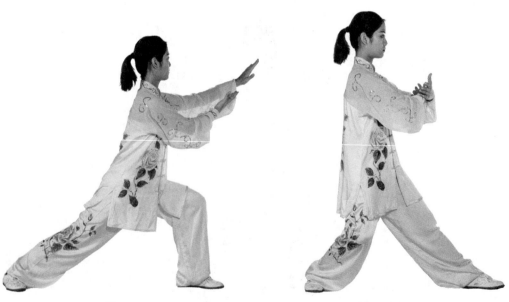

图 5-4-150　　　　　　　　　　　　　　图 5-4-151

（6）弓步前挤：身体左转，重心前移，成左弓步；两手相搭，向前挤出，两臂撑圆，右臂在内，左臂在外。（图5-4-152）

（7）翻掌前伸：右掌上穿左掌，两掌分开，掌心均向下。（图5-4-153）

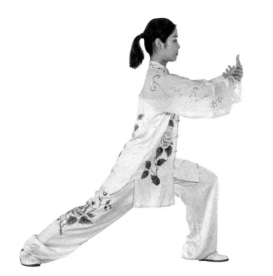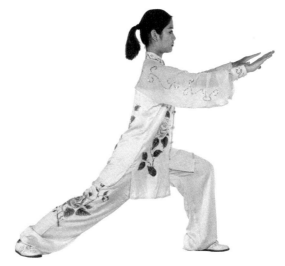

图5-4-152　　　　　　　　　　图5-4-153

（8）后坐收掌：重心右移，身体下坐，左脚上翘；两臂屈肘，两掌划弧至腹前。（图5-4-154）

（9）弓步推按：重心前移，成左弓步；两掌按出，与肩同宽，掌心向前；眼平视前方。（图5-4-155）

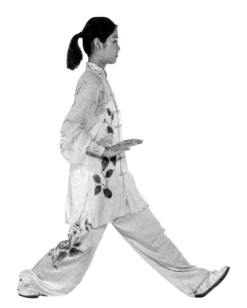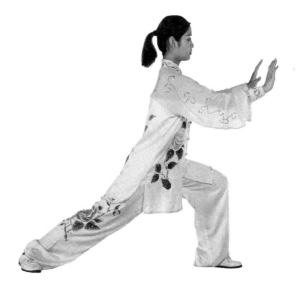

图5-4-154　　　　　　　　　　图5-4-155

要点：掤、捋、挤同右揽尾相同，唯有向后捋幅度大，捋至右后方与肩平同高。按式时，两臂要走弧形，重心前移和前按，上下协调配合。

41. 十字手

（1）转体扣脚：重心后移，上体右转，左脚内扣，右脚外展；右掌右摆，左掌分于身体左侧，两臂平举，掌心向外。（图5-4-156）

（2）收脚抱掌：重心后移，上体左转，右脚内收，与肩同宽，成开立步（图5-4-157）；两手向下、向前、向上划弧，交叉合抱胸前，右手在外，掌心向内；眼视两掌（图5-4-158）。

　　要点：十字手的两臂呈掤劲，须松肩沉肘。重心移动，上体中正，不能前俯。

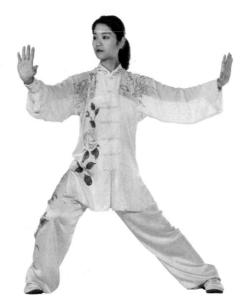

图 5-4-156

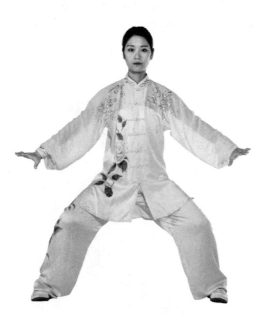

图 5-4-157

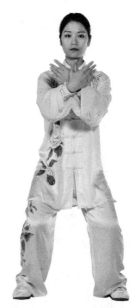

图 5-4-158

42. 收势

（1）分手下按：两臂内旋翻掌，平行分开，与肩同宽，掌心向前下方，再徐徐下落于两腿外侧。（图5-4-159、5-4-160）

（2）收脚并立：左脚收回，两脚并拢，身体直立；平视前方。（图5-4-161）

　　要点：两掌下落，要松肩垂臂，上体保持正直。两脚并拢，脚尖向前，眼视前方，呼吸平稳均匀。

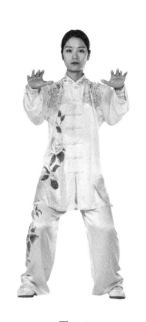
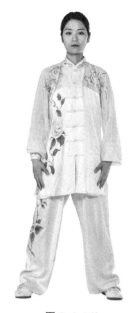
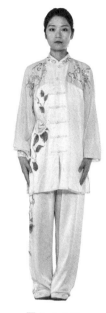

图 5-4-159　　　　　　　　图 5-4-160　　　　　　　　图 5-4-161

第五节　四十二式太极剑

太极剑是太极拳门派中的剑术，在风格上兼有太极拳和剑术的特点，既体现出轻灵柔和，绵绵不断，重意不重力的太极拳风范，又体现出优美潇洒，剑法清楚，形神兼备的剑术特点。四十二式太极剑由中国武术研究院于 1991 年创编，是全民健身普及套路，也是竞赛套路。作为全民健身普及套路，具有强身健体和防治疾病的功效，作为竞赛规范套路，在动作规格、数量、级别、演练时间上完全符合武术竞赛规则要求，且在编排、结构和布局上也独具匠心。全套 42 个动作主要包括 22 种剑法、10 种步型、3 种不同发力及多种步法和平衡造型，广泛吸取了陈、杨、吴各太极流派及武当太极剑的精华，大大提高了套路的观赏性、技巧性、竞赛性和健身性，深受太极剑爱好者的广泛喜爱。

一、剑法特点

（一）心静体松，中正安舒

心静体松贯穿于四十二式太极剑的始终，是演练的基本要求和突出特点。所谓"心静"是指在练习四十二式太极剑的过程中，要排除杂念，使精神集中贯注到每一个动作细节上，不受干扰，专心练剑，也只有达到"心静"，才能做到"意动剑随"。所谓"体松"是指在练习四十二式太极拳过程中，要解除紧张，做到周身协调、动作舒展、转换圆活。这里的"体松"体现有二，一是解除肌肉、呼吸等方面的紧张感，这是外松；二是解除神经、意识、情绪等方面的紧张感，这是内松。初学者可以先体会"外松"，再逐步过渡到"内松"，最终实现心静体松，中正安舒。

（二）圆活连贯，虚实分明

圆活是太极运动的标志性特点，连贯是圆活的基础。所谓"圆活"是指在四十二式太极剑的练习中，每一动作的剑法、步法、身法应圆满、活顺、自然。所谓"连贯"体现有二：一是指肢体连贯，肢体连贯以腰腹部为枢纽，形成足、踝、膝、髋、脊柱、肩、肘、腕、手、剑的肢体动作链；二是动作连贯，前一动作的结束即是下一动作的开始，各动作间没有间断。因此在动作过程中要求剑的运行路线要随身法和步法的虚实变化而表现出圆活连贯的特点。初学者应在掌握动作的基础上，注重动作的连贯性，最终实现身与剑的协调配合。

（三）端庄稳健，潇洒飘逸

动作方面，太极剑没有明显的忽快忽慢现象或快速的斩刺，每一式都自然用力，不拘不僵，不用拙力；气势方面，不论剑法的前后变化，开合屈伸，讲究似断劲不断，若停意不停，内外相顾，攻防相兼，缠绵协调，气势饱满；姿态方面，太极剑要求习练之人头部自然竖直，下颏微收，舌舔上颚，口自然含闭，面部表情要自然，身躯要端正安舒，肩要松沉，臂要自然开合，尾间松垂，展现剑法的潇洒飘逸。

二、练习要领

（一）手型手法

四十二式太极剑的主要手型是剑指，即中指与食指伸直并拢，其余三指屈于掌心，拇指压在无名指和小指的第一指节上。

（二）步型步法

步型主要有弓步、马步、虚步、仆步、丁步、歇步、独立步、平行步等八种。步法主要有上步、退步、撤步、盖步、插步、跳步、行步、摆步、扣步、跟步等，各种步法皆要求足部动作正确、灵活、稳当，步型步法有规律，这样才可以支持和调节全身重心，形成周身团聚的合力。

（三）腿法脚法

腿法主要有蹬脚、分脚、摆腿、震脚、后举腿等五种，各种腿法要求支撑腿稳定，膝关节自然放松，不可故意用力紧绷，上身不可前倾后仰或左右歪斜，保持重心上下一条线。

（四）身型身法

头部虚灵顶劲，下颌微收；颈部自然竖直，避免僵硬；肩肘要求沉肩坠肘，松沉圆活，肩部不后张或前扣，肘部不外突；腰背要求松沉竖直，适度紧张；臀髋要求尾间正中，敛臀内收，裆圆而虚，会阴微提；膝踝要求灵活有力，屈伸柔和自然。身法总体要求端正自然、不偏不倚，舒展大方，以腰为轴带动上下，动作完整连贯。

（五）眼法心法

定势时，眼看前方剑指或剑，姿势转换时要全神贯注，心随意动，势动神随，神态自然。

（六）剑法

剑法主要包括点剑、崩剑、撩剑、劈剑、刺剑、拦剑、挂剑、托剑、绞剑、削剑、压剑、云剑、抹剑、截剑、带剑、斩剑、架剑等，各种剑法均需做到劲力顺达，剑法清楚，力点准确，身剑和谐。

三、剑法操作

预备式

并步站立，两臂自然垂于身体两侧，左手持剑，右手成剑指，目视前方。（图 5-5-1）

要点：头颈自然竖直，下颌微收，上体保持自然，不可挺胸收腹。两肩臂要自然松沉。剑刃不可触及身体。精神要集中。

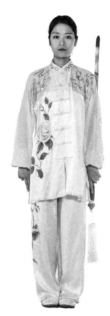

图 5-5-1

第一段

1. 起势

（1）左脚提起向左迈半步，与肩同宽；身体重心在两腿中间，同时两臂微屈略内旋，目视前方。（图 5-5-2）

（2）两臂自然伸直向左前方摆举至与肩平，手心朝下；上体略左转，右手剑指右摆画弧至腹前，左手持剑右摆后屈肘置于体前；重心左移，左腿屈膝半蹲，右脚收提至左脚内侧（脚不触地）；目视左前方。（图 5-5-3、5-5-4）

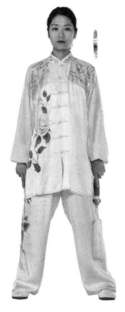

图 5-5-2

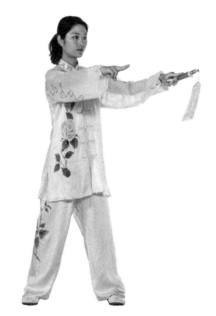

图 5-5-3

（3）右脚向右前方（约 45°）上步成右弓步；同时右手剑指经左臂下向前上方摆举；左手持剑附于右前臂内侧（剑柄在右前臂上方）；继而，左腿跟至右脚内侧后方，脚尖点地；同时右手剑指向右前方伸送；左手持剑屈肘置于右胸前。（图 5-5-5）

（4）重心左移约 90°，左脚向左前方上步，成左弓步；同时左手持剑经膝前向左划弧搂至左胯旁，右手剑指屈肘经右耳旁向前指出。（图 5-5-6）

要点：两手摆举转换要与重心移动协调配合，上体要保持中正安舒，不可左、右摇摆或前俯后仰。两肩要松沉，两臂不可僵直。

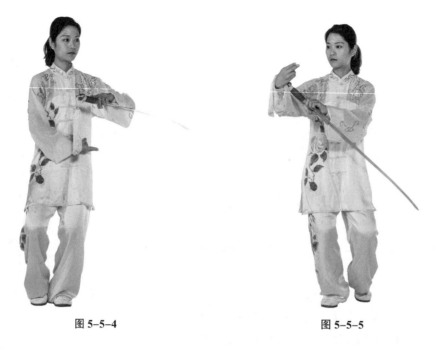

图 5-5-4　　　　　　　　　　　　　　图 5-5-5

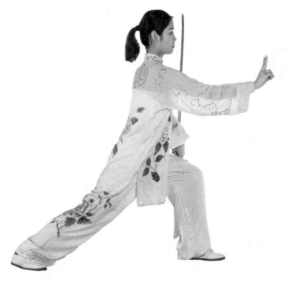

图 5-5-6

2. 并步点剑

（1）右脚经左脚内侧向右前方（约 45°）上步成右弓步；同时左手持剑经胸前向前穿出至右腕上（剑柄贴靠右腕）；继而，重心前移，左脚收提至右脚内侧；同时两手分别向左、右两侧摆举后屈肘向下划弧置于胯旁。（图 5-5-7、5-5-8）

（2）左脚向左前方（约 45°）上步成左弓步；同时两手侧分摆举向前划弧于体前相合，左手在外，高与胸齐，手心朝外，臂呈弧形；剑身贴靠左前臂，剑尖斜朝后，右手虎口对剑柄准备接剑。（图 5-5-9）

（3）右脚向左脚并步，屈膝半蹲；同时右手接握剑柄，剑尖由身体左后方经上向前划弧，至腕与胸高时，提腕使剑尖向前下方点剑；左手变剑指附于右腕内侧。（图 5-5-10）

要点：两手侧分摆举划弧与成弓步要协调一致，两臂不要僵挺。右手接剑时动作要自然，勿停顿。点剑时，两肩要保持松沉，上体正直，不可耸肩、拱背或突臀；劲注剑尖。

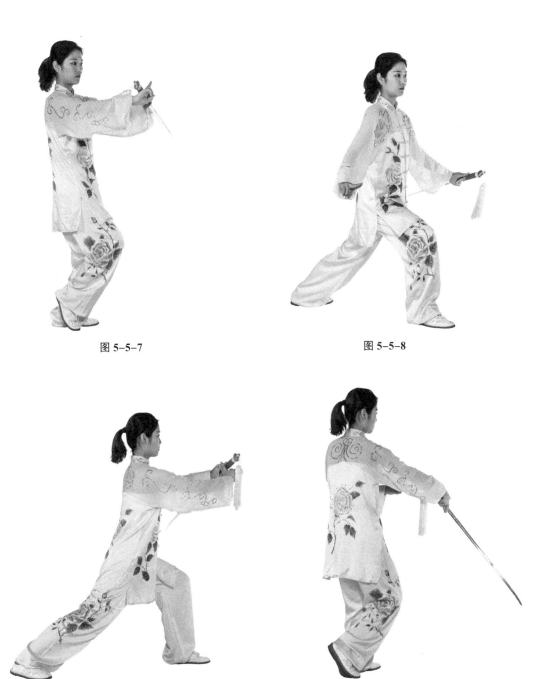

图 5-5-7　　　　　　　　　　　　图 5-5-8

图 5-5-9　　　　　　　　　　　　图 5-5-10

3. 弓步斜削

（1）身体重心移至左腿，右脚跟提起；同时右手握剑、沉腕、变手心朝上，使剑尖划一小弧指向左下方；左手剑指屈肘侧，手心朝右，指尖朝上；目视剑尖方向。（图 5-5-11）

（2）右脚向右后方后撤步，左脚跟外展成右弓步；身体右转（约 90°）；同时右手握剑随转体向右上方斜削，腕同肩高；左手剑指左摆置于胯旁，手心斜朝下，指尖朝前；目视剑尖方向。（图 5-5-12）

要点：削剑时要与转腰、弓步协调一致，以腰带臂，使剑重力达剑刃前端。上体中正，神态自然。

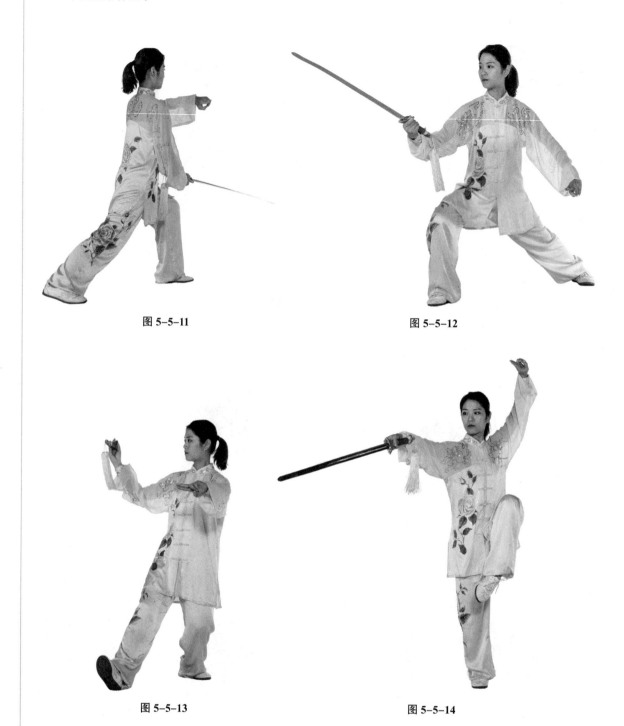

图 5-5-11　　　　　　　　　　　　　图 5-5-12

图 5-5-13　　　　　　　　　　　　　图 5-5-14

4. 提膝劈剑

（1）身体重心后移，上体随之略向右移，右脚尖翘起外摆；同时右手握剑屈肘向右、向后划弧至体右后方，手心朝上，腕略高于腰；左手剑指向前、向右划弧摆至右肩前，手心斜朝下；目随视剑尖。（图 5-5-13）

（2）身体略向左转，重心前移，右脚掌踏实，右腿自然直立；左腿屈膝提起成右独立步；同时右手握剑向前劈出，左手剑指经下向左划弧，手心朝外，指尖朝前；目视剑尖。（图 5-5-14）

要点：身体左、右转动要与两臂动作协调一致。提膝独立要与劈剑协调一致。劲贯剑身下刃。

5. 左弓步拦

（1）右腿屈膝半蹲，上体略左转，左脚向左落步，脚跟着地；同时右手握剑以腕关节为轴，使剑尖在体前顺时针划一圆弧；左手剑指附于右前臂内侧，手心朝下；目视剑尖方向。（图 5-5-15、5-5-16）

（2）身体左转（约 90°），随重心前移；左脚踏实，右脚跟外展成左弓步；同时右手握剑，随转体经下向左前方划弧拦出，手心斜朝上，腕同胸高；左手剑指经下向左、向上划弧，臂呈弧形举于头前上方，手心斜朝上；目视剑尖方向。（图 5-5-17）

要点：身体转动与剑绕环要协调一致。弓步时上体不可前俯。

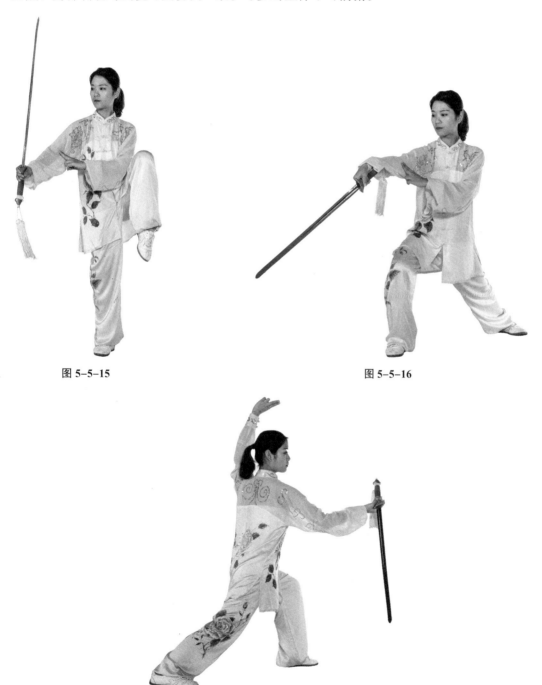

图 5-5-15　　　　　　　　　　　　　　　　　图 5-5-16

图 5-5-17

6. 左虚步撩

（1）右腿屈膝，重心稍后移，左腿尖翘起并稍外展，上体左转；继而，随重心前移左脚落地踏实，上体略右转，右脚向右前方上步，脚跟着地；同时右手握剑随转体屈肘向上，向左划弧至左胯旁，手心朝里，剑尖斜朝后上方；左手剑指下落附于右腕部；目视剑尖方向。（图5-5-18）

（2）身体右转，右脚尖外展，随重心前移落地踏实，右腿屈膝半蹲，左脚向左前方上步成左虚步；同时右手握剑，剑刃领先经后向下、向左前上方立圆撩架至头前上方，臂微屈，手心朝外，剑尖略低于手；左手剑指附于右腕部；目视左前方。（图5-5-19）

要点：剑向左后绕环要与身体转换协调一致，向前撩剑要与迈左步协调，整个动作要连贯圆话。

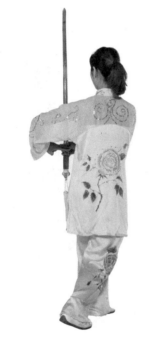

图 5-5-18

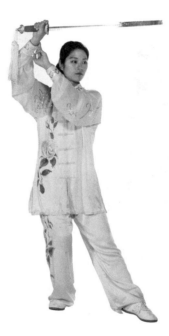

图 5-5-19

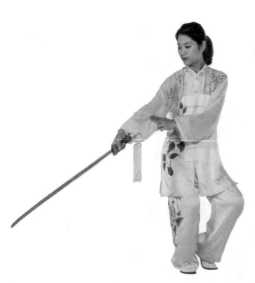

图 5-5-20

7. 右弓步撩

（1）身体略向右转，左脚向左上步，脚跟着地；同时右手握剑向上、向右划弧至身体右上方，腕稍低于肩，臂微屈，剑尖朝右上方；左手剑指屈肘落于右肩前，手心斜朝下；目视剑尖方向。（图5-5-20）

（2）身体左转，随重心移至左腿，左脚尖外展落地踏实，继而右脚向前上步，随重心前移成右弓步；同时右手握剑经下向前立剑撩出，腕同肩高，手心斜向上，剑尖斜向下；左手剑指向下、向左上方划弧，臂呈弧形举于头上方，手心斜朝上；目视剑尖方向。（图5-5-21）

要点：撩剑时剑贴身体立圆撩出，幅度宜大，且要做到势动神随；上步时重心要平稳，勿起伏。

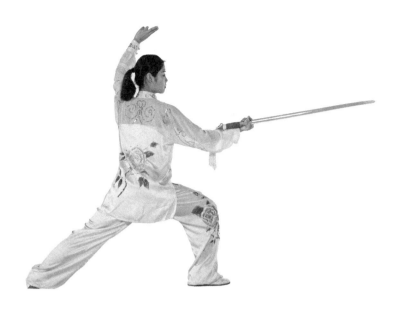

图 5-5-21

8. 提膝捧剑

（1）左腿屈膝半蹲，重心后移，身体略向左移；同时右手握剑随转体向左平带，手心朝上，腕同胸高，剑尖朝前；左手剑指屈肘下落于右腕部手心朝下；目视剑尖方向。（图 5-5-22）

（2）身体略向右转，右脚向后撤步，随重心后移成左虚步；同时右手握剑随转体手心转向下，使剑经体前向右平带至右胯旁，剑尖朝前；左手剑指向下、向左划弧至右胯旁，手心朝下；目视剑尖方向。（图 5-5-23）

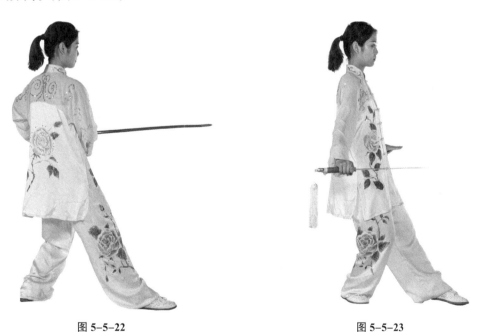

图 5-5-22　　　　　　　　　　　　　　　　图 5-5-23

（3）左脚向前活步，随重心前移，左腿自然直立，右腿屈膝提起成左独立步；同时两手手心翻转朝上随提膝由两侧向胸前相合，左手剑指捧托在右手背下，与胸同高；剑尖朝前，略高于腕；目视前方。（图 5-5-24）

要点：左、右转体带剑要协调连贯。捧剑与提膝协调一致。提膝时膝不得低于腰部。

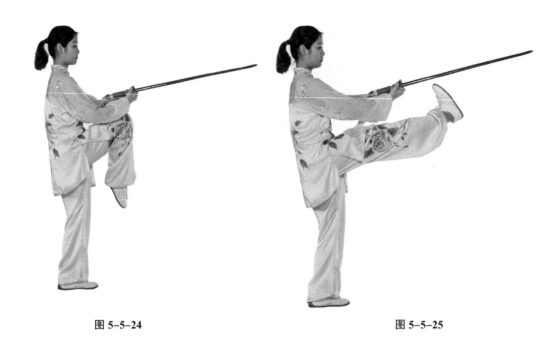

图 5-5-24　　　　　　　　　　　　　　　　图 5-5-25

9. 蹬脚前刺

左腿直立，右脚以脚跟为力点，勾脚向前蹬出；同时两手捧剑略回引再向前平刺；目视剑尖方向。（图 5-5-25）

要点：蹬脚时身体不可前俯或挺腹，脚高不得低于腰部。剑向前平刺时两臂要保持松沉。

10. 跳步平刺

（1）右脚向前落步，随身体重心前移右脚蹬地向前跳步，左脚前摆落地踏实，腿微屈；右脚在左脚将落地时迅速向左脚内侧靠拢（脚不着地）；同时两手捧剑随右脚落步向前平刺；左脚落地时两手腕部内旋，同时撤回置于两胯旁，手心均朝下；目视前方。（图 5-5-26、5-5-27）

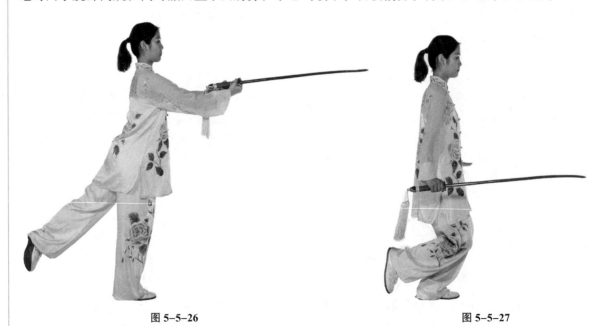

图 5-5-26　　　　　　　　　　　　　　　　图 5-5-27

（2）左脚向前上步成右弓步；同时右手握剑经腰部向前平刺，腕同胸高，手心朝上，劲注剑尖；左手剑指经左向上、向前划弧，臂呈弧形举于头上方，手心斜朝上；目视剑尖方向。（图 5-5-28）

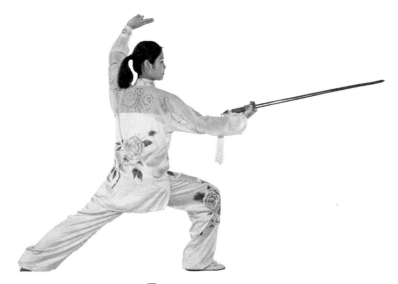

图 5-5-28

要点：右脚落步与前刺、左跳步与两手回抽要协调一致。左脚落地后右脚有刹那间暂停，再进一步平刺。

11. 转身下刺

（1）左腿屈膝，重心后移；右腿自然伸直，脚尖上翘；同时右手握剑向左、向后带屈肘收至胸前，手心朝上；左手剑指屈肘置于胸前，剑身平贴于左前臂下，两手心斜相对；目视左前方。（图 5-5-29）

（2）右脚尖内扣落地，重心移至右腿；继而以右脚掌为轴身体左后转（约 270°），左脚屈膝提起收至右脚内侧（不着地）；两手仍合于胸前，目视左前方。（图 5-5-30、5-5-31）

（3）左脚向左前方落步成左弓步；同时右手握剑向左前下方平剑刺出，手心朝上；左手剑指向左、向上划弧，臂呈弧形举于头前上方，手心斜朝上；目视剑尖方向。（图 5-5-32）

要点：转身时要平稳自然，不可低头弯腰。弓步与刺剑要协调一致。

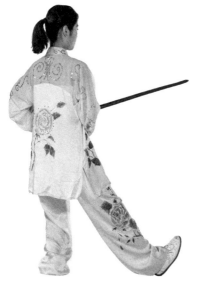

图 5-5-29

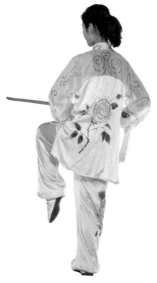

图 5-5-30

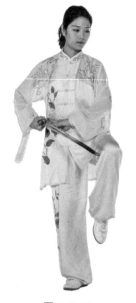
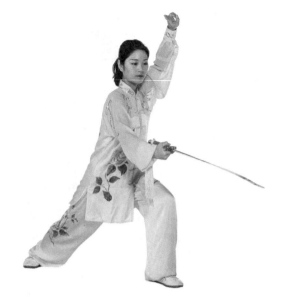

图 5-5-31　　　　　　　　　　图 5-5-32

第二段

12. 弓步平斩

（1）重心前移，右脚收提于左脚内侧（脚不触地）；同时右手握剑，沉腕，手心斜朝上；左手剑指屈肘向前附于右前臂上；目视剑尖。（图 5-5-33）

（2）右脚向左后方撤步，左脚碾步内扣成右横裆步，身体右转（约 90°）；同时右手握剑向右平斩；左手剑指向左分展侧举，略低于胸，手心朝左，指尖朝前；目视剑尖。（图 5-5-34）

要点：肩、肘松活，以腰带臂，眼随剑走，运劲沉稳不断。

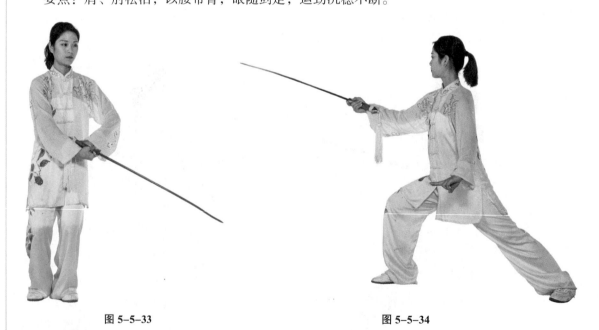

图 5-5-33　　　　　　　　　　图 5-5-34

13. 弓步崩剑

（1）重心左移，身体略左转；随转体右手握剑，以剑柄领先，屈肘向右带剑至面前，手心朝后；左手剑指弧形左摆至左胯旁，手心朝下，指尖朝前；继而重心再右移，左腿经右脚后向右插步成叉步；同时右手握剑略向左带后内旋翻、手心朝下、向右格带，腕同胸高，手臂自然伸直，剑尖朝前，与肩同高；左手剑指向左摆举，腕同肩高，手心朝外，指尖朝前；目视右侧。（图5-5-35、5-5-36）

（2）重心移至左腿，右腿屈膝提起；同时两前臂向内划弧合于腹前，手心朝上，剑尖朝前；左手剑指捧托于右手背下；目视前方。（图5-5-37）

（3）右脚向右落步成右弓步，上体略右转；同时，右手握剑右摆崩剑，劲贯剑身前端，腕同肩高，剑尖高于腕，臂微屈，手心朝上；左手剑指向左分展，停于胯旁，手心朝下；目视剑尖。（图5-5-38）

要点：捧剑与提膝、崩剑与弓步要协调一致。崩剑为一发轻动作，要转腰、沉胯，发劲松弹。整个动作要连贯。

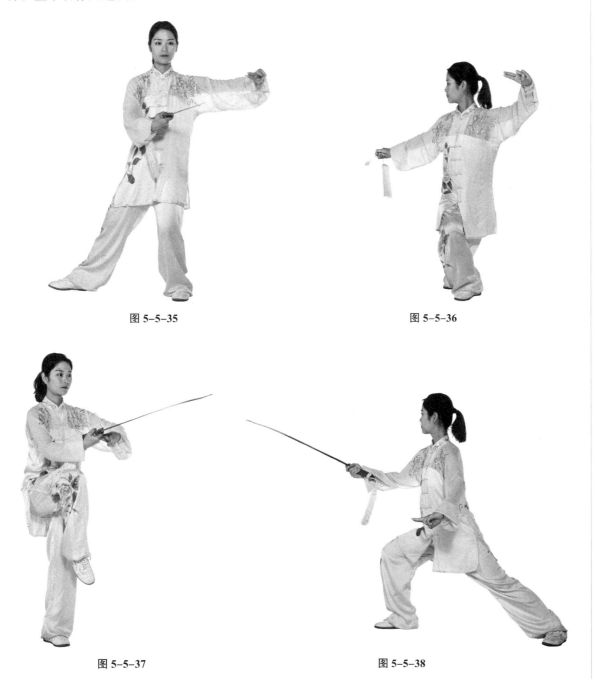

图 5-5-35　　　　　　　　　　　　　　　图 5-5-36

图 5-5-37　　　　　　　　　　　　　　　图 5-5-38

14. 歇步压剑

身体左转，重心移至左腿；右脚向左脚后插步，脚前掌着地；同时右手握剑经上向左划弧，变手心朝下；继而两腿屈膝下蹲成歇步；同时右手握剑向下压剑，臂微屈，腕同膝高；左手剑指向上划弧，臂呈弧形举于头上方，手心斜朝上；目视剑尖。（图 5-5-39、5-5-40）

要点：压剑时，肩、肘松沉，不可僵直；剑身距地面约 10cm。

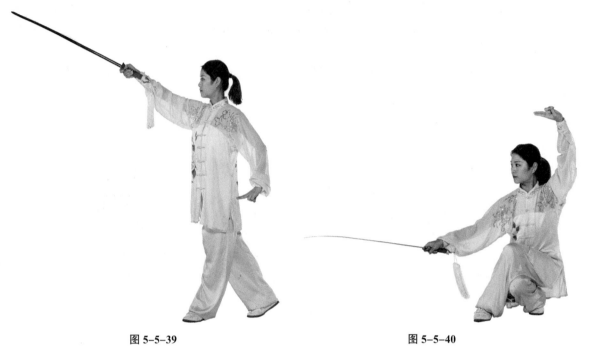

图 5-5-39　　　　　　　　　　　　　　　　　图 5-5-40

15. 进步绞剑

（1）身体略右转，两腿蹬伸，右腿屈膝，右脚向前上步成右虚步；同时右手握剑虎口朝前上方立剑上提，腕同肩高，剑尖略低于腕；左手剑指经上弧形前摆，附于右前臂内侧，手心朝下；目视前下方。（图 5-5-41）

（2）右脚向前上步，重心前移；同时右手握剑绞剑；左手剑指向下、向左划弧侧举，腕略高于肩，手心朝外，指尖朝前，臂呈弧形；目视剑尖方向。（图 5-5-42、5-5-43）

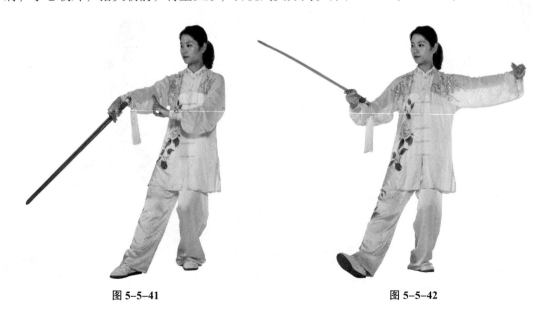

图 5-5-41　　　　　　　　　　　　　　　　　图 5-5-42

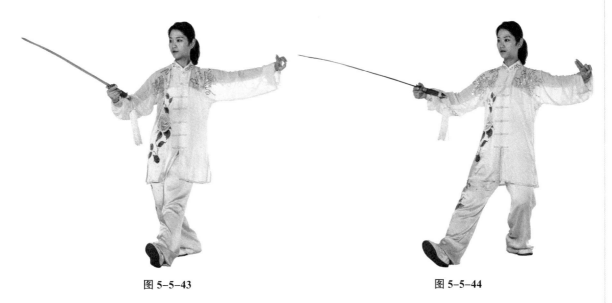

图 5-5-43   图 5-5-44

（3）左脚向前上步，重心前移；同时右手握剑再次绞剑；左手剑指动作不变；目视剑尖。（图 5-5-44）

（4）右脚向前上步成右弓步；同时右手握剑继续绞剑后前送；左手剑指经上向前附于右前臂上，手心朝下；目视剑尖。（图 5-5-45）

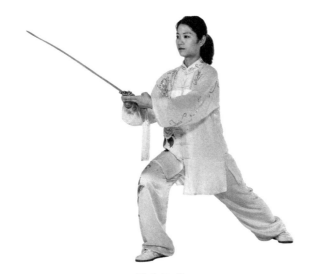

图 5-5-45

要点：上步要轻灵平稳，不可忽高忽低。上一步，绞一剑，共上三步，并使上步与绞剑协调一致，剑尖运转呈螺旋形。

16. 提膝上刺

（1）重心后移，上体略左转，左腿屈膝半蹲，右膝微屈；同时右手握剑屈肘回抽带至左腹前，手心朝上，剑身平直，剑尖朝右；左手剑指附于剑柄上；目平视剑尖方向。（图 5-5-46）

（2）重心前移，身体略右转，右腿自然直立，左腿屈膝提起成右独立式；同时右手握剑向前上方刺出，手心朝上，左手剑指附于右前臂内侧；目视剑尖。（图 5-5-47）

要点：提膝与刺剑要协调一致。提膝不得低于腰部，上体要保持端正自然。

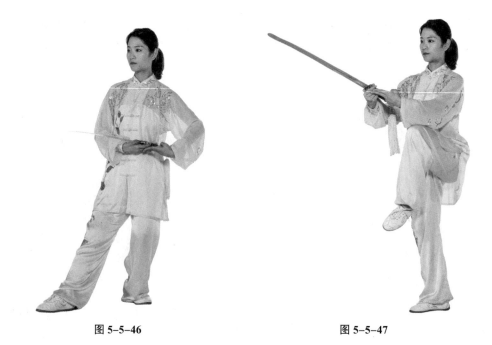

图 5-5-46　　　　　　　　　　　　　图 5-5-47

17. 虚步下截

（1）右腿屈膝半蹲；左脚向左落步，脚跟着地，上体略左转；同时右手握剑，随转体屈肘外旋向左上方带剑，手心朝里，腕同头高，剑尖朝右；左手剑指经下向左划弧至左胯旁，手心斜朝下；目视右侧。（图 5-5-48）

（2）随重心左移，左脚踏实，屈膝半蹲，上体右转，右脚向左移半步，脚尖点地成右虚步；同时右手握剑，随转体略向左带后向右下方截剑至右胯旁，剑尖朝左前，与膝同高，劲贯剑身下刃左手剑指向上，臂呈弧形举于头上方，手心斜朝上；目视右侧。（图 5-5-49）

要点：虚步与截剑要协调一致，截剑时，右臂不可僵直。

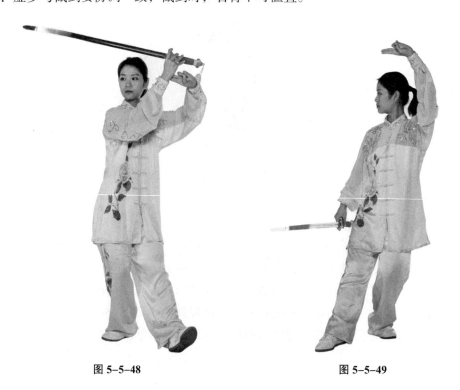

图 5-5-48　　　　　　　　　　　　　图 5-5-49

18. 右左平带

（1）左膝微屈，右腿屈膝提起，脚尖下垂；同时右手握剑，立刃向前伸送至与胸高，臂自然伸直，剑尖略低于手；左手剑指经上向前附于右前臂内侧；继而，右脚向右前方落步，上体略右转成右弓步；同时右手握剑前伸，手心转向下后屈肘向右带剑至右肋前，剑尖朝前；左手剑指仍附右前臂内侧；目视剑尖。（图5-5-50、5-5-51）

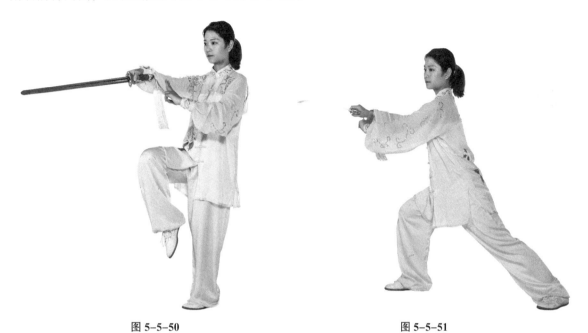

图 5-5-50   图 5-5-51

（2）随重心前移，左脚向左前方上步成左弓步；同时右手握剑，随剑尖前伸，前臂外旋，至手心朝上后微屈肘向左带剑至左肋前，剑尖朝前；左手剑指经下向左，臂呈弧形举于头上方，手心斜朝上；目视前方。（图5-5-52）

要点：弓步与带剑协调一致；上体不可前俯或突臀。

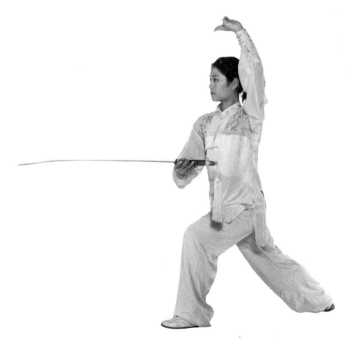

图 5-5-52

19. 弓步劈剑

（1）随重心前移，右脚摆步向前，屈膝半蹲；左腿自然伸直。脚跟提起，上体右转；同时右手握剑向右后方下截；左手剑指屈肘向下附于右肩前，手心斜朝下；目视剑尖。（图5-5-53）

（2）上体左转，左脚向前上步成左弓步；同时右手握剑经上向前劈剑，与肩同高，剑尖略高于腕；左手剑指经下向左上方划弧，臂呈弧形举于头上方，手心斜朝外；目视前方。（图5-5-54）

要点：上右步与回身截剑要协调一致，弓步与劈剑要协调一致；整个动作要连贯完成。

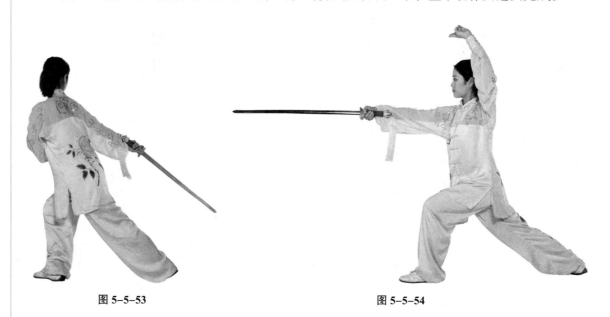

图5-5-53　　　　　　　　　　　　　　　　　图5-5-54

20. 丁步托剑

（1）随重心前移，右腿屈膝上提成独立式；上体右转并微前倾；同时右手握剑向右后方截剑；左手剑指屈肘摆至右肩前，手心朝右后；目视剑尖。（图5-5-55）

（2）右脚向前落步，屈膝半蹲，左脚跟步至右脚内侧，脚尖点地成左丁步；同时右手握剑向前、屈肘向上托剑，剑尖朝右；左手剑指附于右腕内侧，手心朝前；目视右侧。（图5-5-56）

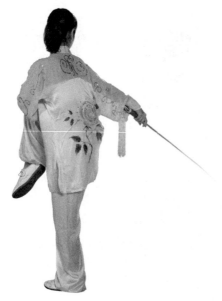
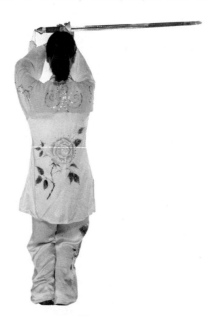

图5-5-55　　　　　　　　　　　　　　　　　图5-5-56

要点：提膝与回身下截剑、丁步与托剑要协调一致。剑上托时劲贯剑身上刃。整个动作要连贯。

21. 分脚后点

（1）左脚向左前方上步，脚尖内扣，膝微屈，上体右转（约90°）；随以右脚前掌为轴脚跟内转，膝微屈；右手握剑使剑尖向右、向下划弧至腕与肩同高，手心斜朝上，剑尖斜向下；左手剑指仍附右腕；目视剑尖。（图5-5-57）

（2）右脚向后撤步，腿自然伸直，左脚以脚跟为轴，脚尖内扣碾步，屈膝半蹲，身体右转（约90°）；同时右手握剑，剑尖领先，经下向后划弧穿至腹前，手心朝外，剑尖朝右，稍低于腕；左手剑指仍附于右腕；目视剑尖方向。（图5-5-58）

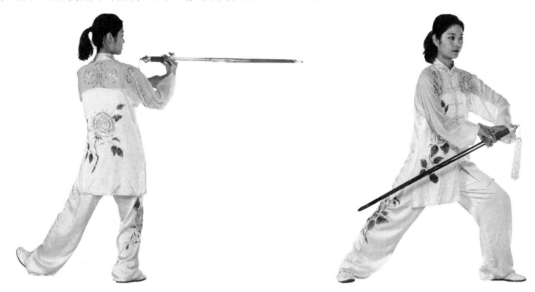

图 5-5-57　　　　　　　　　　　　　　　图 5-5-58

（3）随重心前移，右腿膝前顶成右弓步；上体略右转；同时右手握剑沿右腿内侧向前穿刺，与肩同高；左手剑指向左后方划弧摆举，与肩同高，手心朝外；目视剑尖。（图5-5-59）

（4）随重心前移，左脚向右脚并步，两腿屈膝半蹲，上体略左转；同时右手握剑，剑柄领先，向上、向左划弧带剑至左胯旁，手心朝内，剑尖朝左上方；左手剑指向上，在头上方与右手相合后，屈肘下落附于右腕内侧；目视左侧。（图5-5-60）

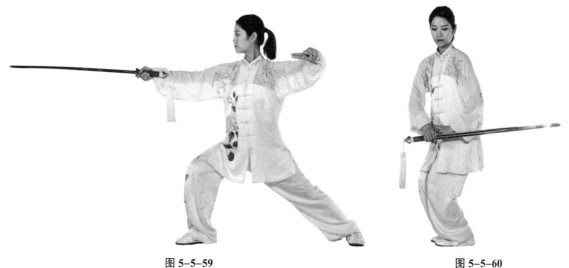

图 5-5-59　　　　　　　　　　　　　　　图 5-5-60

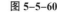

（5）左腿自然伸直；右腿屈膝提起，脚尖自然下垂；上体右转（约90°）；同时右手握剑使剑尖在体左侧立圆划弧至后下方时，以剑柄领先，前臂内旋上提举至头前上方，手心朝右，剑尖朝前下方；左手剑指外旋，向前下方伸出至右脚踝内侧前方，手心朝前上方；目视剑尖方向。（图5-5-61）

（6）右脚向前摆踢成分脚；同时上体略向右拧转，随转体右手握经上向右后方点剑、腕同肩高；左手剑向左上方摆举，臂呈弧形举于头上方，手心斜朝上；目视剑尖。（图5-5-62）

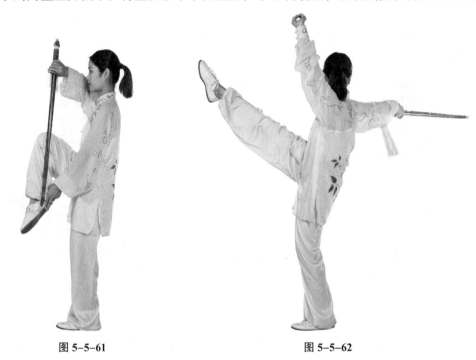

图 5-5-61   图 5-5-62

要点：提膝与提剑、分脚与后点剑要协调一致。整个动作要连贯圆活，一气呵成。

第三段

22. 仆步穿剑（右）

（1）左腿屈膝半蹲，右腿屈膝向后落步成左弓步；同时上体左转，随转体右手握剑弧形向体前摆举，腕同胸高，手心朝上，剑身平直，剑尖朝前；左手剑指向下，屈肘附于右臂内侧，手心朝下；目视剑尖。（图5-5-63）

（2）随身体重心后移，两脚以脚掌为轴碾步，身体左转（约90°）成右横弓步；同时右手握剑屈肘经胸前向右摆举斩剑，臂微屈，手心朝上，剑尖略高于腕；左手剑指向左分展侧举，与腰同高，臂微屈，手心朝外；目视剑尖。（图5-5-64、5-5-65）

（3）重心左移，成左横弓步；上体略左转；同时右手握剑屈臂上举、带至头前上方，手心朝内，剑身平直，剑朝右；左手剑指向上摆举，附于右腕内侧，臂呈弧形，手心朝前；目视剑尖方向。

（4）左腿屈膝全蹲成右仆步，上体略右转；同时右手握剑向下置于裆前，手心朝外，使剑立剑落至右腿内侧，剑尖朝右；左手剑指仍附右腕；目视剑尖方向。（图5-5-66）

（5）随重心右移，右脚尖外展，左脚尖内扣碾步成右弓步；同时身体右转（约90°），随转体右手握剑沿右腿内侧向前立剑穿出，腕同胸高，臂自然伸直，手心朝左；左手剑指仍附于右腕内侧；目视前方。（图5-5-67）

要点：身体重心左右转换要平稳，上体切忌摇晃，动作时，以身带臂、使剑，动作连贯圆活。

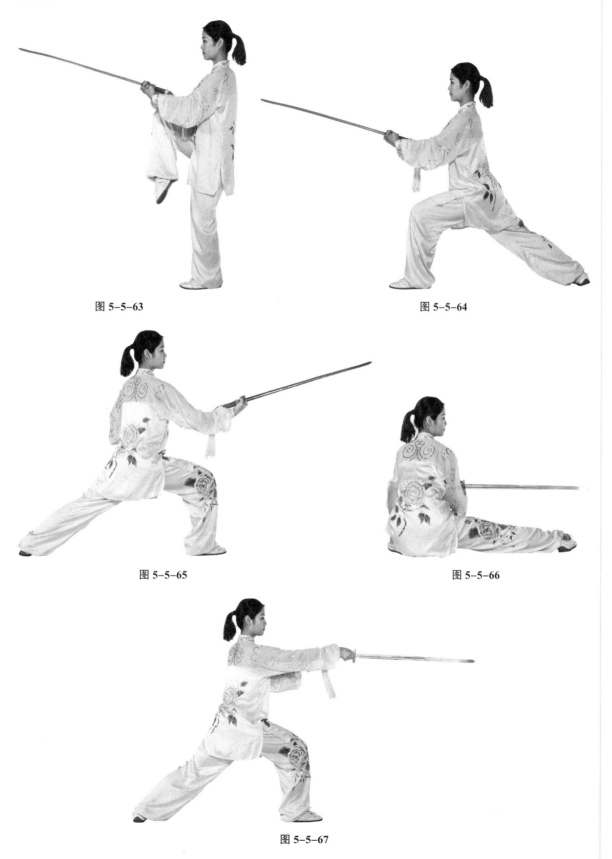

图 5-5-63　　　　　　　　　　　　　　　　图 5-5-64

图 5-5-65　　　　　　　　　　　　　　　　图 5-5-66

图 5-5-67

23. 蹬脚架剑（左）

（1）右脚尖外展；身体略右转；同时右手持剑向右上方带剑至头前上方（腕距右额约10cm），手心朝外，剑尖朝前；左手剑指屈肘附于右前臂内手心朝右；目视剑尖方向。（图5-5-68）

（2）右腿自然直立，左脚经右脚跟内侧屈膝提起，脚尖自然下垂；同时右手握剑略向右带；目视剑尖方向。（图5-5-69）

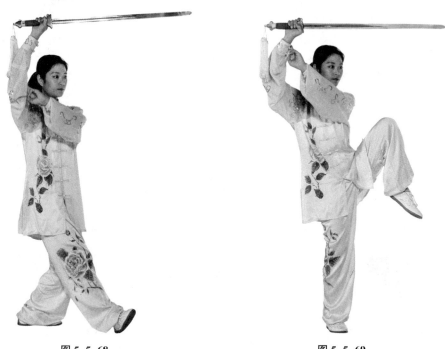

图 5-5-68　　　　　　　　　　　图 5-5-69

（3）左脚以脚跟为力点向左侧蹬脚；同时右手握剑上架，臂微屈；左手剑指向左侧指出，臂自然伸直，腕同肩高，手心朝前，指尖朝上；目视剑指方向。（图5-5-70）

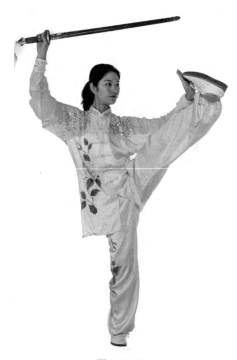

图 5-5-70

要点：剑指、剑尖、蹬脚均朝同一方向；蹬脚与架剑、剑指动作要协调一致；右腿独立要站稳。蹬脚高度不得低于腰部。

24. 提膝点剑

左腿屈膝成右独立步，上体略右转；同时右手握剑经上向右前下方点剑，剑尖与膝同高；左手剑指屈肘右摆，附于右前臂内侧，手心朝下；目视剑尖方向。（图 5-5-71）

要点：左腿屈膝扣脚与点剑要协调一致。右腿站立要稳。

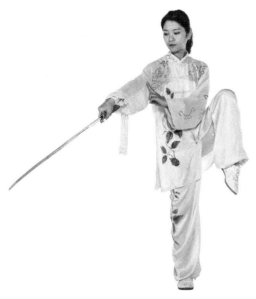

图 5-5-71

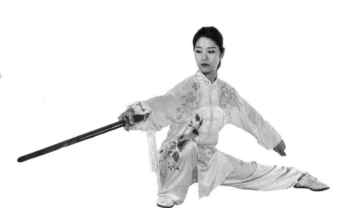

图 5-5-72

25. 仆步横扫（左）

（1）右腿屈膝全蹲，左脚向左后方落步成左仆步；上体略左转；同时左手剑指屈肘内旋，经左肋前向后反插至左腿外侧，手心朝外；右手握剑沉腕下落至右膝前上方，手心朝上；目视剑尖。（图 5-5-72）

（2）随身体重心左移，身体左移（约90°），左腿屈膝，脚尖外展，右脚跟外展碾步成左弓步；同时右手握剑向左平扫，腕同腰高，手心朝上，臂微屈，剑尖朝前下方略低于腕；左手剑指经左向上，臂呈弧形举于头上方，手心朝上，目视剑尖。（图 5-5-73）

要点：由仆步转换成弓步时，上体不要前倾和突臀。

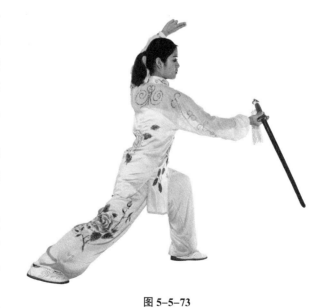

图 5-5-73

26. 弓步下截（右、左）

（1）身体重心前移，右脚跟至左脚内侧（脚不触地）；同时右手握剑内旋划弧拨剑，腕同腰高，手心朝下，剑尖朝左前下方；左手剑指屈肘下落附于右腕内侧，手心朝下目视剑尖。（图

5-5-74）

（2）右脚向右前方上步成右弓步，上体略右转，同时右手握剑向右前方划弧截剑，臂微屈，腕同胸高，虎口朝下，剑尖朝前下方；左手剑指仍附右腕；目视剑尖。（图 5-5-75）

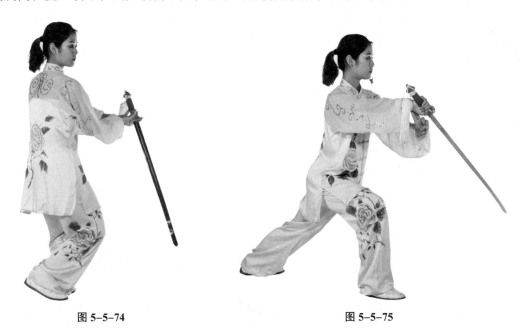

图 5-5-74　　　　　　　　　　　　　　　图 5-5-75

（3）身体重心移至右腿；左脚跟至右脚内侧（脚不触地）上体右转；同时右手握剑外旋划弧拨剑至右胯旁，手心朝上，剑尖朝右前下方；左手剑指附于右腕内侧，手心朝下；目视剑尖。（图 5-5-76）

（4）身体重心左移，左脚向左前方上步，右脚跟外展成左弓步，上体左转（约45°）；同时右手握剑向左划弧截剑至身体左前方，臂微屈，腕同胸高，手心朝上；剑尖朝前下方；左手剑指向左前上方划弧摆举，臂呈弧形举于头前上方，手心朝外；目视剑尖。（图 5-5-77）

要点：划弧拨剑，以腕为轴，手腕松活，剑尖形成一小圆弧。截剑时以身带剑，身随步转。整个动作要柔和连贯，眼随剑走。

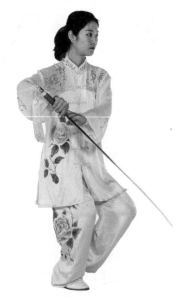
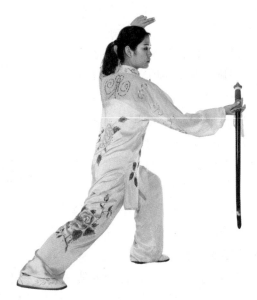

图 5-5-76　　　　　　　　　　　　　　　图 5-5-77

27. 弓步下刺

（1）身体重心前移，右脚在左脚后震脚，屈膝半蹲；左脚跟提起，上体略右转；同时右手握剑屈肘回带至右肋前，手心朝上，剑尖朝前，略低于手；左手剑指先前伸；复随右手回带屈肘附于右腕内侧，手心朝下；目视剑尖。（图 5-5-78、5-5-79）

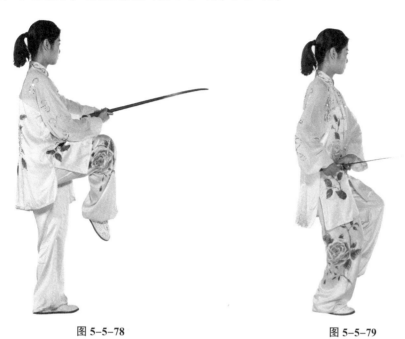

图 5-5-78　　　　　　　　　　　图 5-5-79

（2）随身体重心前移，左脚向左前方上步成左弓步，上体略左转；同时右手握剑向左前下方刺出，腕同腰高，手心朝上；左手剑指仍附于右腕内侧，手心朝下；目视剑尖。（图 5 5 80）

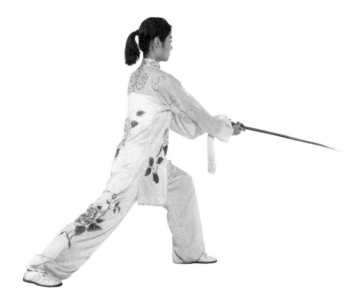

图 5-5-80

要点：震脚与刺剑均为发力动作。震脚与两手相合屈肘回带、刺剑与弓步均要协调一致。刺剑时先转腰回带为之蓄劲，继而以转腰沉胯带剑下刺，力注剑尖；发劲要松弹。

28. 右左云抹

（1）随身体重心前移，右脚跟至左脚内侧（脚不触地），身体略左转；同时右手握剑沉略向左带、腕同腰高，臂微屈，手心朝上，剑尖略低于手；左手剑指略向左带后经胸前向左划弧至右臂上方，手心朝右；目视剑尖。（图5-5-81）

（2）右脚向右上步成右横引步，上体右转；同时右手握剑向右上方划弧削剑，臂微屈；左手剑指向左划弧分展举于左前方，与胸同高，手心朝外；目视剑尖。（图5-5-82）

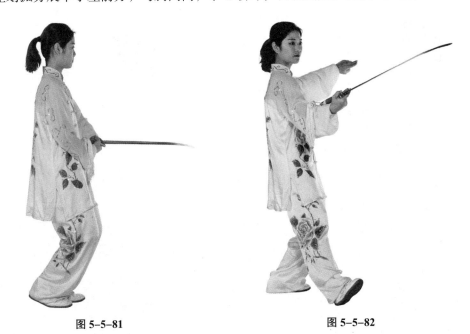

图 5-5-81　　　　　　　　　　　　图 5-5-82

（3）上体略右转，身体重心右移；继而上体略左转，左脚向右盖步，膝微屈；右脚在左脚即将落地时，蹬地，屈膝后举于左小腿后，脚尖下垂（离地面约10cm）；同时右手握剑在面前逆时针划弧云剑，摆至体前，腕同胸高，臂微屈，手心朝下，剑尖朝左前方；左手剑指与右手在胸前相合，附于右腕内侧，手心朝下；目视剑尖。（图5-5-83）

（4）右脚向右上步成右弓步，上体右转；同时右手握剑向右抹剑至右前方，手心朝下；左手剑指仍附于右腕内侧；目视剑尖方向。（图5-5-84）

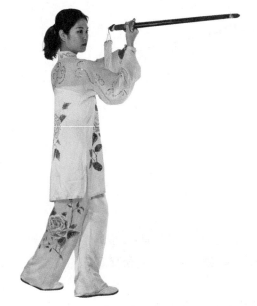
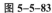
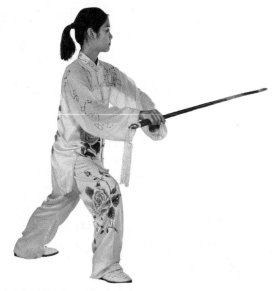

图 5-5-83　　　　　　　　　　　　图 5-5-84

要点：以上为右云抹剑。盖步时，步法要轻灵，云剑时，要以身带剑，使剑运行连贯圆活，身剑要协调。

（5）身体重心右移，左脚跟至右脚内侧（脚不触地），身体略右转；同时右手握剑略屈肘右带，腕同腰高，剑尖朝左前；左手剑指仍附于右腕内侧；目视剑尖方向。（图5-5-85、5-5-86）

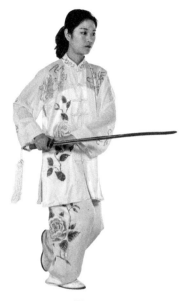
图5-5-85

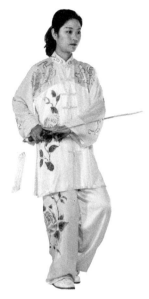
图5-5-86

（6）左脚向左上步成左弓步，上体左转，同时右手握剑向前伸送后向左抹带，腕同胸高，手心朝下，剑尖朝前；左手剑指经前向左划弧摆举至体左侧，手心朝外；目视剑尖。（图5-5-87）

（7）身体重心左移，右脚向左盖步；右脚将落地时，左脚蹬地，屈膝后举于右小腿后，脚尖下垂（离地约10cm）；上体略右转；同时右手握剑在面前顺时针划圆云剑，摆至体前，腕同胸高，手心朝上，剑尖朝右前方；左手剑指在云剑时向右与右手相合，附于右腕内侧，手心朝下；目视剑尖。（图5-5-88、5-5-89）

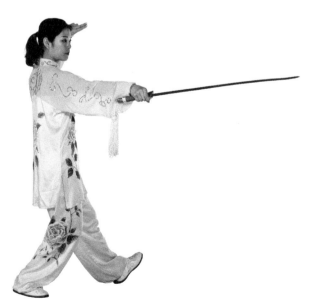
图5-5-87

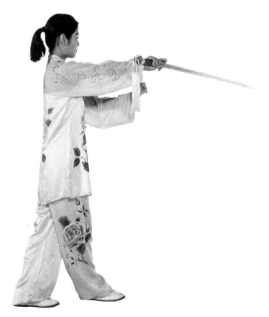
图5-5-88

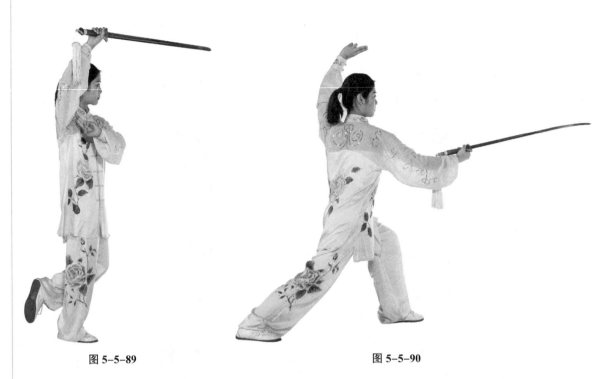

图 5-5-89 图 5-5-90

（8）左脚向左上步成左弓步，上体略左转；同时右手握剑向左抹剑，手心朝上；左手剑指向左划弧后，臂呈弧形举于头前上方；目视剑尖。（图 5-5-90）

要点：此势为左云抹剑，要领同右云抹剑。右、左云抹剑要连贯完成。

29. 右弓步劈

（1）身体重心前移，右脚跟至左脚内侧（脚不触地），身体略左转；同时右手握剑，剑刃领先，经下向左后方划弧至左腹前，臂微屈，手心斜朝上，剑尖朝左后下，与胯同高；左手剑指屈肘向下落于右前臂上，手心朝外；目视剑尖。（图 5-5-91）

（2）右脚向右上步成右弓步，上体略右转；同时右手握剑经上向右划弧劈剑，腕同胸高，剑臂一线；左手剑指经下向左划弧，臂呈弧形举于头上方，手心朝外；目视剑尖。（图 5-5-92）

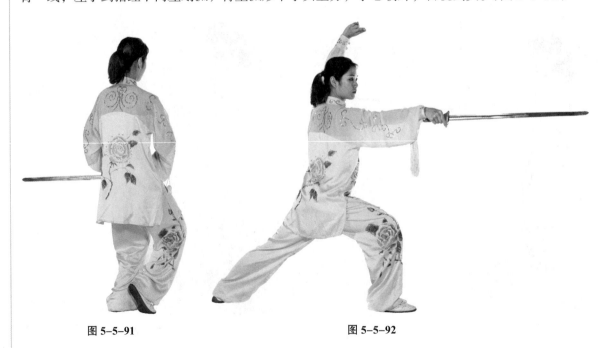

图 5-5-91 图 5-5-92

要点：弓步与劈剑要协调一致，速度要缓慢均匀，动作要圆活连贯，劲贯剑身。

30. 后举腿架剑

（1）身体重心前移，左脚摆步向前，屈膝半蹲；右脚跟提起，上体略左转；同时右手握剑向左挂剑，腕同腰高，剑尖朝左；左手剑指屈肘下落附于右前臂上，手心朝外；目视左下方。（图5-5-93）

（2）左腿直立，右腿屈膝，后举小腿，脚面展平同臂高，上体略左转；同时右手握剑上架（离头部约10cm）；剑尖朝左；左手剑指经面前向左摆举，臂微屈，指尖朝上；目视剑指。（图5-5-94）

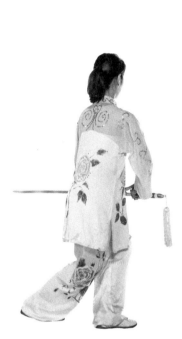
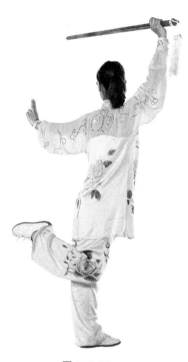

图 5-5-93　　　　　　　　　图 5-5-94

要点：左手剑指与剑尖为同一方向；右腿后举与举剑上架、剑指动作要协调一致。独立要稳，此势为平衡动作。

31. 丁步点剑

（1）左腿屈膝，身体略右转；右脚向落步，脚跟着地，腿自然伸直；同时右手握剑略向右摆举使剑尖向上，高于右腕；目视左前方。

（2）重心右移，身体右转，右脚踏实，屈膝半蹲，左脚跟至右脚内侧，脚尖点地成左丁步；同时右手握剑向右点击，腕同胸高；左手剑指经体前向右划弧屈肘附于右腕内侧；目视剑尖。（图5-5-95）

要点：丁步与点剑要协调一致。点剑时力注剑锋。

32. 马步推剑

（1）左脚向左后方撤步，右腿屈膝，随身体重心后移，以脚掌擦地撤半步，脚跟提起，腿微屈，

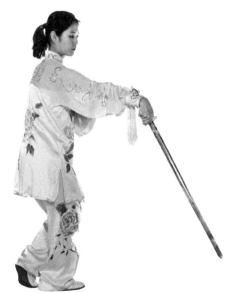

图 5-5-95

上体向右拧转；同时右手握剑，虎口朝上，屈肘收至右肋下，剑身竖直，剑尖朝上；左手剑指附于右腕，手心朝下；目视右侧。（图 5-5-96）

（2）左脚蹬地，随身体重心前移，右脚向右前方上步，脚尖内扣，左脚跟滑半步，两腿屈膝半蹲成马步；上体左转；同时右手握剑向右前方立剑平推，腕同胸高，剑尖朝上，力贯剑身前刃；左手剑指经胸前向左推举，手心朝外，指尖朝前，与肩同高；目视右侧。（图 5-5-97）

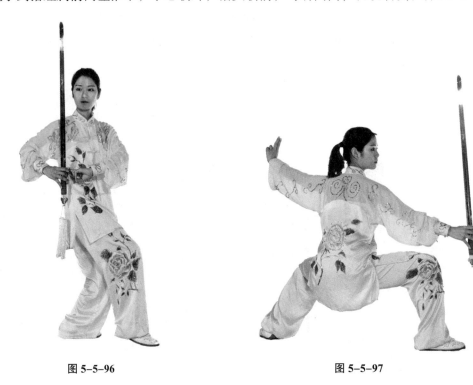

图 5-5-96   图 5-5-97

要点：此势为发力动作。马步与推剑要协调一致，推剑时要转腰沉胯，劲力顺达。

第四段

33. 独立上托

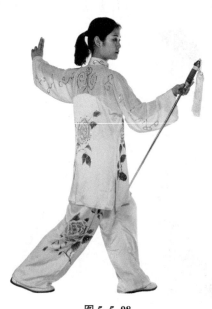

图 5-5-98

（1）身体重心左移，右脚向左插步，身体右转；同时右手握剑以腕为轴，外旋翻转手腕，使剑尖经下向后、向上在体右侧立圆划弧至头部右侧，剑尖朝右上方，虎口仍朝上，腕同胸高；左手剑指略向前摆举，目视右前方。（图 5-5-98）

（2）随身体重心后移，两腿屈膝下蹲，并以左脚跟、右脚掌为轴碾步，身体右后转（约 180°）；同时右手握剑前臂内旋，剑柄领先向下、向右后方划弧摆举至右膝前上方，剑尖朝前；左手剑指屈肘向左附于右腕内侧，手心朝下；目视剑尖。（图 5-5-99）

（3）上体略左转，右腿自然直立，左腿屈膝提起成右独立式；同时右手握剑臂内旋向上托举停于右额上方（约 10cm），剑身平直，剑尖朝左；左手剑指屈肘附于右前臂内侧，手心朝外；目视左侧。（图 5-5-100）

要点：插步转体时，上体不要过于前俯和突臀；提膝与上举剑要协调一致。此势为平衡动作。

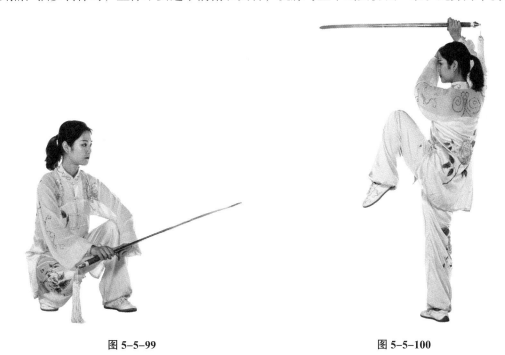

图 5-5-99　　　　　　　　　　　　　图 5-5-100

34. 挂剑前点

（1）左脚向左摆步，随身体重心前移，右脚跟提起，上体略左转；同时右手握剑向左下方划弧挂剑，手心朝内；左手剑指屈肘附于右上臂内侧，手心朝外；目视剑尖方向。（图 5-5-101）

（2）随身体重心前移，右脚摆步同前，上体略右转，同时右手握剑经上向前划弧，前臂外旋，手心朝上，剑尖朝前，低于右腕；左手剑指仍附于右前臂内侧，手心朝右；目视剑尖方向。

（3）随身体重心前移，右脚踏实，左脚跟提起，上体略右转；同时右手握剑向右划弧穿挂剑，手心朝外；左手剑指向上，臂呈弧形举于头上方，手心朝左；目视剑尖方向。（图 5-5-102）

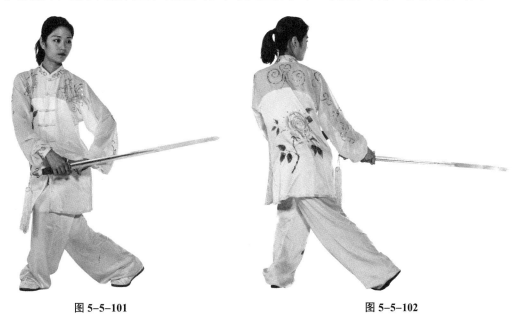

图 5-5-101　　　　　　　　　　　　　图 5-5-102

（4）随身体重心前移，左脚摆步向前，脚跟着地；身体略左转；同时右手握剑向右伸举，手心朝上，腕同腰高，剑尖朝右下方；左手剑指下落至与肩同高，手心朝外：目视剑指方向。

（5）随身体重心前移，左脚踏实，屈膝半蹲，右脚向右前方上步成右虚步；上体左转（约90°）；同时右手握剑经上向右前下方点剑；左手剑指经下向左划弧，臂呈弧形举至头上方，手心朝外；目视剑尖。（图5-5-103）

要点：左右挂剑，动作要连贯圆活，贴近身体；立圆挂剑，虚步与点剑要协调一致。

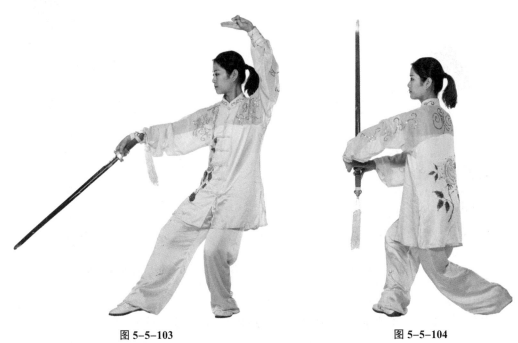

图5-5-103   图5-5-104

35. 歇步崩剑

（1）右脚跟内扣踏实，屈膝半蹲；左脚跟提起，身体重心前移，上体右转；同时右手握剑翘腕向后带剑至右胯旁，手心朝内，剑尖朝左上方，略低于肩；左手剑指屈肘下落附于右腕上，手心朝下；目视右前下方。（图5-5-104）

（2）身体重心略左移，右腿屈膝；左脚向左上步成右弓步，上体略右转；同时右手握剑经下向右划弧反撩，腕同胸高，手心朝后，剑尖朝右；左手剑指经下向左划弧摆举至与肩平；目视剑尖。（图5-5-105）

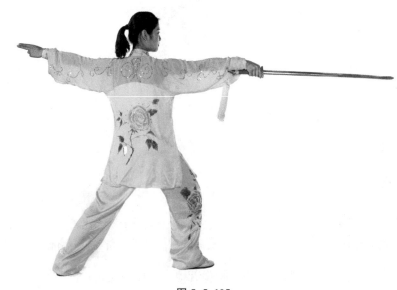

图5-5-105

（3）重心后移，右脚向左脚后撤步成歇步；身体略右转；同时右手握剑，变虎口朝上后沉腕崩剑，腕同腰高；左手剑指向上，臂呈弧形举于左上方，手心斜朝上；目视右前方。（图5-5-106）

要点：歇步与崩剑动作要协调一致；沉腕崩剑，劲贯剑锋。

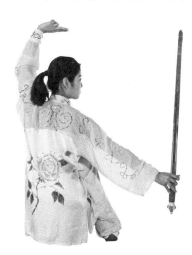

图 5-5-106

36. 弓步反刺

（1）右脚踏实，右腿伸起直立，左腿屈膝提起，脚尖下垂；上体稍左倾；同时右手握剑屈肘侧举，腕低于胸，使剑身斜置于右肩上方，手心朝前，剑尖朝左上方；左手剑指下落，与肩同高；目视左前方。（图5-5-107）

（2）左脚向左落步，成左弓步，上体略向左倾；同时右手握剑向前上方探刺；左手剑指向右与右臂在体前相合，附于右前臂内侧；目视剑尖。（图5-5-108）

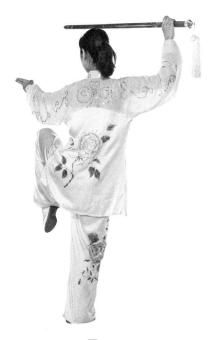

图 5-5-107

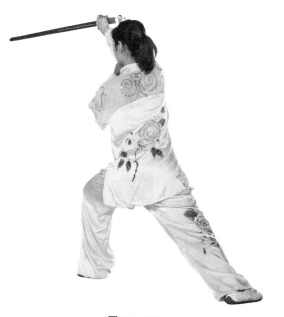

图 5-5-108

要点：动作要舒展。弓步与探刺要协调一致。

37. 转身下刺

（1）随身体重心后移，身体右转，左脚尖内扣；同时右手握剑屈肘回带右肩前，手心朝内，剑尖朝右；左手剑指附于右腕内侧；手心朝外；目视右侧。（图 5-5-109）

（2）身体重心左移，右脚屈膝提起，脚尖下垂；以左脚掌为轴碾步，身体右转；同时右手握剑向右摆至右肩前，使剑尖向下划弧至右膝外侧，手心朝后，剑尖斜朝下；左手剑指仍附于右腕上；目视剑尖。（图 5-5-110）

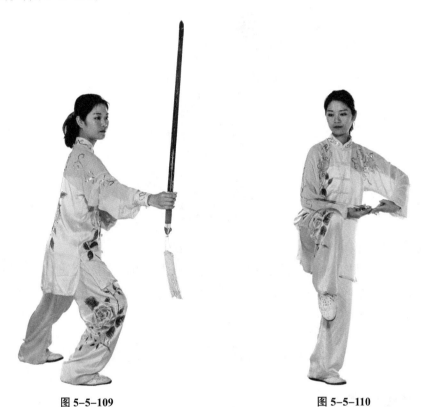

图 5-5-109   图 5-5-110

（3）随身体右转（约180°），左脚跟向左碾，右脚向右后方落步成右弓步；同时右手握剑向前下方刺出，腕同腰高，手心朝上；左手剑指附于右腕上，手心朝下；目视剑尖。（图 5-5-111）

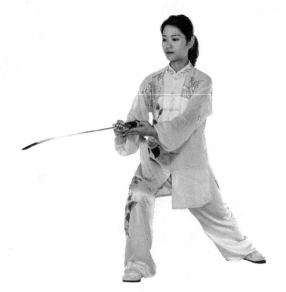

图 5-5-111

要点：动作要连贯圆活，上体不要过于前倾。弓步与刺剑要协调一致。

38. 提膝提剑

（1）身体重心后移，上体左转；左脚尖外摆，屈膝半蹲，右腿自然伸直；同时右手握剑，以剑柄领先，屈臂外旋，向左上方带剑（距头部约 20cm），手心朝内，剑尖朝上，左手剑指附于前臂内侧，手心朝外；目视剑尖。（图 5-5-112）

（2）身体重心右移，右腿屈膝，左腿自然伸直，左脚跟外转，上体略右转；同时右手握剑，剑柄领先，前臂内旋，手心朝下，经腹前摆至右胸前（约 30cm），使剑尖经上向右前划弧，剑尖低于腕；左手剑指附于右腕内侧，手心朝外；目视剑尖。

（3）左腿屈膝提起成右独立步；上体略右转并稍前倾；同时右手握剑，剑柄领先，向右、向上划弧提剑，臂呈弧形举于右前方，腕同额高，虎口斜朝下，剑尖置于左膝外侧；左手剑指经腹前向左划弧摆举，与腰同高，手心朝外，目视前下方。（图 5-5-113）

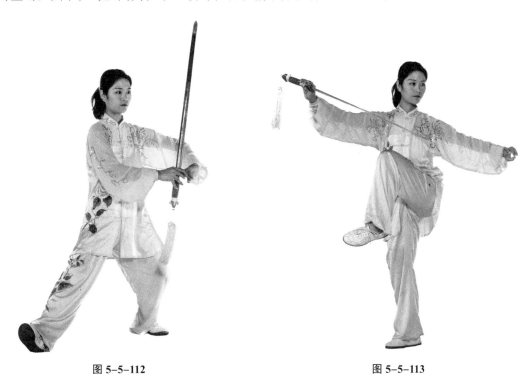

图 5-5-112　　　　　　　　　图 5-5-113

要点：提膝与提剑要协调一致

39. 行步穿刺

（1）右腿屈膝，左脚向左落步，脚跟着地，上体左转；同时右手握剑，手心转向上，剑尖领先，经左肋下向左、向前穿刺，腕与腰同高，剑尖朝前；左手剑指向右上方划弧摆举至右肩前，手心朝下；目视剑尖。（图 5-5-114）

（2）随身体重心前移，左脚踏实，膝微屈，右脚向右摆步，上体右转；同时右手握剑，剑尖领先，向前、向右划弧穿剑，腕与胸同高，剑尖朝右；左手剑指经胸前向左分展侧举，臂呈弧形，手心朝外；目视剑尖。（图 5-5-115）

（3）随身体重心前移，左脚向右扣步，上体略右转；两手动作不变（图 5-5-116）。依次右、左脚再各上一步（图 5-5-117、5-5-118）。

要点：穿剑时，略沉胯拧腰蓄劲；行步时，左脚扣、右脚摆，行走平稳，忽飘浮，共走5步，轨迹成一圆形。

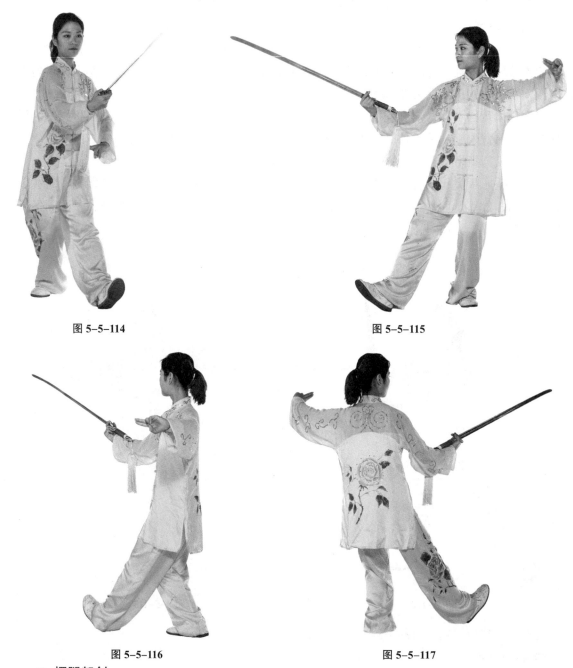

图 5-5-114　　　　　　　　　　　　图 5-5-115

图 5-5-116　　　　　　　　　　　　图 5-5-117

40. 摆腿架剑

（1）右手握剑，前臂内旋经面前使剑尖在头前方逆时针划弧，屈肘向左摆至左肋前，剑尖朝左上方；当右手握剑左摆至面前时，右脚外摆腿，下落至水平时屈收小腿；左手剑指向上，在面前与右手相合，屈肘附于右腕内侧，手心朝下；目视前方。（图 5-5-119）

（2）左腿屈膝，右脚向右前方落步，身体略右转；同时右手握剑经前向右划弧抹剑，腕与胸同高，手心朝下，剑尖朝左；左手剑指附于右前臂内侧，手心朝下；目视剑身前端。（图 5-5-120）

（3）右腿屈膝半蹲，左脚跟外展成右弓步，上体略左转；同时右手握剑上举架剑，剑尖朝前；左手剑指随右手上举后经面前向前指出，指尖朝上，与鼻同高；目视剑指方向。（图 5-5-121、5-5-122）

要点：外摆腿不得低于胸，并要与剑和剑指紧密配合；弓步与抹剑上架要协调一致；剑指与剑为同一方向。

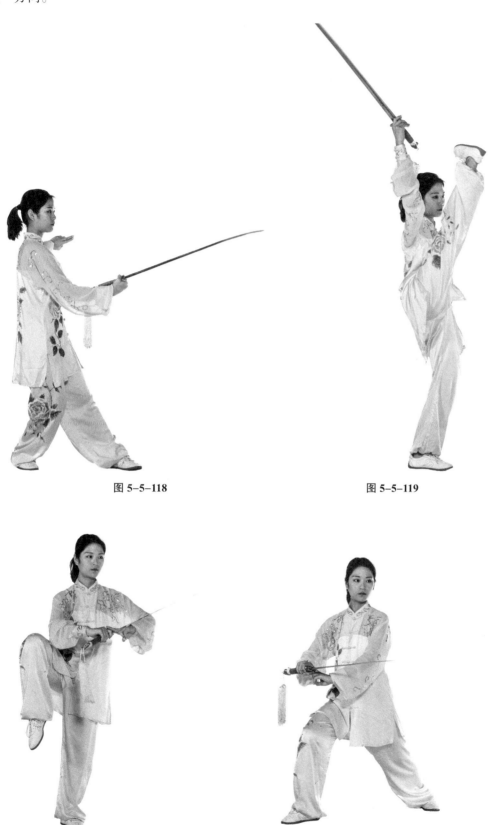

图 5-5-118

图 5-5-119

图 5-5-120

图 5-5-121

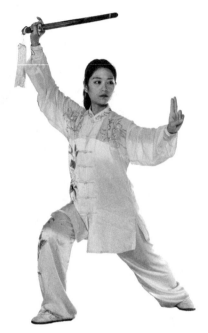

图 5-5-122

41. 弓步直刺

（1）身体重心移至右腿，左脚收提至右脚内侧（脚不触地）；同时右手握剑经右向下收至右跨旁，虎口朝前，剑尖朝前；左手剑指经左向下收至胯，手心朝下，指尖朝前；目视左前下方。（图 5-5-123）

（2）左脚向前上步成左弓步；上体略左转，同时右手握剑立刃向前平刺；左手剑指在胸前与右手相合，附于右腕内侧后向前伸送，手心斜向下；目视前方。（图 5-5-124）

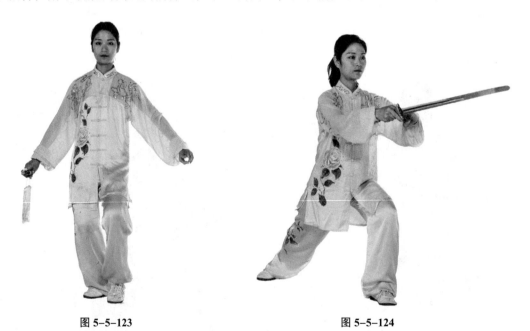

图 5-5-123   图 5-5-124

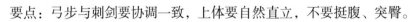

要点：弓步与刺剑要协调一致，上体要自然直立，不要挺腹、突臀。

42. 收式

（1）身体重心后移，右腿屈膝，上体右转；同时右手握剑屈肘向右回带至右胸前；左手剑指

仍附腕随之右移，两手心相对（准备接剑），剑身微贴左前臂外侧；目视前下方。（图5-5-125）

（2）上体左转，重心前移，右脚上步成平行步；同时左剑指变掌接剑（反握），随经腹前向左摆于左胯旁，手心朝后，剑身竖直，剑尖朝上；右手变剑指经下向右后方划弧，随屈肘举至右耳侧，手心朝内，指尖朝上，与头同高；目视前方。（图5-5-126）

（3）两腿自然伸直；同时右手剑指经胸前向下落于身体右侧；然后左脚向右脚并拢，身体自然站立，两臂垂于体侧；目视前方。（图5-5-127、5-5-128）

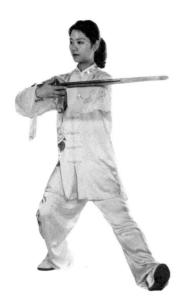

图 5-5-125

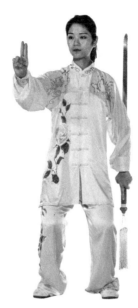

图 5-5-126

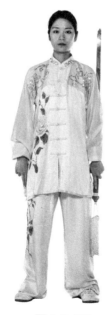

图 5-5-127

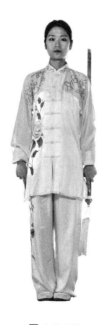

图 5-5-128

要点：动作要连贯、圆活、缓慢。最后成并步自然站立时，全身放松，深呼气，神气归元。

扫一扫，查阅本章数字资源，含PPT、音视频、图片等

　　气功是中国传统文化的瑰宝，是中医学的重要组成部分。它流传数千年之久，纵横多学科领域，在强身祛病、延年益寿等方面发挥着积极重要的作用。中国传统气功功法甚多，作用各具特色。近年来在社会上流传较广、影响较大、养生保健效果较好的功法有太极球、八段锦、易筋经、五禽戏、六字诀等，现将这些功法进行简要介绍。

第一节　太极球

　　健身太极球，是庞鹤鸣教授2000年结合太极拳的要求编创的健身功法，共两套，每套8式。两套太极球的侧重点不一样，第一套健身太极球练轻灵整体，辅以螺旋；第二套健身太极球练螺旋，辅以整体。总之，健身太极球通过整体性、螺旋劲和轻灵劲的练习着重体察躯体之气的整体特征，以达到强身祛病的健身目的。

一、功法特点

（一）动作圆融，体现整螺

　　太极球的形体动作以圆为本，一招一式均由各种圆弧动作组成。太极球练习的关键在于揉球，揉球时处处应体现出其整体性和螺旋劲。

（二）心静意导，体现轻灵

　　在练习太极球的时候，注重形体要放松，意念要充斥周身，体察轻灵性，"灵"就是灵敏度，不仅动作要灵，感知也要灵。

二、练功要领

（一）动作协调，炼整螺劲

　　揉球时要注意锻炼整体性和螺旋劲，揉球时两手和球是一个整体，两臂是一个整体，两手、两肩与身体是一个整体。如何体现整体性和螺旋劲呢？第一，要求揉球时不光用手腕动，连肘带肩都跟着动，这样两臂慢慢会形成螺旋动作。如正转时肩往外翻，肘往下沉，手腕往外翻，这是一个大的螺旋，另外还有很多小螺旋。形体要放松，动作要慢，只有这样，才能体会到螺旋劲是怎么从背到肩、到肘、到腕传过来的；第二，要体会手指，从小指到拇指、从拇指到小指逐指

动，小指或拇指带动一拧，带着掌动；第三，要求被动转的这只手掌心往外吐，主动转的那只手掌心往内含。两手要想为一个整体，一吐一含地交错转动；第四，太极球本身就是从整体练，练整体性，也符合太极拳的根本要求——意识支配下的整体协调运动。怎么练整体性？意识里边发出整体综合信息，同时支配身体的不同部分，使之互相协作，共同完成整体动作。练太极球的时候，必须全神贯注，精神专一。一开始对有些动作不习惯，等熟练之后，不仅要注意动作，同时还要体察动作是否符合要求，里面有什么变化。在转球的时候要认真体会两肩、两肘、两手他们之间是怎么联系的，有什么感受。

（二）形松意充，体察轻灵

轻灵劲锻炼要点在于揉球时要用意不用力，手要轻，把意念贯得很足。注意手在接触球时的感受，手和球的接触面要小，练时手用力太大，球不容易转，用力太小球也转不了或掉下，所以必须意与力适中才能使球不停地转，这样就自然而然地做到用意不用力，而呈现出轻灵。揉球时不要用整个手掌捂着球转，指尖放松翘起，手指不碰球，用掌心贴着球转。揉球时有一个支点和一个动点，支点和动点交替变动。支撑手掌心外吐，以掌心为支点；动力手内含，以掌心周围为动点。支点和动力圈越来越小，手越来越轻柔。用力越小，意念越足，轻灵劲也就越明显。

三、功法操作

第一套　健身太极球

1. 起式

两脚并拢站立，周身中正，左手持球于体侧，心静体松，呼吸自然。（图 6-1-1）

（1）两手抱球置于脐前，脐前揉球，正反各 8 次。（图 6-1-2、6-1-3）

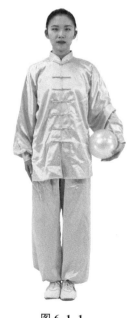 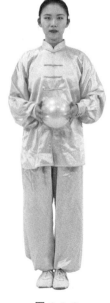 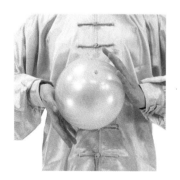

图 6-1-1　　　　　　　　图 6-1-2　　　　　　　　图 6-1-3

（2）两手在腹前一边正向揉球一边划圆，按右上左下方向，由小到大，转 9 圈。转第 9 圈时上至心口前（图 6-1-4），下至耻骨前（图 6-1-5），9 圈后置于耻骨前。

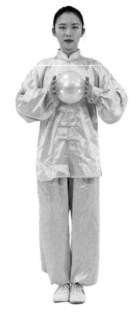
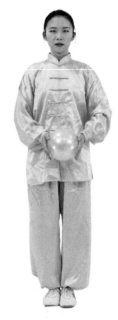

图 6-1-4　　　　　　　　　　　　　　　图 6-1-5

2. 三连环

（1）前后立圈：正向揉球，沿体中线上升，按内上外下方向划圆，上至额前，下至耻骨前，转 3 圈；反向揉球，按外上内下方向转 3 圈。（图 6-1-6）

（2）左右立圈：正向揉球，按右上左下方向划圆，上至额前，下至耻骨前，转 3 圈；反向揉球，按左上右下方向转 3 圈。（图 6-1-7）

（3）左右平圈：正向揉球，从耻骨沿腹中线升至心口，按左前右后方向转 3 圈；反向揉球，按右前左后方向转 3 圈。（图 6-1-8）

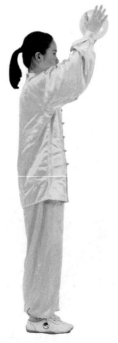
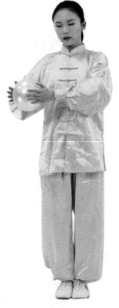
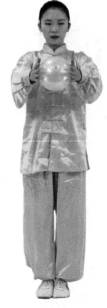

图 6-1-6　　　　　　　　　　　图 6-1-7　　　　　　　　　　　图 6-1-8

3. 晃身

按前式，左脚开立，两脚平行与肩等宽，正向揉球，升至头顶上方（图6-1-9），臂似直非直。

（1）晃头：正向揉球，头部以大椎为定点，按左前右后方向划圆3圈；反向揉球，按右前左后方向划圆3圈（图6-1-10、6-1-11），正向揉球，升降3次；反向揉球，升降3次。

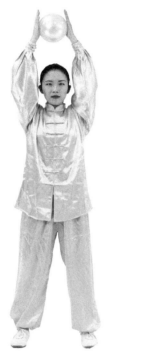
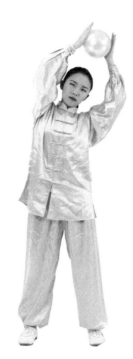
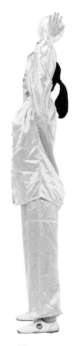

图 6-1-9　　　　　　　　　　　图 6-1-10　　　　　　　　　　图 6-1-11

（2）晃腰：正向揉球，上身按左前右后方向转3圈；反向揉球，上身拉右前左后方向转三圈（图6-1-12、6-1-13、6-1-14、6-1-15），在转动过程中，两臂和上身相对保持在同一直线上。

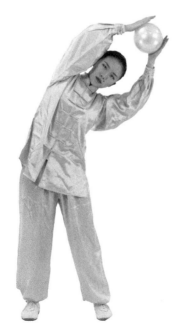
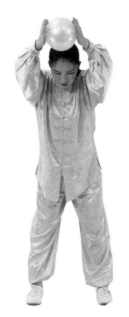

图 6-1-12　　　　　　　　　　　　　　　　图 6-1-13

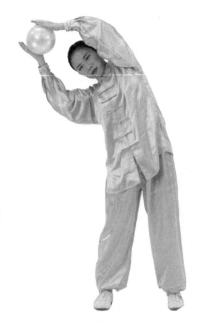
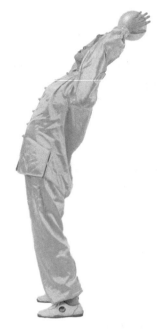

图 6-1-14   图 6-1-15

4. 扭身

（1）左式：接前式，右脚外撇45°，左脚上半步，重心偏于后脚，前后脚四六开，正向揉球下落至体前，与心口相平（图6-1-16），然后向左扭身至90°，正、反揉球各8次（图6-1-17），再正、反揉球后推各三次。反向揉球，体转正，正向揉球，向右扭身至体后，正、反揉球各8次（图6-1-18），再正、反揉球后推各3次。

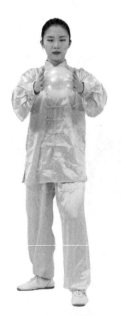
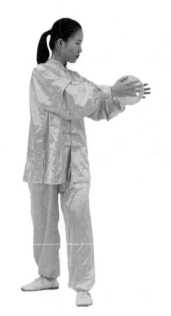
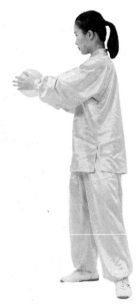

图 6-1-16   图 6-1-17   图 6-1-18

（2）右式：体转正，正向揉球，收左脚外撇45°，右脚上半步，重心偏于后脚，前后脚四六开（图6-1-19），向右扭身至90°，正、反揉球各8次（图6-1-20），再正、反揉球后推各3次。反向揉球，体转正，正向揉球，向左扭身至体后，正、反揉球各8次（图6-1-21）。正、反揉球后推各3次。身体转正，正向揉球。

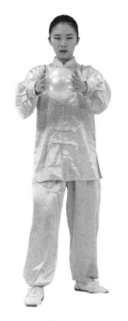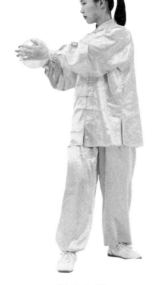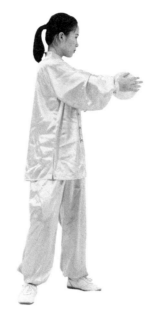

图 6-1-19　　　　　　　　　图 6-1-20　　　　　　　　　图 6-1-21

5. 前后屈

（1）右式：接前式，正向揉球升至额前（图 6-1-22）。身体前俯，重心逐渐前移，同时正向揉球向前向下划弧至右脚前（图 6-1-23、6-1-24）；重心逐渐后移，球沿腿向上至腹，身体后仰，球经胸至头（图 6-1-25、6-1-26）。此为 1 圈，如是 3 圈。反向揉球由头沿胸向下至腹（图 6-1-26、6-1-25），重心逐渐前移，球经腿至脚（图 6-1-24），再向前向上划弧至头，重心逐渐后移，身体后仰（图 6-1-23、6-1-26）。此为 1 圈，如是 3 圈。

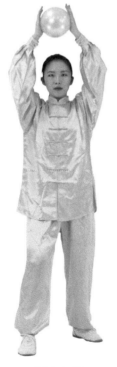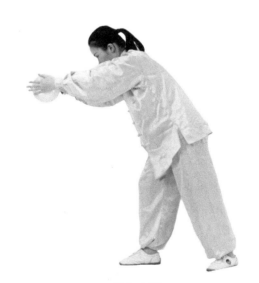

图 6-1-22　　　　　　　　　　　　　　　　图 6-1-23

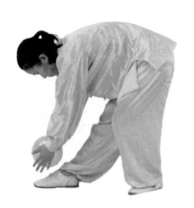

图 6-1-24

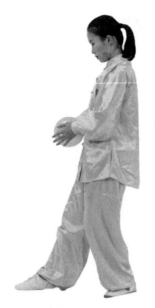

图 6-1-25

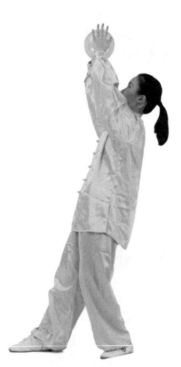

图 6-1-26

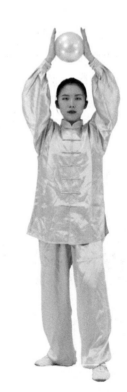

图 6-1-27

（2）左式：正向揉球，收右脚外撇 45°，左脚上半步（图 6-1-27），身体前俯，重心逐渐前移，同时正向揉球向前向下划弧至左脚前（图 6-1-28、6-1-29）；重心逐渐后移，球沿腿向上至腹（图 6-1-30），身体后仰，球经胸至头（图 6-1-31）。此为 1 圈，如是 3 圈。反向揉球（图 6-1-31）由头沿胸向下至腹（图 6-1-30），重心逐渐前移，球经腿至脚（图 6-1-29），再向前向上划弧至头，重心逐渐后移，身体后仰（图 6-1-28、6-1-31）。此为 1 圈，如是 3 圈。

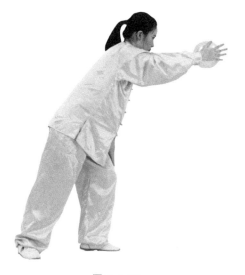

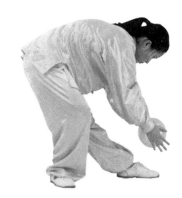

图 6-1-28

图 6-1-29

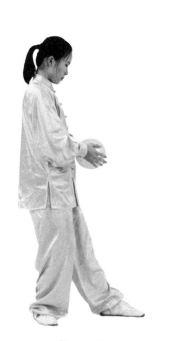

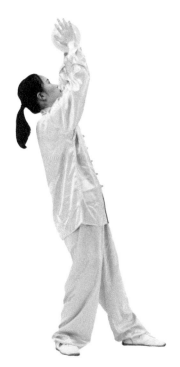

图 6-1-30

图 6-1-31

6. 侧屈

按前式，收左脚，两脚平行，立身中正。（图 6-1-32）

（1）体左屈：正向揉球，上身向左侧弯曲，至最大限度，正、反揉球各 8 次（图 6-1-33）。身体慢慢直立。

（2）体右屈：正向揉球，上身向右侧弯曲，至最大限度，正、反揉球各 8 次（图 6-1-34）。身体慢慢直立。

以上动作重复 3 遍。

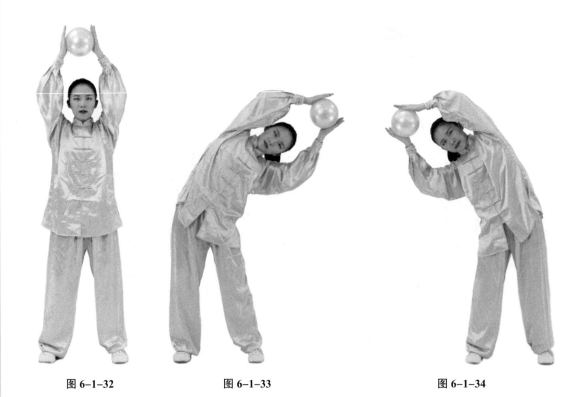

图 6-1-32　　　　　　图 6-1-33　　　　　　　　图 6-1-34

7. 转球

接前式，两手持球，如接发篮球状，置于额前。（图 6-1-35、6-1-36）

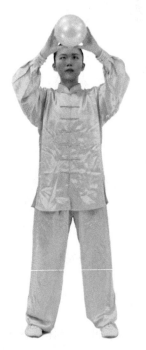

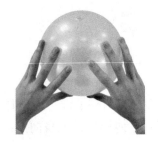

图 6-1-35　　　　　　　　　图 6-1-36

（1）由右螺旋向左划立"8"字八次。（图 6-1-37、6-1-38、6-1-39、6-1-40、6-1-41、6-1-42）

（2）由左螺旋向右划立"8"字八次。（图 6-1-42、6-1-41、6-1-40、6-1-39、6-1-38、6-1-37）

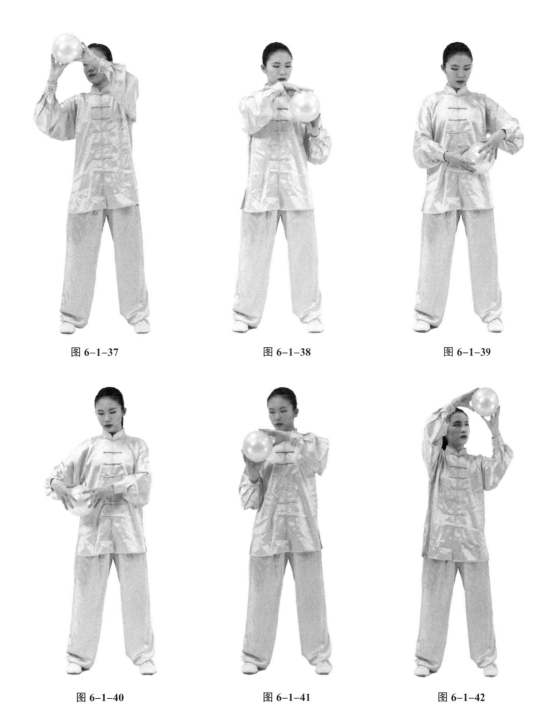

图 6-1-37　　　　　　　　　图 6-1-38　　　　　　　　　图 6-1-39

图 6-1-40　　　　　　　　　图 6-1-41　　　　　　　　　图 6-1-42

8. 收式

接前式，反向揉球，下降至心口，收脚并步。（图 6-1-43）

（1）一边反向揉球一边划圆，按右下左上方向，由大到小，转 8 圈。转第一圈时上至心口，下至耻骨（图 6-1-44）。8 圈后置于肚脐前。

（2）脐前揉球，正、反各 8 次。（图 6-1-45）

（3）安静片刻，分手还原。（图 6-1-46）

注：在做以上各节动作时，要连续揉球（第七节除外），两眼始终注视球的转动（做晃头和侧屈动作时除外）。

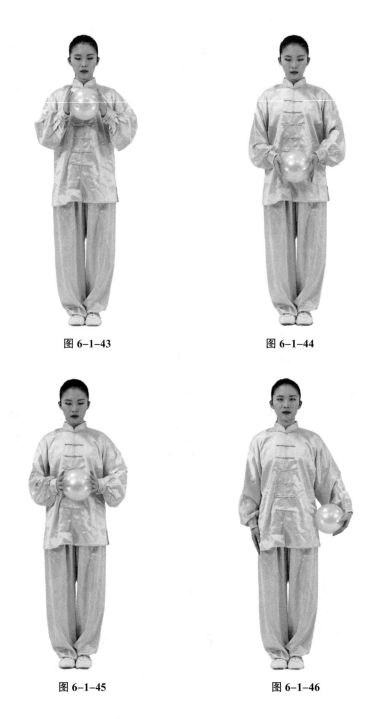

图 6-1-43　　　　　　　　　图 6-1-44

图 6-1-45　　　　　　　　　图 6-1-46

第二套　健身太极球

1. 起式

预备式：两脚并拢，周身中正，两眼平视前方，全身放松；两手持球于体侧，心静体松，呼吸自然。（图 6-1-47）

（1）球沿腿两侧向下，至膝，两球向前向下合。膝盖内收（图 6-1-48）；球沿腿前面向上，至胯外分（图 6-1-49），至体侧京门穴（图 6-1-50），沿肋弓向体前合，于胸口，两球相合，上升至锁骨外拉，向上，经两耳侧升至头顶上方相合，上撑（图 6-1-51），然后于体前下落，至胸，沿肋外分，拉至体侧京门穴（图 6-1-50）。

（2）左手左球向前至肚脐前；右手右球向后至命门前，（图 6-1-52）两手掌心相对，顺时针转 8 次；然后，逆时针转 8 次。尔后，两手两球拉至体侧。

（3）左手左球向后至命门前；右手右球向前至肚脐前，两手掌心相对，顺时针转 8 次；然后，逆时针转 8 次。尔后，两手两球拉至体侧。

（4）至体侧京门穴，两手两球正转 8 次；然后，反转 8 次。（图 6-1-50）

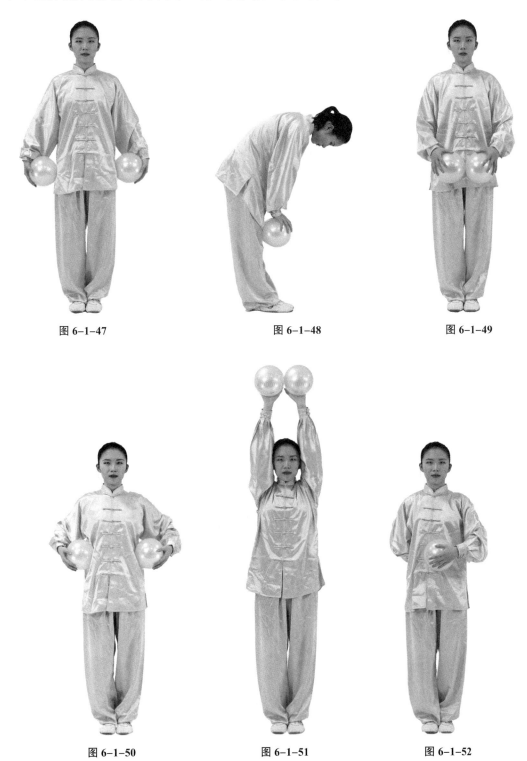

图 6-1-47　　　　　　　　　图 6-1-48　　　　　　　　　图 6-1-49

图 6-1-50　　　　　　　　　图 6-1-51　　　　　　　　　图 6-1-52

2. 前冲螺旋

接上式，两手两球沿肋弓向前向上合，于胸前相合，手心向下。

（1）右脚外撇45°，左脚向前上半步，目视前方两球两手两臂，正旋前冲，身体随之做前后轻晃8次（图6-1-53、6-1-54）。之后，翻掌心向上，反旋前冲8次。

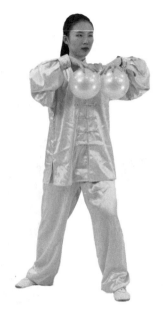
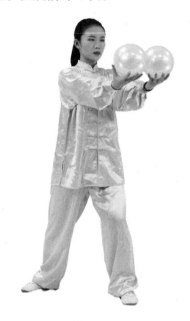

图 6-1-53   图 6-1-54

（2）收左脚，外撇45°，右脚向前上半步，目视前方。两球两手两臂，反旋前冲，身体随之做前后轻晃8次（图6-1-55、6-1-56）。之后，翻掌心向下，正旋前冲8次。收右脚，两脚并拢。

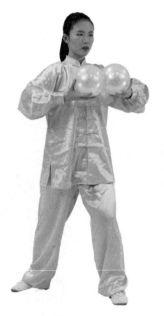
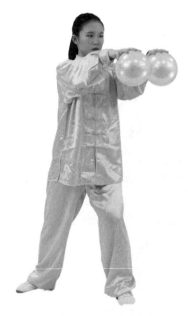

图 6-1-55   图 6-1-56

（3）左手正旋向前于体前，右手正旋落于体侧腰际（图6-1-57）。翻掌单臂前旋，右手右球从左手左臂下方旋出（图6-1-58），于体前（图6-1-59），左手左球落于体侧腰际，如此8次。之后，左手左球于体前，手右臂于腰际，翻掌单臂前旋，右手右球从左手左臂上方旋出，两手掌背相对，左手左球落于体侧腰际，右手右球旋至体前，如此8次。

（4）两手两球收至胸前相合，两脚并拢。

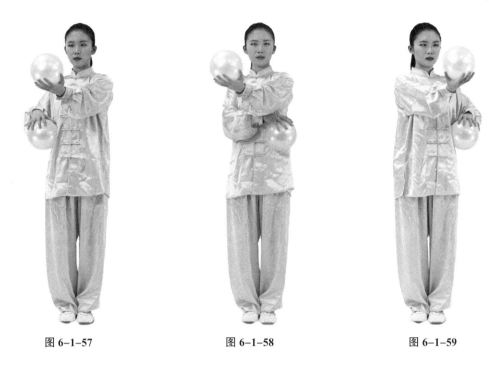

图 6-1-57　　　　　　　　图 6-1-58　　　　　　　　图 6-1-59

3. 上冲螺旋

（1）接上式，两肘上抬，两球两臂正旋上升，至头顶上方，上撑，然后下落，重复做 8 次。然后，翻掌心向上。（图 6-1-60、6-1-61）

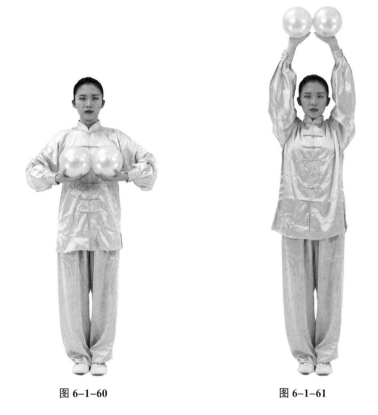

图 6-1-60　　　　　　　　　　　图 6-1-61

（2）两肘上抬，两球两臂反旋上升，至头顶正上方，上撑，然后下落，重复做 8 次（图 6-1-62、6-1-63）。然后，两肘抬平，两球相合于胸前，手心向上。

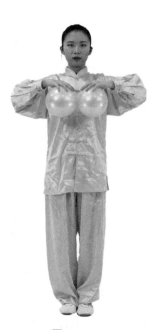
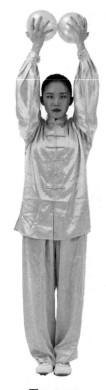

图 6-1-62   图 6-1-63

4. 下冲螺旋

（1）接上式，两肘向下，两球两臂反旋向下，上升至胸，两肘抬平，重复做8次然后，翻掌心向下。（图 6-1-60、6-1-65）

（2）两肘向下，两球两臂正旋向下，之后，两肘上升至胸，抬平，重复做8次（图 6-1-62、6-1-64）。然后，两肘抬平，两球相合于胸前，手心向下。

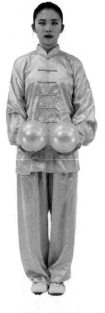
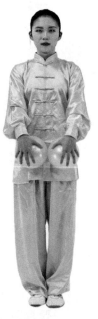

图 6-1-64   图 6-1-65

5. 侧冲螺旋

（1）两肘下垂，两球两臂分开向两侧正向螺旋，然后，反旋收至胸前，相合，肘抬平，如此8次（图6-1-60、6-1-66）。之后两球拉开至体侧，两肘下落，手心向上，反旋，然后正旋回收，如此8次（图6-1-62、6-1-67）。之后，反旋伸至两侧，划弧前合，重复做8次。之后，合于体前，然后划弧外开，如此8次。之后，再划弧前合，重复做8次。之后，合于体前。

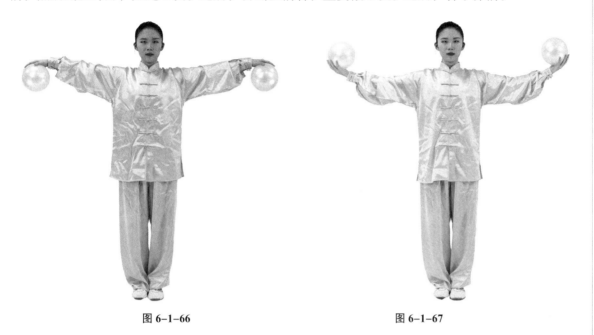

图 6-1-66　　　　　　　　　　　　　　　　图 6-1-67

（2）两球相合于体前，然后分开；肘划弧，球不分开，重复做8次；同样，内合8次。之后，两球平拉至胸前。

6. 单臂转球

（1）接上式，右手右球背于体后，左脚向左跨一步，两脚平行，左手左球正向划圈转球，重复做8次（图6-1-68、6-1-69、6-1-70、6-1-71）。之后反向划圈转球，重复做8次。

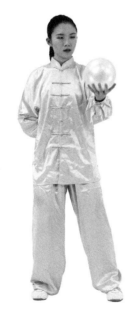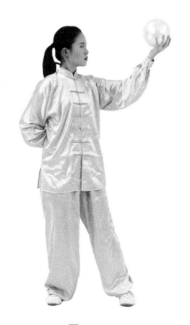

图 6-1-68　　　　　　　　　　　　　　　　图 6-1-69

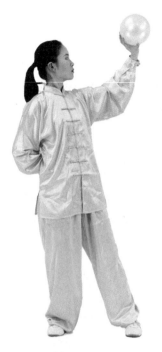

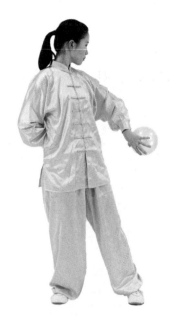

图 6-1-70　　　　　　　　　　　　　　　　图 6-1-71

（2）左手左球背于体后，右手右球拉至体前，正向划圈转球，重复做 8 次。之后，反向划圈转球，重复做 8 次。

7. 双臂转球

（1）接上式，以右手右球为正，两球两手开始同时逆向划圈转球，重复做 8 次。（图 6-1-72）

（2）以左手左球为正，两球两手开始同时逆向划圈转球，重复做 8 次。（图 6-1-73）

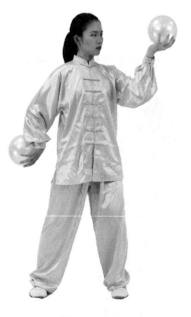

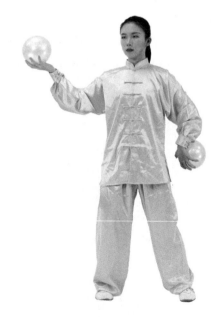

图 6-1-72　　　　　　　　　　　　　　　　图 6-1-73

8. 收式

（1）接上式，身体站直，两脚并拢，两球收至胸前相合。

（2）肘上抬，两球经面前上升至头顶正上方，上撑（图 6-1-74），同时提脚震气，脚后跟：

提，提，提！落！然后两球经面，下落至胸外拉，经两侧大包穴向外掏出（图 6-1-75），两臂向后向前向上，合于额前，两球相合，下落到胸口，沿肋弓外拉至体侧京门穴。

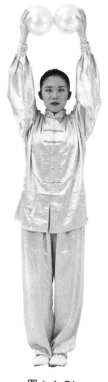
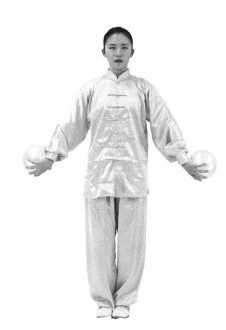

图 6-1-74　　　　　　　　　　　　图 6-1-75

（3）左手左球向前于肚脐前，右球右手向后于命门前，两手掌心相对，正转 8 次。之后，反转 8 次。然后，两手两球拉至体侧，左手左球向后至命门前，右手右球向前至肚脐前，正转 8 次（图 6-1-76）。之后，反转 8 次。然后，两手两球拉至体侧京门穴，正转 8 次（图 6-1-77）。之后，反转 8 次。然后，两手两球下降，落于体侧。

（4）全身放松，安静片刻，结束收功。

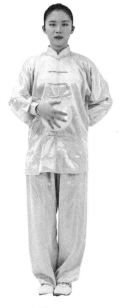
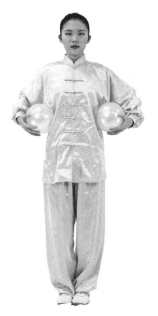

图 6-1-76　　　　　　　　　　　　图 6-1-77

第二节　易筋经

易筋经功法相传为北魏时期中国禅宗始祖菩提达摩所创。也有学者认为，易筋经为道家导引之术。易筋经的"易"有变化、改换之意，"筋"指筋脉、肌肉、筋骨，"经"则有方法、法典之意。在宋元以前，易筋经仅流传于少林寺僧众之中，自明清以来才日益流行，且演变为数个流派。易筋经十二势为其流传的主要内容，其最早记载于清道光年间的来章氏辑本《易筋经》刊刻本，之后流传较广的刊印易筋经，如清·潘蔚于1858年整理编辑并收录于《卫生要术》中的易筋经十二势，清·王祖源于1881年刊印于其所作的《内功图说》中的易筋经十二势等即是以此为本底。

易筋经流传以来，其练功方法广为医疗、武术所采用，具有强筋壮骨、祛病延年的作用。近代的一指禅推拿流派和擦法推拿流派也都把易筋经作为推拿练功的主要内容，以增强其体魄，达到形神具备、集功力于指端的境界。目前，易筋经不仅为广大推拿、针灸和骨伤科医生常用的练功方法之一，而且也是人们防治疾病、延年益寿的常练功法。

一、功法特点

（一）动静结合，刚柔并济

易筋经多练定势，又有动作间的连贯和转换。如每一定势1～3分钟，功夫深者5～30分钟。易筋经有刚劲也有柔劲。如卧虎扑食主要为刚劲，而出爪亮翅主要为柔劲。

（二）伸筋拔骨，屈伸旋转

易筋经每个动作都能做到充分的伸筋拔骨，从而作用于肌腱、韧带、筋膜等软组织，达到易筋的效果。另外，九鬼拔马刀、青龙探爪、掉尾式等动作需要脊柱的屈伸旋转以及伸筋拔骨，并带动四肢、内脏运动，对脊柱、筋脉、内脏有充分的锻炼效果。

（三）身心俱调，功禅合一

易筋经功法与禅宗思想结合，合二为一。禅是"禅那"的简称，有止息杂虑的作用，和道家所讲"虚静恬恢，寂寞无为"相类似。经过身心锻炼，逐渐达到"筋挛者易之以舒，筋弱者易之以强，筋弛者易之以和，筋缩者易之以长，筋靡者易之以壮"的效果。

（四）功简而赅，效神而速

易筋经简单易学，效果迅速。严格按照易筋经方法锻炼3年后，则功夫较深。易筋经有寄意于用力和用意不用力两种练法，如卧虎扑食需用力，如韦陀献杵用意不用力，但其较长时间肌肉静力性收缩，因此易筋经增长力量较快。

二、练功要领

（一）精神放松，形神合一

习练易筋经要求精神放松，意识平静。即在习练中，身心放松，通过动作变化导引气的运行，做到意随形走，意气相随，起到健身养生的作用。同时，在某些动作中，需要有特定的意识活动。如"韦驮献杵第三势"中掌托天门时，要求用意念观注两掌；"摘星换斗势"中要求目视上手，意在腰间命门处。这些要求用意要轻，似有似无，切忌刻意、执著于意识。

（二）呼吸自然，贯穿始终

习练易筋经，要求呼吸自然、柔和、均匀、深长，不喘不滞，以利于身心放松、心平气和及身体的协调运动。习练本功法时，要以自然呼吸为主，动作与呼吸始终保持柔和协调的关系。例如"九鬼拔马刀势"中展臂扩胸时自然吸气，松肩收臂时自然呼气，含胸合臂时自然呼气，起身开臂时自然吸气；"出爪亮翅势"中两掌前推时自然呼气等。

（三）刚柔相济，虚实相兼

本功法动作有刚有柔，且刚与柔是在不断相互转化的；有虚有实，也是虚与实在不断相互转化的。如"倒拽九牛尾势"中，双臂内收旋转逐渐拽拉至止点是刚，为实；随后身体以腰转动带动两臂伸展至下次收臂拽拉前是柔，为虚。此外，易筋经动作要求虚其心，实其腹，弱其志，强其骨。虚其心，实其腹，为心静胸空，气沉丹田；弱其志，强其骨，为心意似有似无，气敛入骨，这也是虚实相兼，刚柔相济的一种体验。

三、功法操作

（一）韦驮献杵第一势

【原文】立身期正直，环拱手当胸，气定神皆敛，心澄貌亦恭。

【基本练习法】

1. 预备势　并步，双目平视前方，头如顶物，口微开，舌抵上腭，上颏微向里收，神情安详。含胸，直腰拔背，蓄腹敛臀，提肛松肩，两臂自然下垂于身体两侧，中指贴近裤缝，微屈膝。（图6-2-1）

2. 环拱抱球　左脚向左跨一步与肩同宽，两臂抬起，至与肩平，屈髋屈膝，双手在胸前呈抱球状。沉肩垂肘，十指微曲，掌心相对，相距约15cm，两目平视，意守两手劳宫之间，定势，3～30分钟。（图6-2-2）

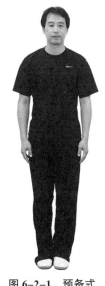

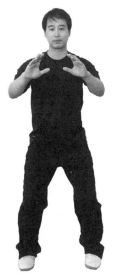

图6-2-1　预备式　　　　　　　图6-2-2　拱手抱球

3. 合掌当胸　双手合掌，屈肘旋臂，转腕内收，指端向上，腕肘与肩平，两掌向前慢慢合拢（童子拜佛），两臂内旋，指端对胸，与天突穴相平。定势，1～3分钟。

4. 收势　先深吸气，然后徐徐呼出，两手同时缓慢落于体侧，收左脚回预备势。

【习练功用】

1. 本势重点　锻炼上肢三角肌、肱二头肌、桡侧腕伸肌群和前臂旋前肌群等，能增强上肢臂力、前臂旋劲及肩关节的悬吊力。

2. 功能　平心静气，安神定志，可用于失眠、体虚及更年期患者的调理和治疗。

（二）韦驮献杵第二势

【原文】足趾挂地，两手平开，心平气静，目瞪口呆。

【基本练习法】

1. 预备势　同韦驮献杵第一势的预备式。

2. 双手横担　左脚向左平跨一步，与肩同宽，两足踏实，十趾抓地，两膝微松，直腰收臀，含胸蓄腹。两手同时向左右分开，掌心向下，拇指外侧着力。两臂伸直一字分开，肩、肘、腕平。定势，3～30分钟。（图6-2-3）

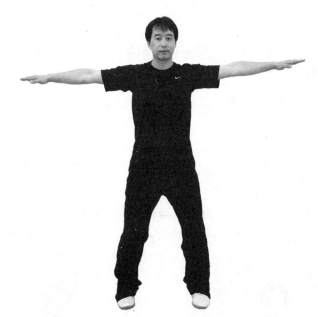

图 6-2-3　横担降魔杵

3. 收势　先深吸气，然后徐徐呼出，并慢慢放下两手及两足跟，收左脚回预备势。

【习练功用】

1. 本势重点　锻炼上臂三角肌、肱三头肌、前臂伸肌群、股四头肌、趾伸肌群和肛门括约肌等，可增强臂力、腿力。

2. 功能　宽胸理气、疏通血脉、平衡阴阳、调节身体平衡性。可用于心肌炎、缺血性心脏病、肺气肿、支气管炎、更年期等疾病的调理和治疗。

（三）韦驮献杵第三势

【原文】掌托天门目上观，足尖着地立身端，力周骸胁浑如植，咬紧牙关不放宽，舌可生津将腭抵，鼻能调息觉心安，两拳缓缓收回处，用力还将挟重看。

【基本练习法】

1. 预备势 同韦驮献杵第一势的预备式。

2. 平步静息 左脚向左横跨一步，与肩同宽，平心静气。

3. 提掌平胸 两手掌心向上，手指相对，缓缓上提至胸前，两手之指端相距 1～2 寸，不高于肩。

4. 旋掌上托 旋掌，掌心向上，两臂上举，托举过头，四指并拢，指端相对，拇指外分，两手之虎口相对成四边形，两中指间相距约一寸。

5. 提踵上观 头后仰，两目注视掌背，两膝微挺，足跟提起，前掌着实，自然呼吸，定势，3～30 分钟。（图 6-2-4）

6. 收势 先深吸气，然后徐徐呼出，两掌变拳，拳背向前，上肢用力将两拳缓缓收至腰部，放下两手的同时，足跟缓缓着地，收左脚回预备势。

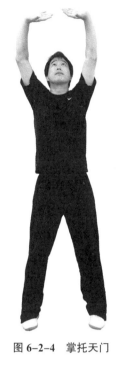

图 6-2-4 掌托天门

【习练功用】

1. 本势重点 锻炼上肢的肱二头肌与肱三头肌、腰大肌、臀大肌、小腿三头肌和股四头肌等，增强臂力、腰力、腿力。

2. 功能 通络活血，增加头部血供。可用于椎动脉型颈椎病、低血压、贫血、缺血性心脏病、失眠、更年期等疾病的调理和治疗。

（四）摘星换斗势

【原文】只手擎天掌覆头，更从掌中注双眸，鼻端吸气频调息，用力收回左右侔。

【基本练习法】

1. 预备势 同韦驮献杵第一势的预备式。

2. 丁步下蹲 左脚分开，与肩同宽，右足向前跨半步，两足相隔一拳半，成丁八字步势。左腿弯曲下蹲，右足尖着地，足跟提起离地约 2 寸。

3. 按腰钩手 左手握虚拳靠于腰后命门穴处，右手五指并拢屈曲如钩状，屈腕从裆前沿腹胸向上抬起，至身体右前侧，使肘略高于肩水平，钩手置于头之右前方。

4. 目注掌心 右手指端向右略偏，头同时略向右侧抬起，双目注视掌心，凝神调息，气沉丹田，两腿前虚后实。定势，3～30分钟。（图 6-2-5）

5. 收势 深吸一口气，然后徐徐呼出，同时还原至预备势。（左右交换，要求相同）

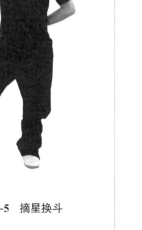

图 6-2-5 摘星换斗

【习练功用】

1. 本势重点 锻炼手屈腕肌群、肱二头肌、肱三头肌、下肢前后肌群、背腰肌、肛提肌等，增强臂力、腕力、腰力、腿力。

2. 功能 疏肝利胆、补脾益气。可用于肠胃虚弱、消化不良、慢性结肠炎等疾病的调理和治疗。对颈椎病、腰膝酸软、阳痿早泄、子宫虚寒等有一定锻炼效果。

（五）倒拽九牛尾势

【原文】两腿后伸前屈，小腹运气空松，用力在于两膀，观拳须注双瞳。

【基本练习法】

1. 预备势　韦驮献杵第一势。

2. 马步提掌　左脚向左平跨一步，两足尖内扣，两手握拳由身后化弧，从两侧举至过头，拳心相对，两手由上向下下落插至两腿间，拳背相对，屈膝下蹲成马步，调息，约1～3分钟。两拳上提至胸前，由拳化掌，成抱球状，调息，约1～3分钟。头端平，目前视，前胸微挺，后背如弓，沉腰屈膝，两脚踏实，松肩垂肘。（图6-2-6A）

3. 左右分推　旋转两掌，使掌心各向左右，坐腕，徐徐用力左右分推，至肘直。松肩、挺肘、腕背伸，肩、肘、腕相平。定势，1-5分钟。（图6-2-6B）

4. 倒拽九牛　成右弓左箭步。两上肢同时动作，握拳在胸前交叉，右上肢外旋，屈肘成半圆状，手握空拳用力，掌心对面，高不过肩，双目注拳，肘不过膝，膝不过足尖。左上肢内旋后伸，双手同时作扭转用力。定势，2～8分钟。（图6-2-6C）

5. 收势　深吸一口气，徐徐呼出，身体转正，还原至预备势。（左右交换，要求相同）。

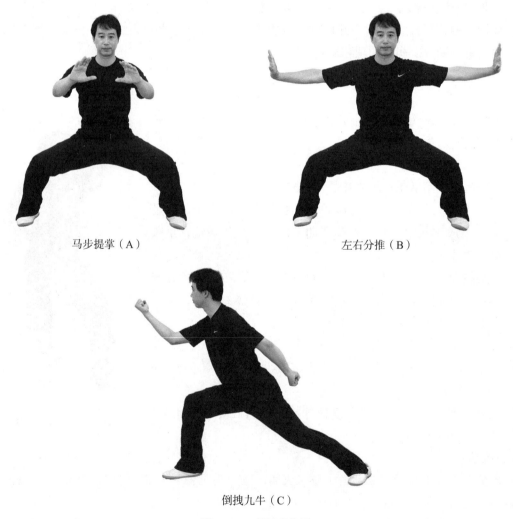

马步提掌（A）　　　　　　　　　　左右分推（B）

倒拽九牛（C）

图6-2-6　倒拽九牛尾

【习练功用】

1. 本势重点 锻炼上肢屈肌群、两臂旋后肌、旋前圆肌和下肢各肌群等，增强臂力、指力和下肢力量。

2. 功能 疏肝理气，壮腰健骨。可用于失眠症、忧郁症、强劲肩臂、肩臂劳损、腰肌劳损、腰椎间盘突出症等疾病的调理和治疗。

（六）出爪亮翅势

【原文】挺身兼怒目，推手向当前，用力收回处，功须七次全。

【基本练习法】

1. 预备势 同韦驮献杵第一势预备势。

2. 提踵冲天 并步直立，两手仰掌，沿胸前徐徐上提过顶，徐徐翻掌，掌心朝天，上撑，十指用力分开，虎口相对，中食指（左与右）相接，仰头，目观中食指相接之处，随势足跟提起，离地约3～4寸，以两足尖支撑体重。

3. 展翅回收 两掌缓缓向左右分开而下，两臂一字平举，掌心向下，随势足跟落地。翻掌，使掌心朝天，十指用力分开，肩、肘、腕、掌相平。两仰掌化拳，收至腰间，屈髋屈膝，蓄势待发。

4. 提踵亮翅 两仰拳化俯掌，两手缓缓上提至胸，由胸前徐徐向前推至肘直，随势足跟提起，离地约3～4寸，同时两掌心向前，拇指相对，坐腕翘指，腕尽力背伸，十指外分，力贯掌指，肩肘腕平，目视指端，头如顶物，挺胸收腹。直腰，膝勿屈。（图6-2-7AB）

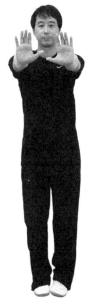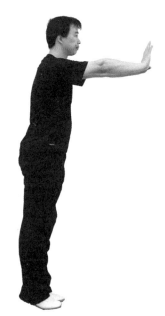

提掌前腿（A）　　　　　　　　提踵亮翅（B）

图 6-2-7 出爪亮翅势

5. 回手护腰 随吸气，双手用力回收两掌，掌心向下，收回至腰侧，同时缓慢落踵。如此，再提踵亮翅、回手护腰，反复7次。

6. 收势 深吸一口气，徐徐呼出，同时还原至预备势。

【习练功用】

1. 本势重点 以锻炼上肢前臂屈肌群、伸肌群等，增加臂力、腕力及指力。

2. 功能　疏经通络、调畅气机、通畅上中下三焦。可用于肩、肘、臂部劳损，老年性肺气肿、肺心病等疾病的调理和治疗。

（七）九鬼拔马刀势

【原文】侧首弯肱，抱顶及颈，自头收回，弗嫌力猛，左右相轮，身直气静。

【基本练习法】

1. 预备势　同韦驮献杵第一势预备势。

2. 提掌胸前　两足跟微向外蹬，足尖相拢，五趾着实，霸力站稳，两手立掌交叉于胸前，左手在前，右手在后，掌心向外。（图6-2-8A）

3. 运动两臂　左臂经上往后，成钩手置于身后（松肩直肘，钩尖向上），右臂向上经右往胸前（松肩，肘略屈，掌心向左，微向内凹，虎口朝上），掌根着实，蓄劲于指。

4. 抱颈按背　右手屈肘落下，抱住头枕及颈项，头略前俯；左手钩手化掌，翻掌上提，掌心向前，紧按背部。（图6-2-8B）

5. 与项争力　头用力上抬，打开胸廓，吸气，使头向右上后仰，右手掌用力下按，使头前屈，二力抗争。鼻息调匀（图6-2-8C）。然后呼气，低头看左脚跟，同时右手右臂放松曲肘。

6. 运动两臂　左掌由后经上往前，右上肢向前回环，左右两掌相叉立于胸前。左右交换，要求相同。

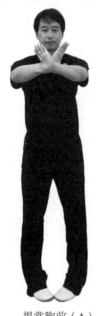 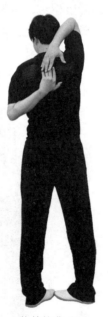 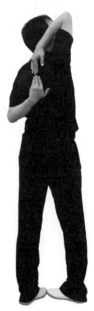

提掌胸前（A）　　　　　抱枕按背（B）　　　　　与项争力（C）

图6-2-8　九鬼拔马刀

【习练功用】

1. 本势重点　锻炼颈肌、肱三头肌、肱二头肌、前臂屈肌群、肩胛提肌、斜方肌和背阔肌等。增强颈部力量及臂力与腕力。

2. 功能　疏经通络、强筋骨，宽胸理气、通督脉。可用于颈椎病、肩背劳损、肩周炎、肘腕肌腱损伤、肺气肿、脑供血不足等疾病的调理和治疗。

（八）三盘落地势

【原文】上腭坚撑舌，张眸意注牙，足开蹲似踞，手按猛如擎，两掌翻起齐，千勍重有加，瞪睛兼闭口，起立足无斜。

【基本练习法】

1. 预备势 同韦驮献杵第一势预备势。

2. 双手叉腰 左足向左横开一步，两足之距较肩宽，足尖微内收，两手叉腰。静息，平视。

3. 马步下蹲 屈膝下蹲成马步。头端平，目前视。含胸微拔背，松肩，屈膝，两脚踏实。两手由后向前抄抱，十指交叉而握，掌背超前，虎口朝上，肘微屈曲，肩松，两上肢似一个圆盘处于上胸。

4. 仰掌上托 旋腕转掌，两掌心超前。运动两臂，使两掌向左右而下，由下成仰掌，两掌心朝上如托重物，徐徐上托与肩平，两手相距与肩等宽。（图6-2-9A）

5. 三盘落地 两掌翻转掌心朝下，拇指与四指分开，指尖相对，慢慢下覆，悬空按于膝盖上部，按之如按水中浮球，然后分按至于膝旁，上身正直，松肩，两目平视，呼吸自然。定势，1～5分钟。（图6-2-9B）

6. 收势 先深吸气，同时两腿缓缓升直，两掌心向上托至肩平，然后徐徐呼气，同时翻掌转向下，徐徐落至两侧，还原至预备势。

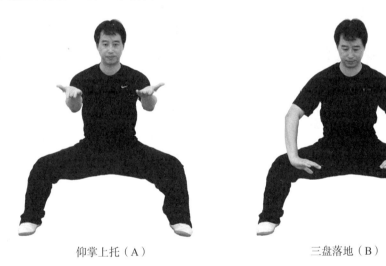

仰掌上托（A）　　　　　　　　三盘落地（B）

图6-2-9 三盘落地

【习练功用】

1. 本势重点 锻炼下肢股四头肌、股二头肌、腰背肌为主，可增强腰力、腿力及下肢的耐力。

2. 功能 健腰补肾、调达心肾。可用于心悸失眠、神经衰弱、头昏乏力、下肢静脉曲张、腰腿痛、盆腔炎、附件炎等疾病的调理和治疗有一定疗效。

（九）青龙探爪势

【原文】青龙探爪，左从右出，修士效之，掌平气实，力周肩背，围收过膝，两目注平，息调心谧。

【基本练习法】

1. 预备势　同韦驮献杵第一势预备势。

2. 仰拳护腰　左足向左平跨一步与肩等宽，成开立站势。两手仰拳护腰，身立正直，头端平，目前视。

3. 转腰探爪　以腰带动手臂，向右转体，左手向右前方尽力伸出，掌心向上，掌与眼平，目视左手方向，然后四指并拢，屈拇指内扣，按于掌心劳宫穴，翻掌向右前，左臂向右前伸展，目视左掌。然后，上身向右前方下俯，左手随势下探至右足正前方，再移掌至体前，触地紧按，双膝挺直，足跟不得离地。可练3分钟左右。

4. 围收过膝　头放松，左掌离地，围左膝上回收至腰，成仰拳护腰势，同时缓缓起身立直。

5. 收势　深吸一口气，徐徐呼出，还原至预备势（左右交换，要求相同）。（图6-2-10ABC）

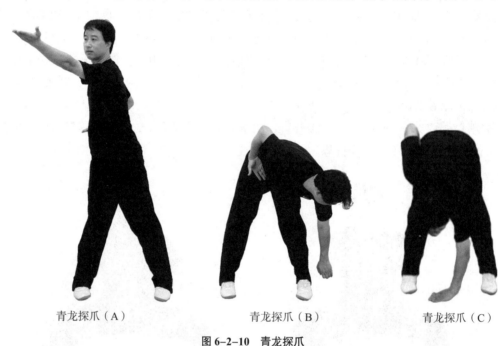

青龙探爪（A）　　　　青龙探爪（B）　　　　青龙探爪（C）

图6-2-10　青龙探爪

【习练功用】

1. 本势重点　锻炼上肢各肌群、肋间肌、腹外斜肌、背阔肌、臀大肌、下肢后侧肌群等，增强上下肢力量和蓄劲。

2. 功能　疏肝利胆、壮腰强筋。可用于慢性肝病、慢性胆囊炎、慢性腰肌劳损、下肢无力等疾病的调理和治疗。对呼吸系统疾病、妇科经带疾患也有较好的防治作用。

（十）卧虎扑食势

【原文】两足分蹲身似倾，屈伸左右骹相更，昂头胸作探前势，偃背腰还似砥平，鼻息调元均出入，指尖着地赖支撑，降龙伏虎神仙事，学得真形也卫生。

【基本练习法】

1. 预备势　同韦驮献杵第一势的预备势。

2. 弓步探爪　左脚向前迈一大步，右腿蹬直，成左弓箭步，双手由腰侧向前作扑伸动作，手与肩同高，掌心向前，坐腕，手呈虎爪状，前扑动作刚劲有力，如饿虎状。（图6-2-11A）

3. 撑掌叠足　两手指掌撑地，置于左足前，掌心悬空。左足收于右足跟上，双足跟背相叠。

4. 后收提臀　身体向后收回提臀，双足踏紧，臀高背低，胸腹微收，两臂伸直，蓄势待发。（图6-2-11B）

5. 前探偃还　头、胸腹、腿依次紧贴地面，向前呈弧形推送，至抬头挺胸，沉腰收臀位，双目前视。再依次由腿、腹、胸、头紧贴地面，向后呈弧形收回，成臀高背低位。如此成波浪形往返动作，势如卧虎扑食。配合呼吸，后收吸气，前探呼气。可反复练习1～30次。（图6-2-11C）

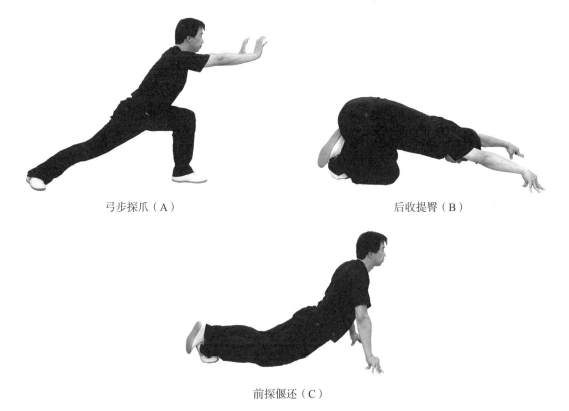

弓步探爪（A）　　　　　　　后收提臀（B）

前探偃还（C）

图6-2-11　卧虎扑食势

6. 收势　于臀高背低位时，先深吸气，然后徐徐呼出，左足从右脚跟上落下，向前迈半步，转身向前，左脚收回，两足成并步，还原至预备势。（左右交换，要求相同。）

【习练功用】

1. 本势重点　锻炼手指、上肢各肌群、胸大肌、腹肌、腰背肌、下肢各肌群，以增强指力、臂力与腰力。

2. 功能　壮腰健骨、舒筋通络、充调任督。可用于颈椎病、腰背肌劳损、腰椎间盘突出症、四肢关节活动不利等疾病的调理和治疗。

（十一）打躬势

【原文】两手齐持脑，垂腰至膝间，头惟探胯下，口更啮牙关，掩耳聪教塞，调元气自闲，舌尖还抵腭，力在肘双弯。

【基本练习法】

1. 预备势　同韦驮献杵第一势的预备势。

2. 展臂抱枕　左足向左横开一步，足尖内扣，比肩稍宽。两手仰掌外展，肩肘腕相平。两掌上举至头，十指交叉相握，屈肘，双掌抱持枕部，肘后伸。屈膝下蹲成马步。（图6-2-12A）。

3.击鸣天鼓 弯腰俯身的同时，双手慢慢分开，掌心分别掩住耳郭，四指按于枕骨，食指从中指滑落，弹击天鼓，共击 24 次。（图 6-2-12B）

4.直膝弯腰 慢慢向前俯腰，同时伸直下肢，双手用力抱于枕后，头低伸至胯下，足跟不离地，双目后视。（图 6-2-12C）

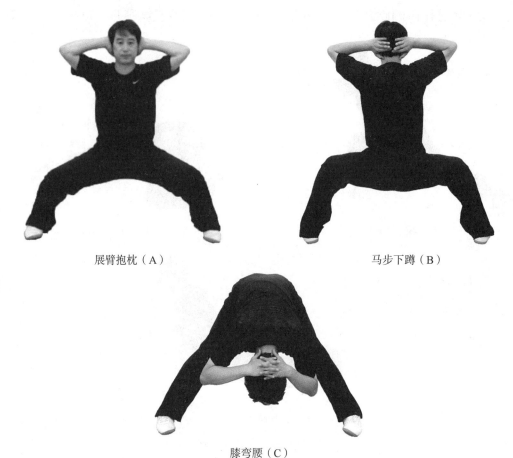

展臂抱枕（A）   马步下蹲（B）

膝弯腰（C）

图 6-2-12 打躬势

5.收势 先深吸气，随势直腰屈膝，回复马步下蹲，后缓缓伸膝直立，再缓缓呼气，双手同时回落至体侧。还原至预备势。

【习练功用】

1.本势重点 锻炼颈项肌肉、上肢各肌群、胸大肌、肋间肌、背阔肌、腰背肌和下肢后侧诸肌群等，增强臂力、腰力、腿力。

2.功能 醒脑明目、固肾益智。可用于头昏头晕、记忆力减退、视力模糊、耳鸣耳聋、腰膝酸软、失眠乏力等患者的调理和治疗。

（十二）掉尾势

【原文】膝直膀伸，推手自地，瞪目昂头，凝神一志，起而顿足，二十一次，左右伸肱，以七为志。

【基本练习法】

1.预备势 同韦驮献杵第一势的预备势。

2.握指上托 并步直立，双手十指交叉握于小腹前，掌心向上提于胸前，旋腕翻掌心上托至两肘欲直，目向前平视。

3. 后弓前俯　双手臂、头、脊背极力后仰，双膝微屈，足不离地，全身尽力绷紧，犹如拉紧弓弦，两目上视，呼吸自然，切勿屏气，再俯身向前，随势掌心向下，推掌及地，掌心尽量紧贴地面，昂首抬头，目视前方，下肢挺直，足跟不离地。（图 6-2-13A）

4. 推掌及地　配合呼吸，深吸气时上身伸直，提掌至小腹前，深呼气时，上身前俯，推掌至地，如此往返 4 次。（图 6-2-13B）

5. 左右侧俯　向左侧转体 30°，随势向左前方俯身，双掌推至左脚外侧，尽量掌心贴地，双膝挺直，足跟勿离地，昂首抬头，目视右前方，由原路返回，身体转正，双手随势上托，再向右侧转体 30°。随势向右前方俯身，双掌推至右脚外侧，尽量掌心贴地，昂首抬头，目视左前方，再原路返回，身体转正，双手随势上托。（图 6-2-13C）

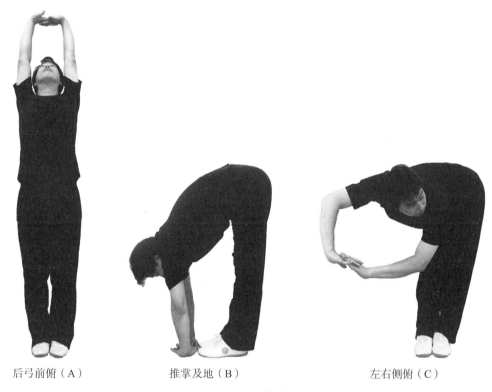

后弓前俯（A）　　　　推掌及地（B）　　　　左右侧俯（C）

图 6-2-13　掉尾势

6. 收势　先深吸气，同时起身直腰，呼气时，双手分开，缓缓收回身体两侧，还原至预备势。

【习练功用】

1. 本势重点　锻炼背阔肌、竖脊肌、腹直肌、腹外斜肌、腹内斜肌、上肢肌群、下肢肌群等。增强腰背、胸腹、上肢下肢及手指的肌力。

2. 功能　强筋健骨、滑利关节。可用于颈椎病、肩臂劳损、腰背劳损、腕手部筋伤等疾病的调理和治疗。

第三节　五禽戏

五禽戏，是东汉名医华佗在天道自然观的影响下，运用阴阳、五行、藏象及气血等相关的中医理论，以运动四肢关节、脊柱和按摩脏腑、经络为原则，并以养生、防病和治病为目的创编而成的一套传统导引养生术，又称华佗五禽戏。华佗创编五禽戏至今已有1800多年历史，是我国历史上流传最为久远的导引养生术。先秦典籍《庄子·刻意》中就提道："吐故纳新，熊经鸟伸，为寿而已。此道（导）引之士、养形之人，彭祖寿考者之所好也。"《淮南子》中也提道："若吹呴呼吸，吐故纳新，熊经、鸟伸、凫浴、蝯躩、鸱视、虎顾，是养形之人也。"湖南长沙马王堆汉墓中出土的帛画《导引图》中绘有多幅模仿熊、鸟、鹤、猿、猴、龙、鹞等动物神态进行锻炼的姿态图。华佗在吸收前人智慧的基础上，结合中医医理创编五禽戏，有关记载最早见于西晋陈寿所著的《三国志·华佗传》："吾有一术，名五禽之戏，一曰虎，二曰鹿，三曰熊，四曰猿，五曰鸟。亦以除疾，并利（蹄）足，以当导引。"而南北朝时范晔在《后汉书·华佗传》中的记载与此基本相同。本节内容以国家体育总局健身气功管理中心挖掘、整理、编著的，于2003年由人民体育出版社出版发行的《健身气功·五禽戏》为蓝本。动作编排按照《三国志》的虎、鹿、熊、猿、鸟的顺序，动作数量按照陶弘景《养性延命录》的描述，每戏两动，共十个动作，分别仿效虎之威猛、鹿之安舒、熊之沉稳、猿之灵巧、鸟之轻捷，力求蕴涵"五禽"的神韵。

一、功法特点

（一）模仿五禽，形神具备

五禽戏动作以模仿五种动物的动作形态和生活习性为主，通过呼吸吐纳和形体动作的配合，引动气机的升降开合，在练习中尽现虎之威猛、鹿之安舒、熊之沉稳、猿之灵巧、鸟之轻捷的五禽神韵。

（二）动量适中，活动全面

五禽戏动作中躯体动作全面完善，其中躯干运动包括前俯、后仰、侧屈、拧转、开合、缩放等不同的姿势；同时还特别注重手指、脚趾等小关节的运动和平时活动较少部位的锻炼；此外通过外在运动和呼吸吐纳的配合带动五脏运动及自我按摩，真正做到了有氧运动、锻炼全身的目的。

（三）动静结合，练养相兼

五禽戏虽以动功为主，练习过程中形体舒展、活动筋骨、畅通经络，但同时在功法的起势和收势，配以短暂的静功站桩，以诱导练功者进入相对平稳的状态和"五禽"的自然意境，以此来调整气息、宁心安神。

二、练功要领

（一）形松意充，气息自然

五禽戏虽然"形"显示于外，但为内在的"意"所系。外形动作既要仿效五禽的特性，还要力求蕴含五禽的神韵，意气相随，内外合一。练习过程在保持功法要求的正确姿势前提下，尽量做到气息自然、舒适大方、不僵不硬、松紧有度。只有肢体松沉自然、气息随和，才能做到以意引气，气贯全身；以气养神，气血通畅，从而增强体质。

（二）引伸肢体，动诸关节

五禽戏练习过程中，既要注重练习规范化，也要注重练习的个性化，根据不同人群、不同体质调整练习幅度；也要根据其功法特点锻炼全面，以腰为主轴和枢纽，带动上、下肢向各个方向运动，注重脊柱和督脉的锻炼，同时还特别关注手指、脚趾等小关节的运动和其他不常锻炼的部位，以通气血、练关节、强体魄。

（三）循序渐进，持之以恒

五禽戏的锻炼，不可操之过急，亦不可锻炼过度，遵循循序渐进的练习要求，制定个性化的锻炼计划，正如《后汉书·华佗传》华佗对其徒弟吴普所言："人体欲得劳动，但不当使极尔。"五禽戏作为中医特色鲜明、练养相兼的功法，在"治未病"理论指导下开展练习，不可随意放弃，只有持之以恒、坚持不懈才能真正达到健康长寿的目的。

三、功法操作

（一）起势调息

1. 身体自然站立，两臂下垂，置于身体两侧，双脚并拢，目视前方，均匀呼吸，舌顶上腭，全身放松。（图 6-3-1）

2. 身体重心稍向右移，左脚向身体左侧横跨半步，双脚与肩同宽，放松站立，采用腹式呼吸，调吸数次。（图 6-3-2）

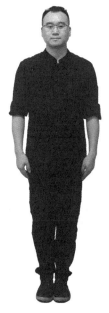 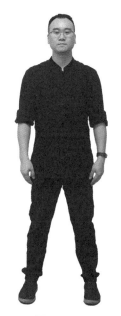

图 6-3-1　　　　　　　　　　　图 6-3-2

3. 双手从身体两侧向前缓缓抬起，手臂自然伸直，掌心向上，意守捧气上行，当手臂约与胸同高时，双肘屈曲，掌心向身体内收，双肘自然下垂、向外扩，同时双掌缓慢向内翻转，并慢慢下按于腹前。呼吸运动与手臂的起落相随，手臂上抬时吸气，意守捧入自然清气；屈肘下按时呼气，意守呼出体内浊气。（图 6-3-3、6-3-4）

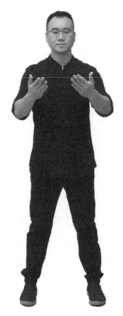
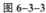
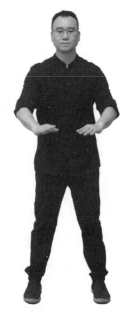

图 6-3-3　　　　　　　　　　　　　　　图 6-3-4

4.重复此动作 3 ～ 5 次，双手自然垂于身体两侧，目视前方，均匀呼吸，调息结束。

（二）虎戏

基本手型：虎戏的基本手型为"虎爪"，练习时将五指向外撑开，虎口处尽量展开、撑圆，手指的第一、第二指节关节弯曲内扣，如老虎爪般威猛而充满力量。（图 6-3-5）

基本步法：虎戏的基本步法为"虎扑步"，练习时一脚向身体同侧迈出一步，脚跟着地，脚尖向上翘起，膝盖微屈；另一条腿微屈曲下蹲，以全脚掌着地，脚尖斜向身体外侧约 45°；身体的重心以后脚为主，后脚七分力，前脚三分力。（图 6-3-6）

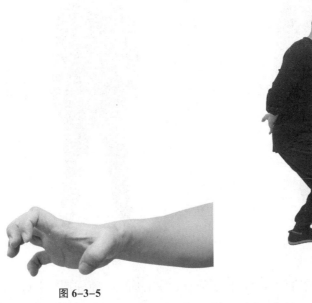

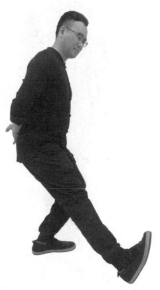

图 6-3-5　　　　　　　　　　　　　　　图 6-3-6

1. 第一式　虎举

（1）站立位，两脚分开，与肩同宽，全身放松；头微低向左，同时双手掌心向下撑，十指张开，变成虎爪状，并且目视左掌。（图 6-3-7）

（2）手指以小指为先其余四指依次弯曲握拳，攥紧拳头，然后肘关节屈曲，双手拳心相对沿着身体前缓缓上提并缓缓吸气。（图6-3-8）

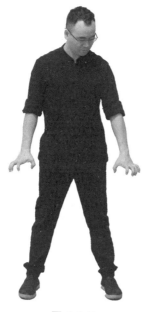
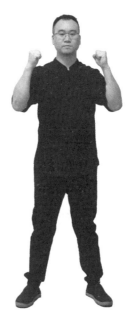

图 6-3-7　　　　　　　　　　　　图 6-3-8

（3）待双拳移至平肩高时，手掌放松，打开十指，保持匀速上举至头上方并徐徐呼气，缓缓仰头，眼随手走；当手掌上升至极点后，手指再次弯曲变成虎爪，掌心向上；双掌上举时，要有伸经拔骨之感，身体保持垂直，犹如托起重物一般，目视双爪。（图6-3-9）

（4）虎爪以小指为先其余四指依次弯曲握拳，攥紧拳头，拳心相对，然后屈肘缓缓用力下拉并缓缓吸气，目视双拳移动，至肩前高度，松拳为掌，配合呼吸吐纳方法，下落时徐徐呼气。（图6-3-10、6-3-11）

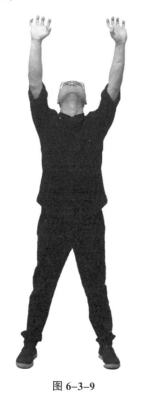
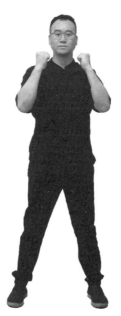

图 6-3-9　　　　　　　　　　　　图 6-3-10

（5）双肘外展，掌心向下，沿着身体前缓缓下按至腹前，并置于身体两侧，目视前方，全身放松。（图6-3-12）

本式动作左右连贯、交替重复数次后，双手自然下垂于体侧，目视前方。

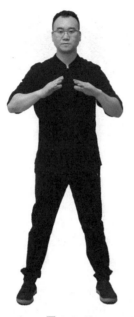
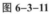
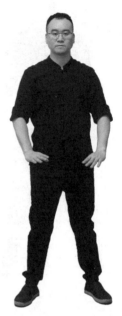

图6-3-11　　　　　　　　　　　　　　　图6-3-12

2. 第二式　虎扑

（1）站立位，两脚分开，与肩同宽，全身放松；双手握空拳，微屈膝下蹲，随着向前顶膝、顶髋、顶腹、仰头，身体逐步向后呈弓形并站直；两臂随空拳沿着身体两侧上提至头的前上方，同时双手由空拳变成虎爪并上举伸展，并撑，然后目视上方。（图6-3-13、6-3-14、6-3-15、6-3-16）

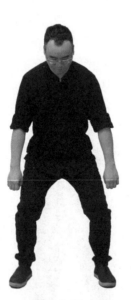
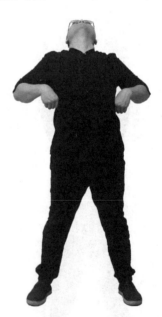

图6-3-13　　　　　　　　　　　　　　　图6-3-14

（2）身体缓缓弯腰前伸与双腿呈90°，双拳从肩前上方向上、向前扑出，虎爪状掌心向下，挺胸塌腰，头略抬，目视前方。（图6-3-17、6-3-18）

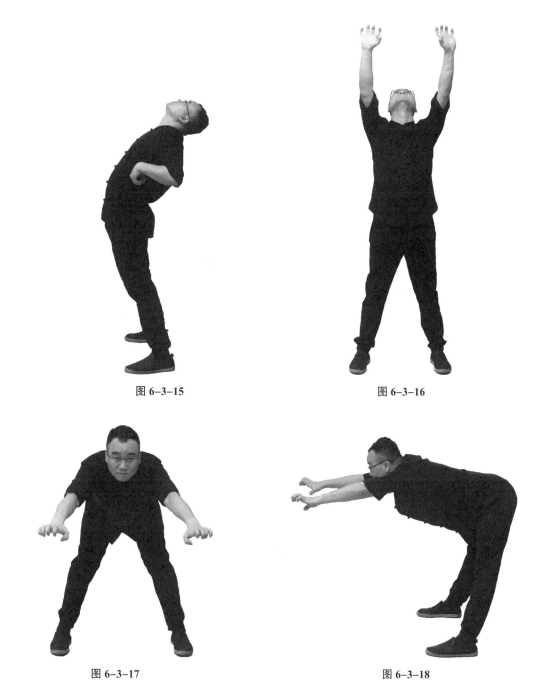

图 6-3-15

图 6-3-16

图 6-3-17

图 6-3-18

（3）双腿微屈曲、下蹲，身体重心在两脚中间，同时收腹含胸，双手呈虎抓拉回下按至身体两侧，掌心向下，目视前下方。（图 6-3-19）

（4）手形由虎抓变成空拳，身体随着向前顶膝、顶髋、顶腹、仰头，逐步向后呈弓形并站直，两臂随空拳沿着身体两侧上提至头的前上方，同时右腿站立，左腿屈膝提起，脚面内扣放松，双手由空拳变成虎爪并上举伸展，然后目视前方。（图 6-3-20）

（5）左脚往前迈出一步落下，脚跟着地，右腿呈微屈膝下蹲，成左虚步，同时上体前倾，双虎爪迅速向前、向下按至膝前两侧，两臂撑圆，掌心向下，双目圆瞪，目视左下方左足处，如虎扑食状。（图 6-3-21）

（6）以上动作稍停顿，然后上半身抬起，左脚内扣收回，双脚开步同肩宽站立，双手随之收回，自然垂于身体两侧，目视前方。

本式动作左右连贯、交替重复数次后，双手自然下垂于体侧，目视前方。

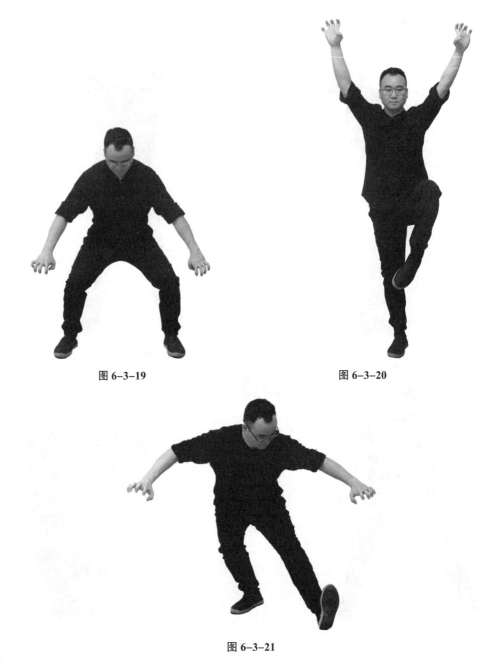

图 6-3-19　　　　　　　　　　　　　图 6-3-20

图 6-3-21

（三）鹿戏

基本手型：鹿戏基本手形为"鹿角"，手掌五指张开、伸直，同时中指、无名指弯曲内扣。（图 6-3-22）

图 6-3-22

基本步法：

弓步：一腿向身体外侧斜 45° 迈出一步，同时膝关节弯曲成 90° 左右，迈出脚膝关节与脚尖要上下相对，脚尖稍向内扣；另一腿自然伸直，全脚掌着地，脚跟稍向后蹬，并且身体要与地面垂直。（图 6-3-23）

丁步：支撑腿站立，膝盖微屈，脚尖朝前，另一条腿屈膝，前脚掌着地，脚尖亦朝前，重心在支撑腿上。（图 6-3-24）

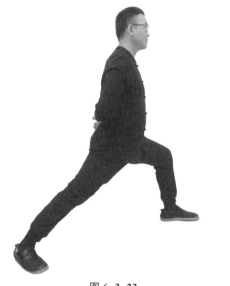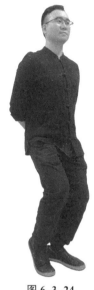

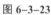

图 6-3-23　　　　　　　　　　　　　　图 6-3-24

1. 第一式　鹿抵

（1）站立位，两脚分开，与肩同宽，全身放松；双腿微屈，身体重心落至右腿，呈左丁步站立；双手握空拳，双手臂向右侧摆起，右臂微屈，左臂屈曲，左拳眼对着右上臂，至约与肩平，拳心向下，眼随手走，目视右拳。

（2）左脚向左前方迈出一步，脚跟着地，重心向前移，左脚逐渐踩实，左腿屈膝向前，右腿随之蹬直，呈左弓步；身体向左尽量扭转，同时双空心拳转变成鹿角，向左上划弧，掌心向外，左臂屈肘，前臂外展平伸，肘部抵靠左侧腰部；右臂上撑举至头前，头向后转目视右脚跟。（图 6-3-25、6-3-26、6-3-27）

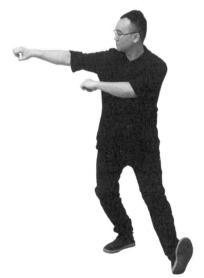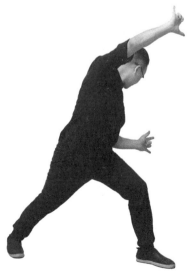

图 6-3-25　　　　　　　　　　　　　　图 6-3-26

（3）以上动作稍停顿，身体向右旋转，同时双手向上、向右下划弧，落下时双鹿角转为握空拳并下落于体前，左脚收回，开步站立，目视前方。

本式动作左右连贯、交替重复数次后，双手自然下垂于体侧，目视前方。

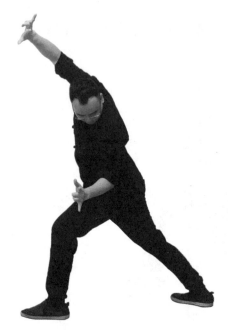

图 6-3-27

2. 第二式　鹿奔

（1）站立位，两脚分开，与肩同宽，全身放松；左脚向左前方迈出一步，重心随左膝屈膝前移，右腿随之蹬直，呈左弓步；同时双手握空拳，随着向前迈步而上提，并随重心前移而向前缓缓推出约与肩平，与肩同宽，拳心朝下，稍作停顿后突然屈腕如鹿蹄奔腾，目视前方。（图 6-3-28、6-3-29）

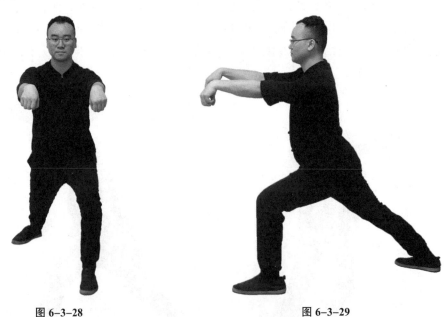

图 6-3-28　　　　　　　　　　　　　　图 6-3-29

（2）身体重心向后坐，左膝伸直，全脚着地，同时右腿屈膝，低头，收腹，弓背，双臂随之内旋，两掌背相对、前伸，同时拳转换为鹿角。（图 6-3-30、6-3-31）

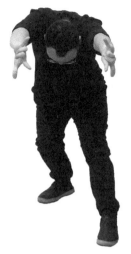
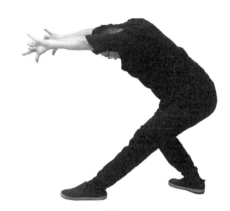

图 6-3-30　　　　　　　　　　　　图 6-3-31

（3）身体重心前移，上身挺起，右腿缓慢蹬直，左腿屈曲，成左弓步，松肩沉肘，双臂外旋，鹿角转为空拳，拳心向下，目视前方。

（4）左脚内扣收回，双脚呈开步与肩同宽，双拳变掌，落于体侧，目视前方。

本式动作左右连贯、交替重复数次后，双手自然下垂于体侧，目视前方。

（四）熊戏

基本手型：熊戏基本手型为"熊掌"，除了拇指以外的其余四指并拢弯曲，不握紧，虎口撑圆，大拇指压于食指指端商阳穴。（图 6-3-32）

基本步法：弓步：一腿向身体外侧斜45°迈出一步，同时膝关节弯曲成90°左右，迈出脚膝关节与脚尖要上下相对，脚尖稍向内扣；另一腿自然伸直，全脚掌着地，脚跟稍向后蹬，并且身体要与地面垂直。（图 6-3-33）

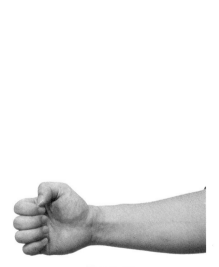
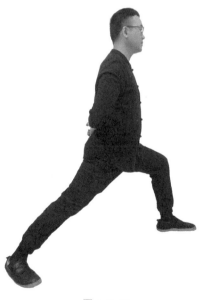

图 6-3-32　　　　　　　　　　　　图 6-3-33

1. 第一式　熊运

（1）站立位，两脚分开，与肩同宽，全身放松；双手握空拳为熊掌，拳眼相对，屈肘下垂，

贴于下腹前约天枢穴部位，目视双拳。（图 6-3-34）

（2）含胸松腰，以腰、腹部为轴，上半身向左侧倾斜，按逆时针方向做耸肩放松的交替摇晃，双拳随着上身耸肩放松的交替摇晃经左下腹、左腹部外侧、左肋弓、剑突下、右肋弓、右腹部外侧、右下腹部画圈，双眼随着身体的摇晃而环视。（图 6-3-35、6-3-36、6-3-37）

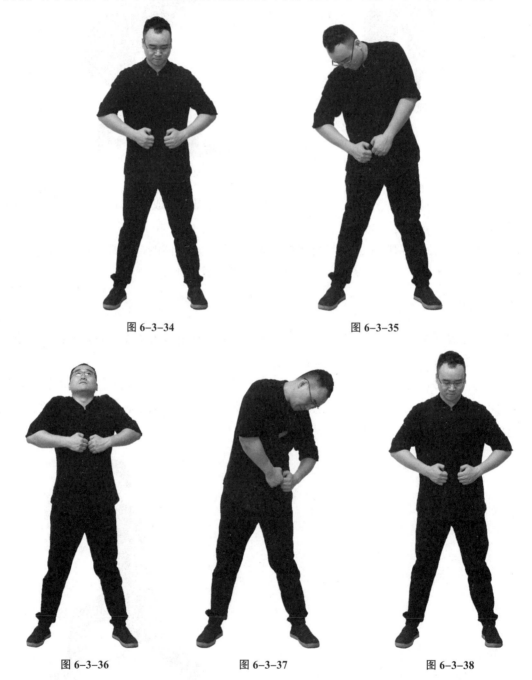

图 6-3-34　　　　　　　　　　　　图 6-3-35

图 6-3-36　　　　　　　　图 6-3-37　　　　　　　　图 6-3-38

（3）双手握空拳为熊掌，拳眼相对，屈肘下垂，贴于下腹前约天枢穴部位，目视双拳。（图 6-3-38）

本式动作左右连贯、交替重复数次后，双手自然下垂于体侧，目视前方。

2. 第二式　熊晃

（1）站立位，两脚分开，与肩同宽，全身放松；双掌变为熊掌，身体重心右移，左髋随之上提，带动左脚离地，同时左脚屈膝抬起，目视前方。（图 6-3-39、6-3-40）

（2）身体重心向左前移，左脚向左前方迈步抬起向前蹬脚，身体放松向下落步，全脚掌同时踏实，脚尖朝前，右腿随之微蹬直呈弓步；身体向右转，重心前移，肘关节屈曲两臂撑圆，左臂内旋、前靠，左拳摆至左膝前上方，拳心朝左，右拳摆至身体后，拳心朝后，头稍稍抬起，目视左前下方。（图6-3-41）

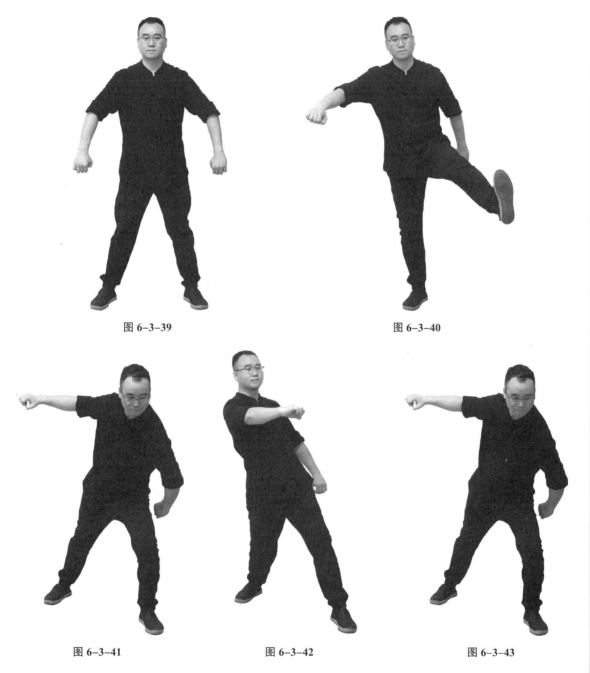

图 6-3-39   图 6-3-40

图 6-3-41   图 6-3-42   图 6-3-43

（3）身体向左转，重心后移后坐，右腿屈膝，左腿稍伸直，拧腰晃肩，带动双臂前后划弧形呈摆动状，右拳摆至身体前上方，拳心向下，左拳摆至身体后，拳心朝后，目视左前方。（图6-3-42）

（4）身体再右转，重心前移，左腿屈膝，右腿微伸直，肘关节屈曲撑圆，左臂内旋、前靠，左拳摆至左膝前上方，拳心朝左，右拳摆至身体后，拳心朝后，目视左前方。右脚向前收回，与肩同宽，两臂撑圆。（图6-3-43）

本式动作左右连贯、交替重复数次后，双手自然下垂于体侧，目视前方。

（五）猿戏

基本手型：猿戏基本手型为"猿钩"，五指指腹捏拢，屈腕。（图 6-3-44）

基本步法：丁步

支撑腿站立，膝盖微屈，脚尖朝前，另一条腿屈膝，前脚掌着地，脚尖亦朝前，重心在支撑腿上。（图 6-3-45）

提踵：双脚脚跟微提起，头部百会穴牵动身体垂直向上，同时收腹，提肛。（图 6-3-46）

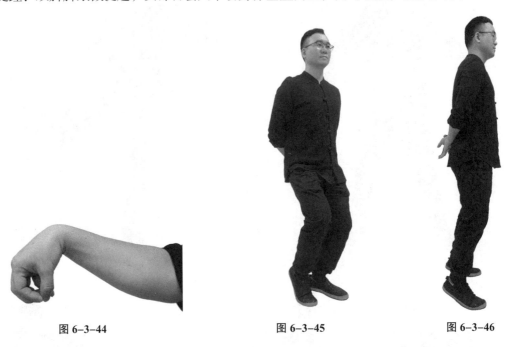

图 6-3-44　　　　　　　　　图 6-3-45　　　　　　　　图 6-3-46

1. 第一式　猿提

（1）站立位，两脚分开，与肩同宽，全身放松；双手自身体两侧移至体前，五指分开外拨，然后迅速曲腕、捏拢为猿钩。（图 6-3-47、6-3-48）

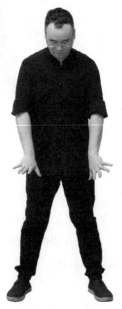
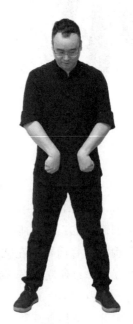

图 6-3-47　　　　　　　　　　　图 6-3-48

（2）两前臂随屈肘带动两"猿钩"在体前上提至胸，同时耸肩、收腹、提肛、缩脖，同时两脚脚跟提起，成提踵态；然后头向左缓慢转动，目视身体左侧；配合呼吸，上提时吸气，转头时屏气；练习过程中耸肩、收腹、提肛、缩脖、提踵等动作，一气呵成，舒适到位。（图 6-3-49、6-3-50）

（3）头由左侧转正，脖子自然上伸，双肩放松下沉，送腹落肛，同时脚跟缓慢着地，两猿钩化掌下按，掌心向下，收于体侧，同时目视前方；配合呼吸，上接转头时屏气，下按时呼气。（图 6-3-51）

本式动作左右连贯、交替重复数次后，双手自然下垂于体侧，目视前方。

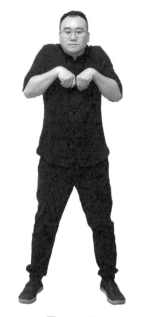 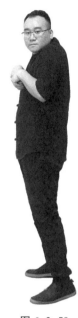 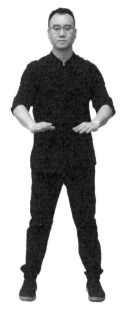

　图 6-3-49　　　　　　　　　　图 6-3-50　　　　　　　　　　图 6-3-51

2. 第二式　猿摘

（1）站立位，两脚分开，与肩同宽，全身放松；左脚向左后方退一步变为右弓步，右掌向右前方摆起，掌心向下，左掌变猿钩置于左腰侧面，目视右掌。（图 6-3-52）

（2）身体重心后移，重心落于左脚并踏实，随之屈曲下蹲，右脚收回到左脚内侧，前脚掌着地，呈右丁步；同时右掌向下由腹前向左上方画弧至头部左侧，掌心向内，小鱼际向头侧；眼随手走，头先随右掌移动转向左侧，再快速转头注视右前上方，犹如灵猴发现了右边树梢上的仙桃。（图 6-3-53）

（3）右前臂内旋带动右掌，掌心向下，沿着身体左侧下按至左髋部外侧，目视右掌；右脚向右前方迈出一大步，身体重心向右移，右腿向上绷直，左腿随之蹬直，抬起左脚脚尖，脚尖点地；同时随身体向右侧转动，右掌自右下方画弧展开，左猿钩变掌随身体转动，向前上方画弧伸举、展开，并迅速屈腕、捏钩成采摘状，灵动自然；右掌则随右臂后展至右后方，并迅速屈腕、捏钩，掌心向下，稍低于左侧猿钩，头略微向上抬，目视左手。（图 6-3-54）

（4）左手猿钩变掌，将拇指屈曲于掌心后微握拳如握果实状，右手变掌，随身体重心下落、后移而自然收回；重心后移收回时，左腿屈曲下蹲，右脚收回至左脚内侧，前脚掌着地，呈右丁步，同时左臂屈肘随身体左转收回至头侧方，由拳变掌，掌心向上，掌跟向前，掌指自然分开指向后方；右掌掌心朝前，随身体左转而向左前画弧收回指向左肘部，目视左掌，犹如托起桃子一般。（图 6-3-55）

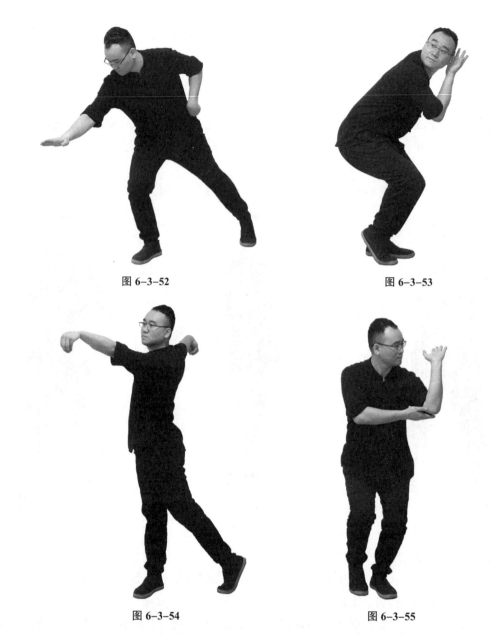

图 6-3-52　　　　　　　　　　　　　图 6-3-53

图 6-3-54　　　　　　　　　　　　　图 6-3-55

　　本式动作左右连贯、交替重复数遍后，左脚向体侧横开一步，与肩同宽，双腿直立，同时双手自然收回下落于体侧，目视前方。

（六）鸟戏

　　基本手型：鸟戏的基本手型为"鸟翅"，五指伸直并拢，拇指、食指、小指向上翘起，无名指、中指并拢向下轻按。（图 6-3-56）

　　基本步法：

　　提膝独立：单腿支撑，另一腿屈膝屈髋提起，小腿垂直于地面，脚面放松稍内扣。（图 6-3-57）

　　后伸腿：单脚支撑，另一脚向后方悬起或者扣摆于支撑腿上，脚面微绷直。（图 6-3-58）

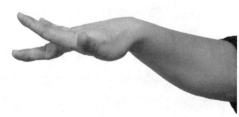

图 6-3-56

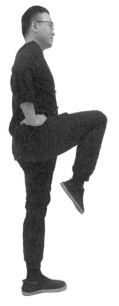

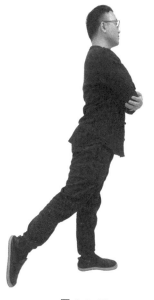

图 6-3-57　　　　　　　　　　　　　图 6-3-58

1. 第一式　鸟伸

（1）站立位，两脚分开，与肩同宽，全身放松；双腿微下蹲，重心下落，双掌置于腹前并相叠，指尖向前，左右手相叠的位置随个人习惯而定。（图 6-3-59）

（2）交叠的双掌向上举至头部前上方，手臂自然伸直，掌心向下，手指朝前，双掌上举时吸气，同时身体随之缓缓站立微向前倾，提肩、塌腰、挺腹，目视前方。（图 6-3-60、6-3-61）

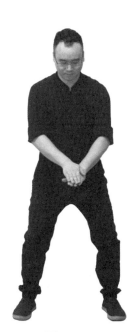

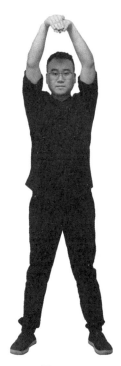

图 6-3-59　　　　　　　　　　　　　图 6-3-60

（3）双腿微屈，重心下落，同时交叠的双掌缓慢下按至腹前，双掌下按时呼气，目视双掌。

（4）身体重心右移，右腿向上蹬直为支撑腿，左腿向后上方伸直并抬起，同时交叠的双掌左右分开，掌变为鸟翅，并向身体两侧后方自然地摆起、展开，掌心向上，伸颈、抬头、塌腰、挺

胸，同时吸气，目视前方。（图 6-3-62）

（5）左脚自然回落，与肩同宽，双腿微微下蹲，重心下落，徐徐呼气，双鸟翅变掌，置于腹前并相叠，指尖向前，目视双掌，左右手相叠的位置随个人习惯而定。（图 6-3-63）

本式动作左右连贯、交替重复数次后，双手自然下垂于体侧，目视前方。

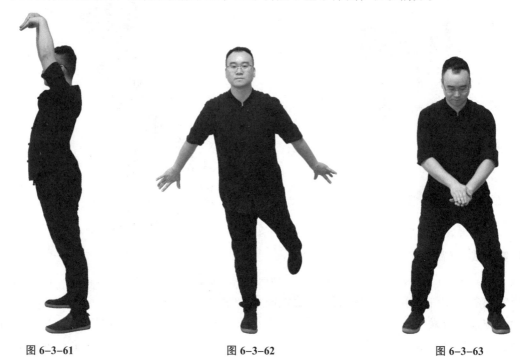

图 6-3-61　　　　　　　　　图 6-3-62　　　　　　　　　图 6-3-63

2. 第二式　鸟飞

（1）站立位，两脚分开，与肩同宽，全身放松；身体重心下落，双膝微屈曲，双掌变成鸟翅状收于腹前，掌心相对，目视双掌。（图 6-3-64）

（2）右腿蹬直并独立站立为支撑腿，左腿屈膝抬起，小腿自然下垂，左脚尖稍绷直内扣，与此同时双臂双翅成展翅状，由腹前沿体侧向上举起，掌心向下，约与肩同高，肩膀放松柔软，上举动作舒适缓慢，与呼吸配合，上举时缓缓吸气，深长匀细，目视前方。（图 6-3-65）

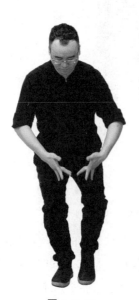
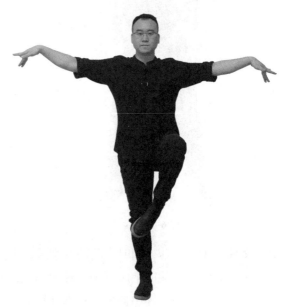

图 6-3-64　　　　　　　　　　　　　　図 6-3-65

（3）左脚下落，脚尖点地，合于右脚旁，同时双膝屈曲，双掌回落合于腹前，掌心相对，与呼吸配合，下落时徐徐呼气，深长匀细，目视双掌。

（4）右腿蹬直伸直并独立站立，左腿屈膝抬起，小腿自然下垂，左脚尖稍绷直内扣，与此同时双臂双翅呈展翅状，由腹前沿体侧向上举至头顶上方，掌背相对，指尖向上，与呼吸配合，上举时缓缓吸气，深长匀细，目视前方。（图 6-3-66）

（5）左脚下落于右脚旁，全脚着地并且双腿微屈曲，双掌为鸟翅回落于腹前，掌心相对，与呼吸配合，下落时徐徐呼气，深长匀细，目视双掌。

本式动作左右连贯、交替重复数次后，呈站立位，两脚分开，与肩同宽，全身放松，双手自然下垂于体侧，目视前方。

（七）引气归元

（1）身体自然站立，两臂自然下垂，放于身体两侧，双脚并拢，舌顶上腭，全身放松；双掌掌心向上，由体侧上举至头前上方，配合呼吸吐纳，上举时缓缓吸气，目视前方。（图 6-3-67）

（2）掌心向下，经由胸至腹前下按，配合呼吸吐纳，下按时徐徐呼气，目视前方。（图 6-3-68、6-3-69）

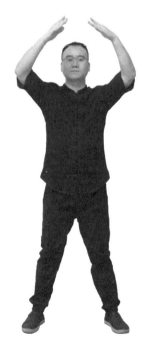

图 6-3-66

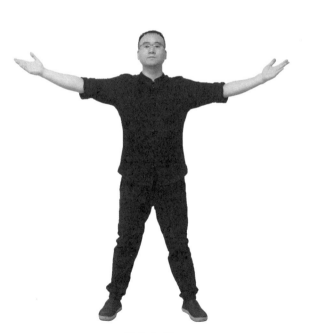

图 6-3-67　　　　　　　　　　　　　图 6-3-68

（3）双手在腹前合拢、交叠，闭目养神，呼吸均匀，意守丹田。

（4）约一分钟后，双手在胸前摩擦至双掌温热，随后双掌在面部、耳后、颈部上下施以摩法，似浴脸状，3～5 遍。

（5）双掌垂于体侧，恢复至预备式，目视前方，练功结束。（图 6-3-70）

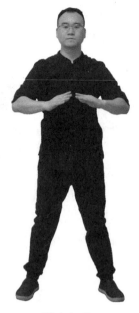
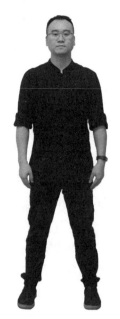

图 6-3-69　　　　　　　　　　　　　图 6-3-70

第四节　六字诀

六字诀，又称六字气诀，是以呼吸吐纳为主要手段的导引养生健身方法。该功法现存文献最早见于南北朝时梁代陶弘景的《养性延命录》中："纳气有一，吐气有六。纳气一者，谓吸也；吐气六者，谓吹、呼、唏、呵、嘘、呬，皆出气也。"六字诀是根据中医藏象理论学说，通过呼吸吐纳、意念和肢体的导引，以"嘘、呵、呼、呬、吹、嘻"六种不同的特殊发音，分别与人体肝、心、脾、肺、肾、三焦六个脏腑相联系，调整脏腑的气机，具有养生保健的作用。

一、功法特点

（一）读音口型，系统规范

本功法在呼吸吐纳的同时，通过特定的读音口型来调整与控制体内气息的升降出入，在众多气功功法中独具特色。

在六字的读音和口型方面，历代医家作了大量探索，形成现在具有系统性的规范，各字诀之间既是一个完整的整体，又各具独立性，相辅相成。

（二）吐纳导引，内外兼修

本功法在注重呼吸吐纳、吐气发声的同时，配合了适宜的动作导引，内调脏腑，外练筋骨，共同达到内强脏腑、外健筋骨的养生康复作用。

正如东晋著名养生家葛洪所说："明吐纳之道者，则为行气，足以延寿矣；知屈伸之法者，则为导引，可以难老矣。"

（三）舒缓圆活，动静结合

本功法动作舒展大方，缓慢柔和，如行云流水，婉转连绵，似人在气中、气在人中，表现出独特的宁静与阴柔之美，具有浓郁的气功特色。

同时，要求吐气发声如微风匀细柔长，动作导引舒缓圆活，加上开始和结束时的静立养气，动中有静、静中有动，动静结合，练养相兼，既炼气，又养气。

（四）简单易学，安全有效

本功法在"嘘、呵、呼、呬、吹、嘻"六字发声吐气基础上，每个字诀都配以典型而简单的导引动作，加上启动气机的起势和导气归原的收势，连预备势在内共 9 个动作，简单易学。

同时，强调"以形导气""意随气行"。整套功法中既没有复杂的意念观想，也没有高难度、超负荷的动作，不易出偏。此功法安全可靠，适合老年群众和体弱多病者习练，少则一月，多则百天，可见效果。

二、练功要领

（一）吐气轻声，匀细柔长

吐气发声是六字诀独特的练功方法，因此，应特别注意吐气时口型的变化和气息的流动。六种口型产生六种不同气息运动方式，进而对内气及相应的脏腑功能产生影响，因此习功者必须练习每个字的口型与吐气法。可以"先出声，后无声"的原则，初学时采用吐气出声，防止憋气；熟练后，可逐渐过渡到吐气轻声，渐至匀细柔长，最后吐气无声的状态。

（二）吸气自然，呼气读字

自然呼吸，先呼后吸。待心平气和，呼吸匀细，若有若无之时，进一步调整为腹式呼吸。吸气时将气引深，两唇轻合，舌抵上腭，横膈肌下降，由胸腔沉入腹部，腹部自然隆起，腹肌放松，空气自然吸入。全身所有肌肉都要放松，思想也随之松弛。呼气（即吐气）时读字，同时提肛缩肾（收腹敛臀，会阴上提），横膈肌上升，重心后移至足跟。念某一个字时，从他相关经络的井穴引地气上升，脚趾轻微点地。气吐尽则胸腹空，万不可着意，否则呼气时流入经络之气难以下行，留于头部易头晕，留于胸部易胸闷。所以说呼有意、吸无意，无意便是顺其自然。头脑空，肌肉松，头顶悬则气下沉。六个字均用这种呼吸法。

（三）调息顺气，心平气和

每个字读 6 次后需调息 1 次。其方法是，吸气，两臂从体侧徐徐抬起，手心向下，待腕与肩平时，以肘为轴转小臂使手心翻向上，旋臂屈肘使指尖向上，掌心相对，高不过眉，向中合拢至两掌将要相合时，再向内画弧，两手心转向下，指尖相对；呼气，两手似按球状由胸前徐徐下落至腹前，两臂自然下垂，恢复预备式。

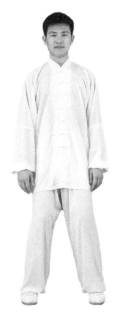

三、功法操作

1. 预备式（或起式）（图 6-4-1）

两脚平站与肩同宽，头正项直，百会朝天，内视小腹，轻合嘴唇，舌抵上腭，沉肩坠肘，两臂自然下垂，两腋虚空，肘微屈，含胸拔背，

图 6-4-1

松腰塌胯，两膝微屈；全身放松，头脑清空；呼吸自然平稳，切忌用力；应体现出头空、心静、身正、肉松之雅境。每变换一个字都从预备式起。每次练功时预备式可多站一会儿，待体会到松静自然、气血和顺之时再开始练功。

2. 第一式　嘘字诀（图 6-4-2、6-4-3）

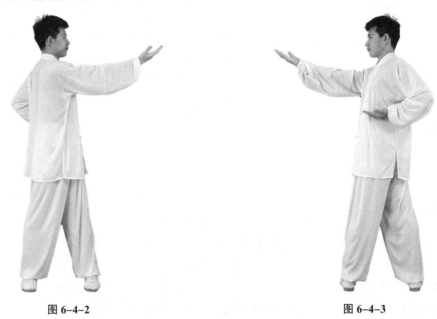

图 6-4-2　　　　　　　　　　　　　　　图 6-4-3

嘘（读需，音 xū），属牙音；两唇微合，有横绷之力，舌尖向前并向内微缩，舌两边向中间微微卷起，牙齿有露微缝，向外吐气。

吸气自然，呼气足大趾轻轻点地；两手由带脉穴处起，手背相对向上提，经章门、期门上升入肺经之中府、云门，两臂如鸟张翼，手心向上，向左右展开，两眼返观内照。两臂上升开始呼气并念"嘘"字。两眼随呼气之势尽力瞪圆。呼气后，则放松恢复自然吸气，屈臂两手经面前、由腹前徐徐向下，垂于体侧。可做 1 个短暂的自然呼吸，稍事休息，再做第 2 次吐字。如此动作做 6 次为 1 遍，然后做 1 次调息，恢复预备式。

3. 第二式　呵字诀（图 6-4-4、6-4-5）

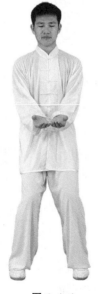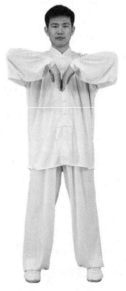

图 6-4-4　　　　　　　　　　　　　　　图 6-4-5

呵（读喝，字音 he），为舌音；口半张，舌尖抵下腭，腮稍用力后拉，舌边靠下牙齿。

吸气自然，呼气念"呵"字，足大趾轻轻点地；两手掌心向里，自冲门穴处起，循脾经上提，至胸部膻中穴处，向外翻掌，掌心向上上托至眼部，呼气尽；吸气时，翻转手心向面，经面前、胸腹前，徐徐下落，垂于体侧。稍事休息，再重复做，共做 6 次，调息，恢复预备式。

4. 第三式　呼字诀（图 6-4-6、6-4-7）

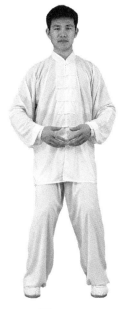
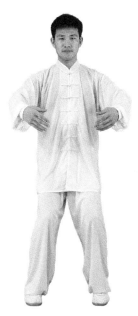

图 6-4-6　　　　　　　　　　　　　图 6-4-7

呼（读乎，字音 hu），为喉音；撮口如管状，唇圆似筒，舌放平向上微卷，用力前伸。这个口型动作，能牵引冲脉上行之气喷出口外。

吸气自然，呼气念"呼"字，足大趾轻轻点地；两手由冲门穴处起，向上提，至章门穴上翻转手心向上，左手外旋上托至头顶（注意沉肩），同时右手内旋下按至冲门穴处，呼气尽；吸气时，左臂内旋变为掌心向里，从面前下落，同时右臂回旋变掌心向里上传，两手在胸前相叠，左手在外右手在内，两手内旋下按至腹前自然下垂于体侧。稍事休息，再以同样要领右手上托、左手下按做第 2 次呼字功。如此左右手交替共做 6 次为 1 遍，调息，恢复预备式。

5. 第四式　呬字诀（图 6-4-8、6-4-9）

呬（读嘶，字音 si），为齿音；两唇微向后收，上下齿相对，舌尖入两齿缝内，由齿向外发音。

吸气自然，呼气，两手由急脉穴处起向上提，过腹渐转掌心向上，抬至膻中穴时，内旋翻转手心向外成立掌，指尖与喉平，然后左右展臂宽胸推掌如鸟张翼，同时开始呼气念"呬"，足大趾轻轻点地。呼气尽，随吸气之势两臂自然下落。共做 6 次为 1 遍，调息，恢复预备式。

6. 第五式　吹字诀（图 6-4-10、6-4-11）

吹（读炊，字音 chui），为唇音；口微张，两嘴角稍向后咧，舌微向上翘并微向后收。

吸气自然，呼气读"吹"字，两臂从体侧提起，两手经长强、肾俞向前画弧，沿肾经至俞府穴处，如抱球两臂撑圆，两手指尖相对；然后，身体下蹲，两臂随之下落，呼气尽时，两手落于膝盖上部，在呼气念字的同时，足五趾抓地，足心空如行泥地，引肾经之气从足心上升。下蹲时身体要保持正直，下蹲高度直至不能提肛为止。呼气尽，随吸气之势慢慢站起，两臂自然垂于身体两侧。稍事休息再做，共做 6 次，调息，恢复预备式。

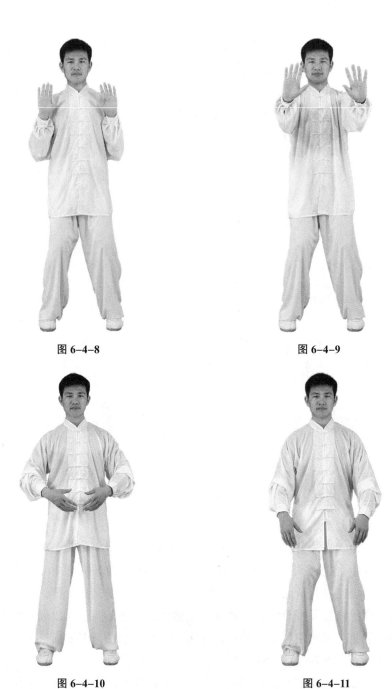

图 6-4-8　　　　　　　　　　　　　　图 6-4-9

图 6-4-10　　　　　　　　　　　　　图 6-4-11

7. 第六式　嘻字诀（图 6-4-12、6-4-13）

嘻（读希，字音 xi），为牙音；两唇微启稍向里扣，上下相对但不闭合，舌微伸而有缩意，舌尖向下，有嬉笑自得之貌、怡然自得之心。

呼气念"嘻"字，足四、五趾点地；两手如捧物状由体侧耻骨处抬起，过腹至膻中穴处，翻转手心向外，并向头部托举，两手心转向上，指尖相对。吸气时，两臂内旋，两手五指分开由头部循胆经路线而下，拇指经过风池，其余四指过侧面部，再历渊腋，以意送至足四趾端之窍阴穴。共做 6 次，调息，恢复预备式。

8. 收势（图 6-4-14、6-4-15）

两掌以肚脐为中心揉腹，顺时针 6 圈，逆时针 6 圈，两掌松开，两臂自然垂于体侧，目视前下方。

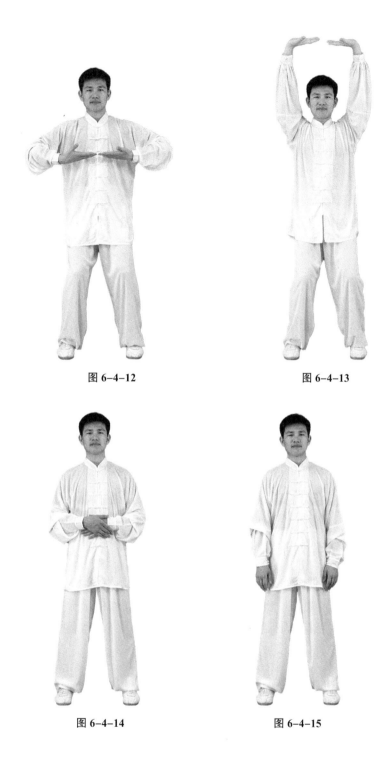

图 6-4-12　　　　　　　　　　　图 6-4-13

图 6-4-14　　　　　　　　　　　图 6-4-15

第五节　八段锦

　　"八段锦"这一名词始见于晋朝葛洪《神仙传》(《四库全书》本)。八段锦是通过总结中国古代传统功法的精华，逐步形成的一套养生医疗功法。八段锦有八节动作，故称"八段"。八段锦中的"锦"既有表示该功法的犹如锦帛般的精美珍贵和连绵不断之意，又有集前人功法大成之意。

　　八段锦在古代早期文献中专指坐式八段锦，坐式八段锦比立式八段锦形成年代较早，功法动作和口诀完整，流传广泛。但到了近现代，立式八段锦逐渐取代坐式八段锦而变成八段锦专指名称。坐式八段锦渐渐演变成十二段锦等名称。目前能见到的最早记载立式八段锦动作雏形的著作实为南朝梁陶弘景著的《养性延命录》。在书中"导引按摩第五"篇中记载有后世立式八段锦的相似动作，如"狼踞鸱顾，左右自摇亦不息"和"五劳七伤往后瞧"的动作颇为相似，"握固不息，顿踵三还"与"背后七颠百病消"的动作是相近的。在南宋前后立式八段锦的主要动作趋于定型，功法口诀渐趋歌诀化。明清时期，坐式八段锦盛行一时，并流传广泛，在很多养生书籍中均有记载。

2000 年前后由国家体育总局健身气功管理中心组织，根据传统立式八段锦的术式编创了"健身气功八段锦"，并对外向其他国家进行教学传播。本节介绍国家体育总局新编"健身气功八段锦"。

一、功法特点

（一）柔和缓慢，刚柔相济

是指八段锦功法练习中动作要轻柔、放松、灵活、自若，功法练习中要动作缓慢、虚实分明、轻飘徐缓。

（二）圆活连贯，松紧结合

习练时动作不僵不拘，自如舒展，动作路线带有弧形。功法练习中以腰脊为轴带动四肢运动，上下相随，节节贯穿，动作的姿势的转换衔接连贯。功法习练时要求肌肉、关节以及意识放松，要求心静体松，但要求松而不懈，要时时保持正确的姿态。同时习练中要求适当用力，且缓慢进行，但功法中的"紧"是动作中是短暂的，放松却是贯穿八段锦各动作习练的始终。

（三）抻筋拔骨，动静相兼

功法练习中通过动作牵伸经筋，拔伸关节。动与静主要是指身体动作的外在表现。动，就是在意念的引导下，动作节节贯穿、舒适自然。静，是指在动作的节分处做到沉稳，动作在外观上看略有停顿之感，肌肉持续用力保持牵引抻拉。同时要排除杂念，思想进入相对"入静"的状态，外动内静。

（四）形意相合，劲力内蓄

八段锦的功法练习立足于形和神，通过调身、调神和调息，三调合一，使人体机能达到最佳状态。

二、练功要领

（一）松静自然

松静自然，是练功的基本要领。松，是指精神与形体两方面的放松。静，是指思想和情绪要平稳安宁，排除一切杂念。放松与入静是相辅相成的，入静可以促进放松，而放松又有助于入静，二者缺一不可。自然，是指形体、呼吸、意念都要顺其自然。形体自然，动作准确规范；呼吸自然，不能强吸硬呼；意念自然，要"似守非守，绵绵若存"。

（二）准确灵活

准确，主要是指练功时的姿势与方法要正确。基本身形的锻炼最为重要，要认真体会身体各部位的要求和要领，克服关节肌肉的酸痛等不良反应，为放松入静创造良好条件。在学习各式动作时，要对动作的路线、方位、角度、虚实、松紧分辨清楚，做到姿势工整，方法准确。灵活，是指习练时对动作幅度、姿势、用力、次数、意念和呼吸的调整等都要根据自身情况灵活掌握，尤其是对老年人群和体弱者。

（三）练养相兼

练，是指形体运动、呼吸调整与心理调节有机结合的锻炼过程。养，是通过上述练习，身体出现的轻松舒适、呼吸柔和、意守绵绵的静养状态。练功中要求动作姿势工整、方法准确的同时，要根据自己的身体情况，调整好姿势的高低和用力的大小，对有难度的动作，一时做不好的，可逐步完成。对于呼吸的调节，可在学习动作期间采取自然呼吸，待动作熟练后再结合动作的升降、开合与自己的呼吸频率有意识地进行锻炼。对于意念的把握，在初学阶段重点应放在注意动作的规格和要点上，动作训练后要遵循似守非守、绵绵若存的原则进行练习。要合理安排练习的时间、数量，把握好强度，防止出现损伤。

（四）循序渐进

在初学阶段，要克服由于练功而给身体带来的不适，如肌肉关节酸痛、动作僵硬等。在经过一段时间的功法练习，才能逐渐掌握功法要领和功法练习细节。对于呼吸练习，开始时采取自然呼吸方法，待动作熟练后，逐步过渡到腹式呼吸。注意同动作进行配合，不可急于求成。最后，逐渐达到动作、呼吸、意念的有机结合。练功者因体质状况及对功法的掌握与习练上存在差异，其练功效果不尽相同。良好的练功效果是在科学练功方法的指导下，随着时间和习练数量的积累而逐步达到的。

三、功法操作

1. 预备式

该式动作要点：头部百会向上顶，下颌微收，舌抵上颚，嘴唇轻闭，沉肩坠肘，腋下空虚，指尖相对，大拇指放平，胸部宽舒，腹部松沉，收髋敛臀，上体中正，膝关节不超越脚尖，两脚平行站立。

两脚并步站立，两臂垂于体侧，目视前方，左脚向左开步与肩同宽，两臂内旋，向两侧摆起，与髋同高，掌心向后，两腿膝关节稍屈，同时两臂外旋，向前合抱于腹前，掌心向内，两掌指尖距约 10cm，目视前方。

2. 两手托天理三焦

该式动作要点：两掌上托要舒胸展体，缓慢用力，略有停顿，保持抻拉，两掌下落，松腰沉髋，沉肩坠肘，松腕舒指，下颌先向上助力，在内收配合两掌上撑，力在掌根。

（1）两臂外旋微下落，两掌五指分开，在腹前交叉，掌心向上，目视前方。

（2）然后两腿挺膝伸直，同时两掌上托与胸前，随后两臂内旋向上托起，掌心向上，抬头目视两掌。

（3）两掌继续上托，肘关节伸直，同时下颌内收，动作稍停，目视前方。（图 6-5-1）

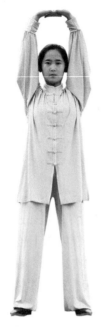
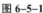
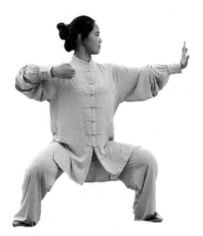

图 6-5-1　　　　　　　　　　　　图 6-5-2

（4）然后两腿膝关节微屈，同时两臂分别向身体两侧下落，两掌捧于腹前，掌心向上，目视前方。

全式动作，一上一下为 1 次，共做 6 次。

3. 左右开弓似射雕

该式动作要点：侧拉之手五指要并拢，屈紧，肩部（臂）放平，八字掌侧撑，沉肩坠肘，上体直立，屈腕竖指，掌心含空，两脚跟外撑。

（1）接上势，重心右移，左脚向左开步，站立，膝关节缓慢伸直，两掌向上交叉于胸前，左掌在外，目视前方。

（2）右掌屈指，向右拉至肩前，左掌成八字掌，左臂内旋，向左推出，与肩同高，同时两腿屈膝半蹲成马步，动作略停，目视左前方。（图 6-5-2）

（3）重心右移，两手变自然掌，右手向右划弧，与肩同高，掌心斜向前，重心继续右移，左脚回收成并步，站立，同时两掌捧于腹前，掌心向上，目视前方。

右势动作与左势相同，只是左右相反。左右开弓似射雕，一左一右为 1 次，共做 3 次。做第三遍最后一动时，身体重心继续左移，右脚回收，成开步站立，膝关节微屈，同时两掌下落，捧于腹前，目视前方。

4. 调理脾胃须单举

该式动作要点：舒胸展体，拔长腰脊，两肩松沉，两掌上撑下按，力在掌根，注意两掌放平，指尖摆正，肘关节稍屈，对拉拔长。

（1）接上势，两腿挺膝伸直，同时左掌上托，经面前上穿，随之臂内旋，掌上举至头的左上方，右掌同时随臂内旋下按至右髋旁，指尖向前，动作略停。（图 6-5-3）

（2）两腿膝关节微弯曲，同时左臂屈肘外旋，左掌经面前下落于腹前，同时右臂外旋，右掌向上捧于腹前，目视前方。

右势动作与左势动作相同，但左右相反。该势一左一右为一次，共做 3 次。做到第 3 次最后一动时，变两腿膝关节微屈，右掌下按至右髋旁，指尖向前，目视前方。

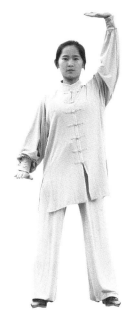
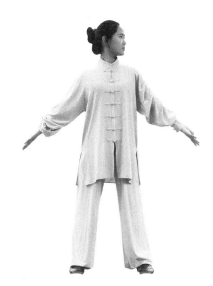

图 6-5-3　　　　　　　　　　　　　　　图 6-5-4

5. 五劳七伤往后瞧

该式动作要点：头向上顶，下颌内收，沉肩，转头不转体，旋臂两肩后张，转头、旋臂幅度应该大一些。

（1）接上势，两腿挺膝，重心升起，同时两臂伸直，指尖向下，目视前方。

（2）上动不停，两臂外旋，掌心向外，头向左后转，动作稍停，目视左斜后方。（图 6-5-4）

（3）两腿膝关节微屈，同时，两臂内旋，按于髋旁，指尖向前，目视前方。

右势动作与左势相同，方向相反。该势一左一右为一势，共做 3 次。做到第三次最后一动时，变两腿膝关节微屈，同时，两掌捧于腹前，目视前方。

6. 摇头摆尾去心火

该式动作要点：马步下蹲要收髋敛臀，上体中正，摇转时，颈椎与尾椎对拉伸长，速度应柔和缓慢，圆活连贯。上体右倾，尾闾左摆，上体前俯，尾闾向后划圆，上体不低于水平，使尾闾与颈部对拉拔长，加大旋转幅度，上体侧倾和向下俯身时，下颌不有意内收或上仰，颈椎与肌肉尽量放松，伸长。

（1）接上势，重心左移，右脚向右开步站立，同时，两掌上托至头上方，肘关节微屈，指尖相对，目视前方。

（2）两腿屈膝，半蹲成马步，同时，两臂向两侧下落，两掌扶于膝关节上方。

（3）重心向上稍升起，随之重心右移，上体向右侧倾，俯身，目视右脚面。（图 6-5-5）

（4）重心左移，同时，上体由右向前、向左旋转，目视右脚跟。

（5）重心右移，成马步，同时，头向后摇，上体立起，随之下颌微收，目视前方。

右势动作与左势动作相同，方向相反。该势一左一右为 1 次，共做 3 次。做完三次后，重心左移，右脚回收，成开步站立，同时，两臂经两侧上举，两掌心相

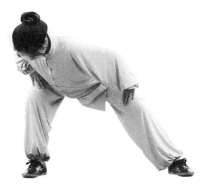

图 6-5-5

对，两腿膝关节微屈，同时，两掌下按至腹前，指尖相对，目视前方。

7. 两手攀足固肾腰

该式动作要点：两掌向下摩运要适当用力，不要低头，膝关节伸直，至足背时松腰沉肩，两膝挺直，向上起身时，手臂要主动上举，以臂带身，带动上体立起。

（1）接上势，两腿挺膝伸直站立，同时，两掌指尖向前，两臂向前、向上举起，肘关节伸直，掌心向前，目视前方。

（2）两臂屈肘，两掌下按于胸前，掌心向下，指尖相对。

（3）两臂外旋，两掌心向上，随之两掌掌指，顺腋下后插。

（4）两掌心向内，沿脊柱两侧，向下摩运至腿部，随之上体前俯，沿腿后向下摩运，经脚两侧至于脚面，抬头，目视前下方，动作略停。（图 6-5-6）

（5）两掌沿地面前伸，随之用手臂带动上体立起，两臂肘关节伸直上举，掌心向前。

该势一上一下为 1 次，共做 6 次。做完六次后，两腿膝关节微屈，同时，两掌向前下按至腹前，掌心向下，指尖向前，目视前方。

8. 攒拳怒目增气力

该式动作要点：冲拳时怒目圆睁，脚趾抓地，扭腰瞬间，力达拳面，小臂贴肋前送，头向上顶，上体立直，肩部松沉，肘关节微曲，回收时先五指伸直，充分旋腕再屈指，用力抓握。马步的高低，可根据自己的腿间力量灵活掌握。

（1）接上势，重心右移，左脚向左开步，两腿半蹲成马步，同时，两掌握拳于腰侧，大拇指在内，拳眼向上，目视前方。

（2）左拳向前冲出，与肩同高，拳眼向上，目视左拳。（图 6-5-7）

（3）左臂内旋，左拳变掌，虎口向下，目视左掌。

（4）左臂外旋，肘关节微曲，同时，左掌向左缠绕，变掌心向上后握住，大拇指在内，目视左拳。

（5）左拳曲肘回收至腰侧，拳眼向上，目视前方。

右势动作与左势动作相同，该势一左一右为 1 次，共做 3 次。做完三次后，重心右移，左脚回收，成并步站立，同时，两拳变掌垂于体侧，目视前方。

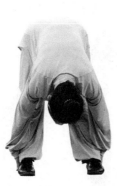 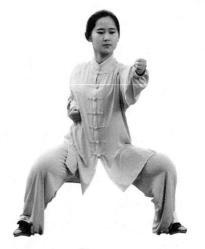

图 6-5-6　　　　　　　　　　　　图 6-5-7

9. 背后七颠百病消

该式动作要点：身体上提时，脚跟提起，脚趾抓地，脚跟尽力抬起，两腿并拢，提肛收腹，肩向下沉，百会穴上顶，略有停顿，掌握好平衡，脚跟下落时，脚跟轻轻下震，同时，沉肩舒臂，周身放松。

（1）接上势，两脚跟提起，头上顶，动作稍停，目视前方。（图 6-5-8）

（2）两脚跟下落，轻震地面。

该势一起一落为一次，共做七次。

10. 收势

该式动作要点：两掌内外劳宫穴相叠于丹田，周身放松，气沉丹田。收功时要注意体态安详，举止稳重，做一下整理活动，如搓手浴面和肢体放松动作。

（1）两臂内旋，向两侧摆起，与髋同高，掌心向后，目视前方。

（2）上动不停，两臂屈肘，两掌相叠于腹部，男性左手在里，女性右手在里。

（3）两臂垂于体侧。

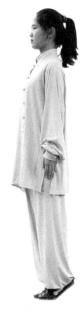

图 6-5-8

第六节　捧气贯顶法

捧气贯顶法是当代较为流行的健身功法，它通过姿势的开合和意念导引的配合，引动内气外放、外气内收，从而畅通人与大自然之气的联系。该功法也是行之有效的采气、聚气之法，具有较好的强壮身体，促进疾病康复的作用。

一、功法特点

（一）神与气合，以意引气

练捧气贯顶法的根本原则是神（意）与气合，以意引气，神气并重。这里所说的气，一是指大自然中之气，一是弥散在自身周围的气，同时也包括自己身体内的气。通过意识与动作的配合，引导人体之气与大自然之气的混化。

（二）内气外放，外气内收

本功法借助形体运动的开合来强化意识活动的开合，借此引动内气外放与外气内收。

（三）采气聚气，蕴意精巧

捧气贯顶法中有各种拉气、推揉动作，使两掌掌心的吞吐与意念的开合紧密配合，这是聚气、采气、养气的有效方法和手段。尤其是意念和虚空混元气结合，则属采气功法中的重要法门。

二、练功要领

（一）心虚神静，意在气中

练本功法时，要注意意识的放松，做到神态悠闲，恬静安舒，怡然自得，即美在心中，乐在心中，且坚定自若。

（二）形随意走，动作圆融

练功时姿态要舒展大方，潇洒自如，不拘谨、不做作，要放得开，收得往。动作要柔软、圆润、连绵不断，快而不停、慢而不断，灵活自在。

（三）意识开合，意境深远

本功法注重神与气合，以意引气，因而意识的开合是练好本功的关键，外开时意念要远开至天边，内合时合于体内——越深越好。

三、功法操作

1. 预备式

两脚并拢，周身中正，两手自然下垂，如立正姿势。目视前方天地交界处，两眼轻轻闭合，目光收回。（图6-6-1）

意念：顶天立地，形松意充。外敬内静，心澄貌恭。一念不起，神注太空。神意照体，周身融融。

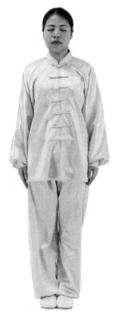 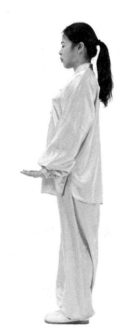

图 6-6-1　　　　　　　　　　图 6-6-2

2. 起式

（1）小指带动，指掌慢慢上翘，成手心向下，指尖向前，与臂成直角。以肩为轴，两手做前后拉气三次。向前推，手臂与身体的夹角约15°，向后拉至体侧（图6-6-2）。

（2）以小指带动，松腕，转掌心相对。虎口向上，臂放松，与肩等宽从体前向上捧气，至手与脐平，掌心微含，回照肚脐（图6-6-3）。继而转掌心向下，两臂向两侧外展至背后。小臂微收，转掌心向内，掌心微含，回照腰部命门穴（对脐处）（图6-6-4）。而后小臂上提，顺势内收掌腕到两肋旁，掌心向上，用中指端向大包穴贯气。（图6-6-5）

（3）随后两臂向前伸出与肩平，掌臂微收，掌心微含，中指回照两眉间印堂穴（图6-6-6）。随之两腕微微转动，带动十指斜相对，而后转肘外撑，两臂向两侧展开（图6-6-7）。至左右成一字与肩平，小指带动，掌心向下，连续转掌心向上，两臂向上划弧，至头顶上方两掌相合（图6-6-8）。而后沿头正前方下降至胸前呈合十手（图6-6-9）。

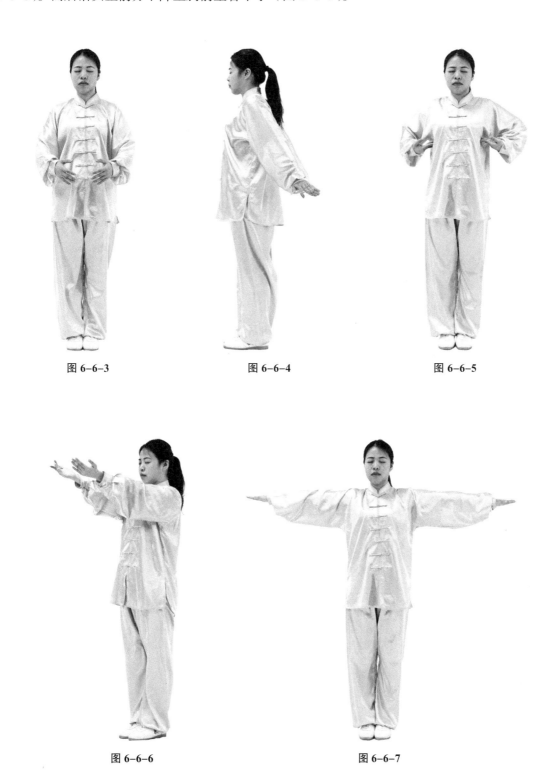

图 6-6-3　　　　　　　　　　图 6-6-4　　　　　　　　　　图 6-6-5

图 6-6-6　　　　　　　　　　　　　图 6-6-7

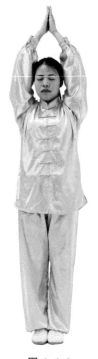
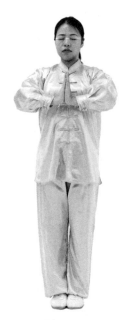

图 6-6-8　　　　　　　　　　　　　　图 6-6-9

3. 第一式　前起侧捧气

（1）合十手转指端向前并推出，至两臂伸直，高与肩平（图 6-6-10）。逐渐分掌，转掌心向下，立掌外撑（掌指上翘，掌心外突，掌与臂成直角），意想掌臂延伸至天边，在天边推揉 3 次。推揉要肩、肘、腕一体，两肩沿上、后、下、前顺序划立圈。推时，以掌根带动掌臂前推，掌心外突，回收时以肩带动，肘微下垂，掌心内含，意想从天边收回体内（图 6-6-11）。而后立掌外撑，意想掌臂延伸至天边，以掌带臂沿天边左右水平拉气三次。左右拉开约 15°，再合拢至两臂平行。

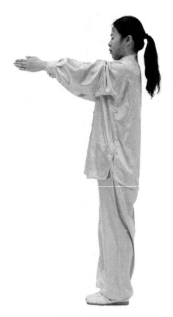
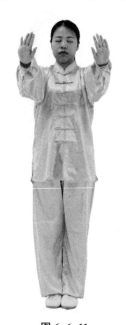

图 6-6-10　　　　　　　　　　　　　　图 6-6-11

（2）立掌外撑，两臂向两侧展开至左右平肩。立掌外撑，意想掌臂延伸至天边，在天边推揉 3 次。推时，以掌根带动掌臂前推，掌心外突；回收时以肩带动，肘微下垂，掌心内含，意念从天边收回体内（图6-6-12）。而后立掌外撑，意想掌臂延伸至天边，沿天边作上下拉气三次。向上拉约15°，向下拉至平肩。

（3）松腕转掌心向上，意想两手延伸至天边，沿天边捧气至头顶上方，两臂微曲，腕与肩等宽，掌心微含照向头顶，停留一个呼吸的时间（图6-6-13）。向头顶贯气，两手沿体正前方下降至肚脐。两中指相接，点按肚脐（图6-6-14）。

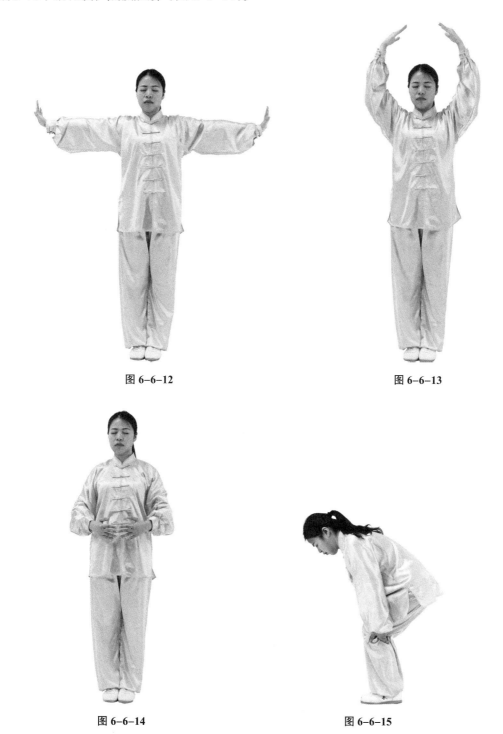

图 6-6-12

图 6-6-13

图 6-6-14

图 6-6-15

（4）两手中指平脐向两侧扒开转向身后，至命门穴，两中指点按命门穴，而后沿膀胱经下至两足（图6-6-15）。两手沿足外侧抚至趾端并敷于足面，向下按揉3次。下按时，膝向前跪，身体重心向前移至两手，意想手心通过足心入地；抬起时提膝，臀部向上抬，身体重心移向两足，两手不动，把放出去的意念收回体内（图6-6-16）。而后，两手稍起，转手心相对，如捧气球，意想把地气从地里拔出，捧在手中。而后，两手分开，转掌心对向两腿内侧沿足三阴经向上导引至肚脐（图6-6-17），中指点按，而后两手分开还原至体侧，自然下垂。

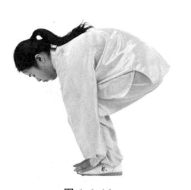 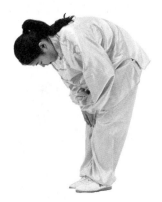

图6-6-16　　　　　　　　　　　　　图6-6-17

4. 第二式　侧起前捧气

（1）两臂从体侧阴掌（手心向下）上提，成一字形（图6-6-18）。立掌外撑，意想手臂延伸至天边，沿天边向两侧揉推三次。推时，以掌根带动掌臂前推，掌心外突；回收时以肩带动，肘微下垂，掌心内含，意念从天边收回体内（图6-6-19）。立掌外撑，意想手臂延伸至天边，沿天边做水平拉气3次。向前拉约15°角，向后两臂成一字（图6-6-20）。

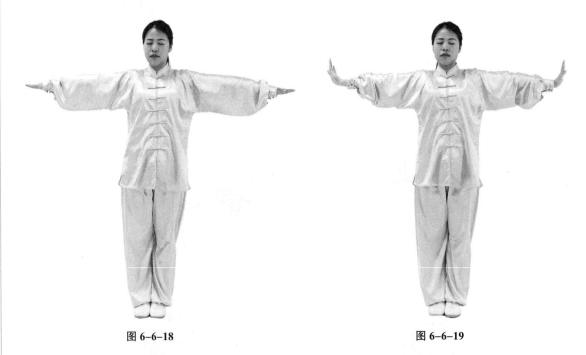

图6-6-18　　　　　　　　　　　　　图6-6-19

（2）立掌外撑，意想手臂延伸至天边，两臂沿天边向体正前方合拢，与肩等宽，两掌在天边进行揉推3次。推时，以掌根带动掌臂前推，掌心外突；回收时以肩带动，肘微下垂，掌心内含，意念从天边收回体内（图6-6-21）。立掌外撑，意想手臂延伸至天边，在天边进行上下拉气三次，向上拉约15°角，向下拉至平肩。

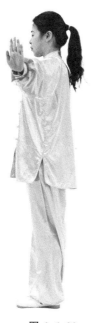
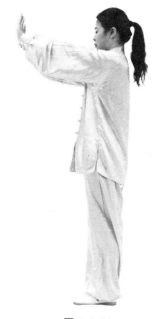

图 6-6-20　　　　　　　　　　　图 6-6-21

（3）松腕转掌，意想沿天边捧气至头顶上方，手心微含照向头顶，停留一个呼吸的时间，向头顶贯气，两手继续下降至印堂穴，转掌心向内，两中指点按（图 6-6-22）。沿眉向两侧分开，向后至玉枕骨下，两中指点按。而后，两手沿项下至背，两中指点按第三胸椎处（图 6-6-23）。再转回体前，从腋下向后，两手至背后，尽量向上（图 6-6-24）。掌心紧贴身体，两手沿胆经、膀胱经下至命门穴，两中指点按（图 6-6-25）。而后两中指沿带脉分开，回归肚脐，两中指点按。

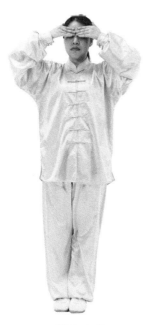
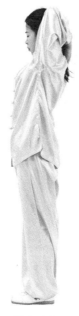

图 6-6-22　　　　　　　　　　　图 6-6-23

（4）两手沿足三阴经（腿内侧）下至两足，两手沿足内侧抚至趾端（图 6-6-26）。两手敷于足面，按揉 3 次。下按时，膝向前跪，身体重心向前移两手，意想手心通过足心入地；抬起时，提膝，臀部向上抬，身体重心移向两足，两手不动，把放出去的意念收回体内。而后，两手稍起，转手心相对，如捧气球，意想把地气从地里拔出，捧在手中。而后，两手分别沿足外侧至足跟，转手心向内，沿膀胱经上至命门穴，两中指相接点按。沿带脉分开，回归肚脐，两中指点按，两手分开还原至体侧，自然下垂（图6-6-27）。

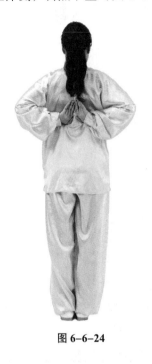
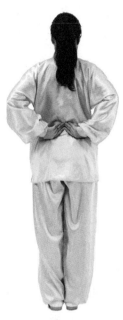

图6-6-24   图6-6-25

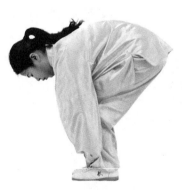
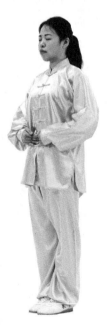

图6-6-26   图6-6-27

5. 第三式 侧前起捧气

（1）两手如捧物，虎口向上，两臂与正前方成45°角上举，意想沿天边捧气至头顶上方，手心微含，照向头顶，停留一个呼吸的时间，向头顶贯气。两手沿耳下至两肩前，小臂直立胸前，掌心朝前（图6-6-28）。

（2）右掌坐腕向前推出，臂似直非直，松腕，小指带动，将掌心翻转向左，微含（图6-6-29）。并向左划弧拢气，约90°角时，拇指掐于中指中节正中（中魁穴）。其余四指轻轻并拢（图6-6-30），继续向左拢气至身后，约180°。由身后回归左胸前，中指点在左侧锁骨下缘中点之气户穴（乳头直上方），向气户穴贯气（图 6-6-31）。

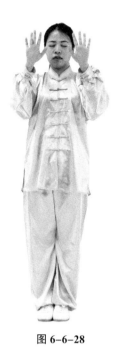

图 6-6-28

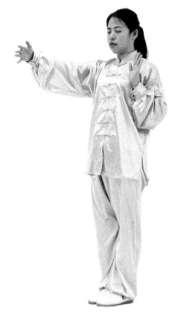

图 6-6-29

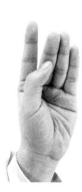

图 6-6-30

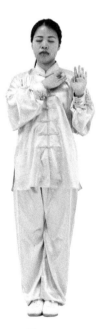

图 6-6-31

（3）左掌坐腕向前推出，向右拢气约 180°至身后，重复右手动作，方向相反。

（4）拢气后，两小臂在胸前呈十字交叉状，大臂与身体呈 45°角（图 6-6-32）。自然呼吸三次，吸气时中指点按气户穴，呼气时微放松。松开掐诀双手，两臂前推，两腕转动（转莲花掌）（图 6-6-33），两掌胸前合十（图 6-6-34）。

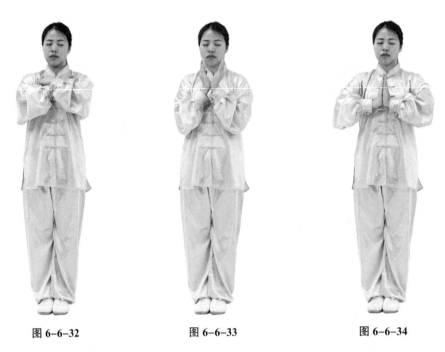

图 6-6-32　　　　　　图 6-6-33　　　　　　图 6-6-34

6. 收式

合十手举至头顶上方,上拔,意想举向天顶(图 6-6-35)。两手分开,转掌心向前,两臂由两侧下落与肩平,逐渐转掌心向上,沿天边向体前合拢,与肩等宽。掌臂微微内收,中指回照印堂穴(图 6-6-36)。而后,两肘回抽,两掌指端指向第六、七肋间,用中指端向大包穴贯气,再向后伸出,向两侧外展。两臂转至两侧时,转掌腕使掌心相对,向体前合拢(图 6-6-37)。两手重叠放在肚脐上(男左手贴肚脐,女相反),静养片刻(图 6-6-38)。两手分开还原至体侧,慢慢睁开双眼。

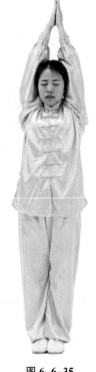
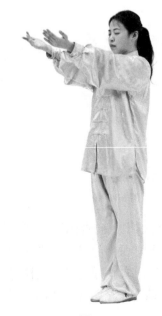

图 6-6-35　　　　　　　　　图 6-6-36

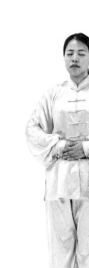
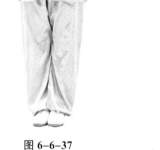

图 6-6-37　　　　　　　　　　　　　　图 6-6-38

第七节　三心并站庄

三心并站庄是站式练功法，本功法既强调对身形的站式调整，也注重意念的导引，通过意识将"三心"，即头顶心、手心、脚心之气凝聚于下丹田，具有较好的聚气、发动真气的效应，富力强身的作用明显。

一、功法特点

（一）形意相合，发动真气

本庄法发动真气快，姿势合度，能很快出现身体微晃动或微颤，身有热感，两手之间出现吸力与张力，有难以外分与内合之感。

（二）练功基石，简单易行

本庄法属于练功筑基方法，简单易行，不仅适于病人锻炼，而且是深入气功修炼的基本功，是练动功松腰胯、松尾闾的捷法。

二、练功要领

（一）以理作意，融入意境

三心并站庄借口诀帮助调整精神境界，使练功者进入练功状态，它贯穿于站庄的全过程。口诀为："七窍闭合鼻撩天，踩气两手在穴边，三心并合心念处，身轻气爽笑开颜。顶心向下归丹田，手心向内归丹田，脚心向上归丹田，三心并合归丹田。"

（二）姿势合度，放松腰脊

三心并站庄最为关键的是调整好腰与尾闾，促进其自然放松。松腰是要求腰椎脊柱、腰韧带、腰两侧肌肉、脊关节都要放松。用百会上顶，尾闾下垂，上下牵拉把腰抻直，不是硬挺。腰不向前塌，要向后突，但不能瘪肚子。三心并站庄对尾闾的要求是，两脚呈后八字，两脚后跟划线为边长，向后划一等边三角形，三角形的中心即尾闾下垂的指地点。

三、功法操作

1. 预备式

两足并拢，周身中正，两手自然下垂。目视远方天地交界处，两眼轻轻闭合，目光回收（图6-7-1）。口微闭，自然呼吸。两脚踩气分开（两足跟不动，两足尖外撇成90°，再以两足尖为重心，两足跟各外撇90°）。两足呈后"八"字形。

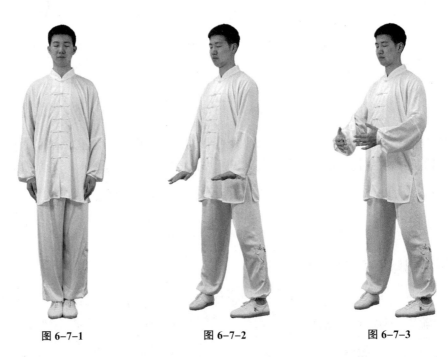

图 6-7-1　　　　　　图 6-7-2　　　　　　图 6-7-3

2. 起式

（1）小指带动，指掌慢慢上翘，成手心向下，指尖向前，与臂成直角。以肩为轴，两手做前后拉气三次。（图6-7-2）

（2）以小指带动，松腕，转掌心相对。虎口向上，臂放松，与肩等宽从体前向上捧气，至手与脐平，掌心微含，回照肚脐（图6-7-3）。继而转掌心向下，两臂向两侧外展至背后。小臂微收，转掌心向内，掌心微含，回照腰部命门穴（图6-7-4）。而后小臂上提，顺势内收掌腕到两肋旁，掌心向上，用中指端向大包穴贯气（图6-7-5）。

（3）随后两臂向前伸出与肩平，掌臂微收，掌心微含，中指回照两眉间印堂穴（图6-7-6）。随之两腕微微转动，带动十指斜相对，而后转肘外撑，两臂向两侧展开。至左右成一字与肩平，小指带动，掌心向下（图6-7-7），连续转掌心向上，两臂向上划弧，至头顶上方两掌相合（图6-7-8）。而后沿头正前方下降至胸前呈合十手（图6-7-9）。

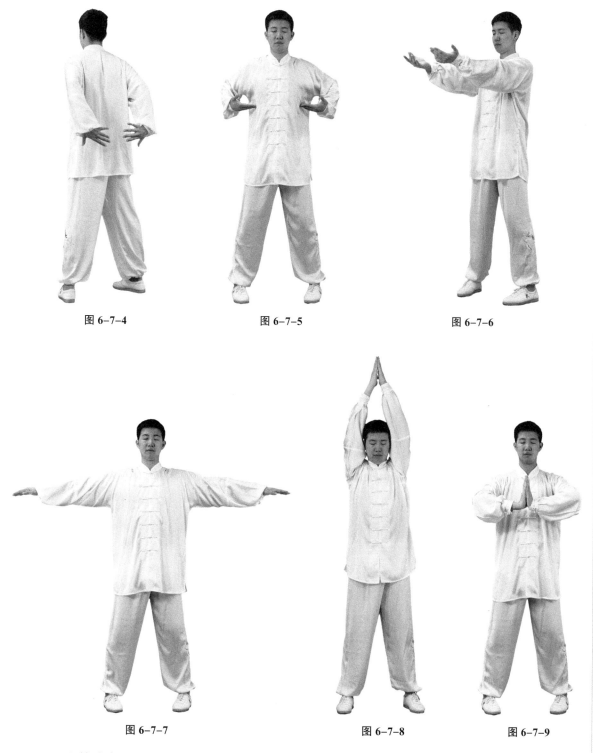

图 6-7-4　　　　　图 6-7-5　　　　　图 6-7-6

图 6-7-7　　　　　图 6-7-8　　　　　图 6-7-9

3. 三心并站庄

（1）庄式　坐腕，带动臂下落，两手掌根慢慢分开，掌心内含，十指尖轻轻相接，两手呈半个球状。两手置于腹前，掌心对肚脐。屈膝下蹲，膝不能过足尖。大腿根部空虚，腰部命门向后突，呈似坐非坐。站庄姿势的高低依练功者的体质而定，约站半小时，能长时间地站更好。

（2）身形要求　头要中正，虚凌向上，似悬空中。目似垂帘，含光默默，目光随眼睑闭合而内收，与意念合而为一。舌抵上腭，展眉落腮，似笑非笑。含胸（含胸是将胸骨柄与两乳头之间的三角地带放松）；拔背（拔背是大椎穴向上领直通百会，使脊骨伸直，同时需注意两肩胛骨自然放松下沉）。含胸拔背的目的是使胸腔开扩，胸背放松。松肩空腋，肘坠而悬。坐腕，含掌，舒指。松腰，腰椎及其韧带、腰两侧肌肉等都放松，逐步改变腰部的自然弯曲状态。松胯，包括髋关节和骶髂关节的放松。尾闾下垂指向地面，以两足跟的连线为一边，向后划一等边三角形，三角形的中心即为尾闾的指地点。调裆提会阴。松膝，轻轻内扣，稍向前屈，但髌骨要有微微上提之意。踝放松，足平铺。（图 6-7-10、6-7-11）

（3）意念　本庄法多守下丹田（脐部），方法是意念从周身各部向丹田集中，顶心向下，脚心向上，手心向内，"三心"向丹田并合。"三心并"即由此命名。初学功者，意念顶心、脚心、手心可以分别逐个向丹田并。向丹田并合后，意念即可放开，安静、放松地站庄。

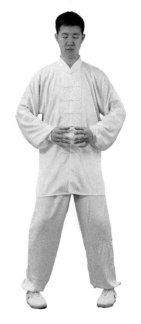

图 6-7-10

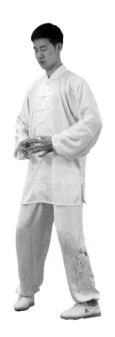

图 6-7-11

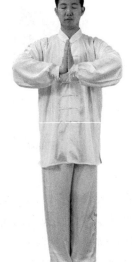

图 6-7-12

4. 收式

（1）身体慢慢直立，双脚并拢（按预备式踩气逆动作），双手转指端向上，胸前合十。

（2）合十手上举至头顶上方，意想举向天顶（图 6-7-12）。两手沿天边慢慢分开，转掌心向前，双臂由两侧下落与肩平，逐渐转掌心向上，沿天边向体前合拢，与肩等宽。

（3）掌臂微微内收，掌指（同时用意念）回照印堂穴（图 6-7-13），尔后，屈臂下落、两肘回抽，两掌指端指向第六、七肋间，用中指端向大包穴贯气（图 6-7-14），再向后伸出，两臂向两侧外展，展至体侧时，转掌腕使两掌心斜相对，向体前合拢（图 6-7-15），双手重叠放在肚脐上（男左手在下，女右手在下）（图 6-7-16）。

（4）重叠在肚脐上的双手揉腹，左右各转九周，温养片刻。两手分开，置体侧自然下垂，两眼慢慢睁开。

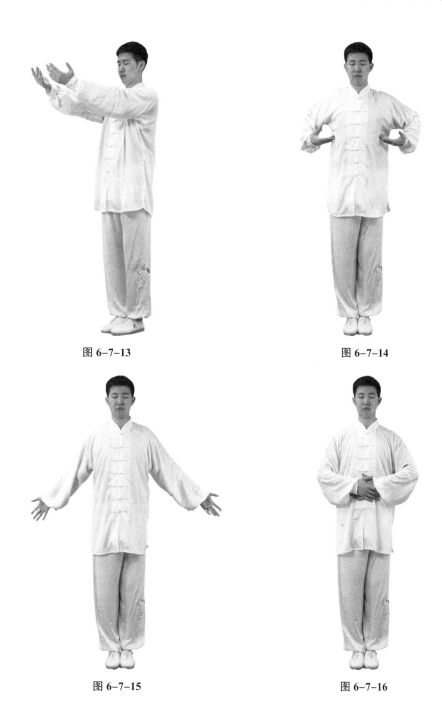

图 6-7-13　　　　　　　　　　　图 6-7-14

图 6-7-15　　　　　　　　　　　图 6-7-16

第八节　形神庄

　　形神庄是当代较为流行的健身功法，其良好健身效应受到广大群众的喜爱。形神庄，从字义上讲，形指形体，神指神意（即意识），庄指姿势动作。所谓形神庄就是关于练形与神相合的功夫。形神庄的锻炼要旨在于把神意活动与形体活动紧密地结合起来，即在练功时充分发挥感觉运动思维的作用，以初步达到形神相合。常人的形体运动虽然也是受神的支配，但神的注意力并未集中于运动的形体上，而是集中于运动的目标上，属于外向性运用意识。练形神庄要求神意完全集中于运动着的形体及与之相关部位，使神意逐渐渗透到形体的皮肉筋脉骨各部组织中去。鉴于神意对气的统帅作用，神意透入的部位，气也就随之而入，从而改变了各部组织中的气的分布状态。实践证明形神庄健美身形、和畅经脉、祛病强身的功效明显，是临床养生保健、康复疾病的常用功法。

一、功法特点

（一）抻筋拔骨，矫正身形

形神庄功法着眼于补救常人运动造成的形、气之偏，其中有很多动作是牵动日常很少运动的部位。形神庄强调用神意充斥形体，导引牵拉以抻筋拔骨、矫正身形，这是使身形完满、开关通窍、强壮身体的必由之路。

（二）上下兼顾，全面周到

由于形神庄非常强调形体运动，所以对练功部位的安排非常周到细微，照顾到了全身各个部分。从躯干来说，有头、颈、胸、背、胁肋、腹、骨盆、尾闾、会阴一个完整系列；从上肢来说，有肩、肘、腕、掌、指的系列；从下肢来说，有胯、膝、踝、足、趾系列。不仅如此，从动作的配合来说，又是左右对称、前后平衡、上下相关的有机组合，注意了肌肉、肌腱颉颃运动的牵张与收缩的协调，扩大了关节的屈伸扭转的幅度。总之，使全身的绝大部分运动组织得到在神意支配下的锻炼，因而练此功可以使气机平衡，并朝着完美健康的方向发展。

（三）以形引气，意注庄中

练形神庄引动气机的过程，完整来说，是"意引气，气引形，形引气，气动意"。即由意念引动气向运动部位集聚，神气结合产生了形体运动，形体运动又牵动了经脉之气，使局部的气充斥，血亦随之相应增多，局部产生充涨与流动感，这种感觉又反馈回来使意念集中于运动部位，而集中的意念又导致气的集聚。

（四）启动经络，畅通气血

由于各条经脉的交接部位、气的内外出入的交换部位在肢端，经络的本、根亦在肢端。形神庄根据经络、气血循环的规律安排动作，着重活动肢端末节，如上肢的肢端，下肢的肢端，头部的端头。这是因为经络根结的结在头上，根在肢端，头一动就会带动四肢，而四肢一动就把全身的经络、气血牵动起来了。形神庄正是通过这种引气的机制，调动全身的经络系统，并由此内连脏腑之气，外通膜络之气，使周身成一整体。

二、练功要领

（一）神与形合，松紧并用

由于形神庄的动作难度较大，开始练时，若不用力是难以做到姿势的规范要求的，如若用力又容易偏于僵硬而难于符合松、柔的要求。因此要处理好这一矛盾，就必须松紧并用。首先，开始练时可以用力以达到规范要求，待形成了新的运动习惯后，便能达到松柔自如的境界。其次，局部紧全身松。要求做动作时，局部为保证动作的规范需维持相对紧，而全身不做动作的部位要保持身形合度前提下的放松。

（二）外方内圆，直曲并用

形神庄的很多动作虽然看似都直来直去，角度分明，但要做到外方内圆。如做肘臂的弯曲动作时，肘的外侧弯曲呈现了明显的角度，要求在做弯曲动作的同时，于肘的内侧要加一圆撑的意和力，这个意和力就是成为使肘圆撑的内力，从而形成外方内圆的态势。并且要注意直曲并用，即肢体做直的动作时，尽量要求似直非直，不做成伸到极限，即使是必须伸直者，也要保持关节的松弛，从而缓解过直之程度。

（三）大小兼顾，自然灵通

形神庄照顾了全身各部位锻炼，不仅整套功法有大的动作，也有小的动作，而且在其中一节中，也有大小之分（如对于肩肘、胯、膝关节的运动为大，对腕、掌、指、踝、足、趾尖节的运动为小，腰的运动为大，脊椎骨运动为小等）。在任何的形体运动中，形体动作明显可见为大，内在的气的运动隐伏难见为小；在内在的气机变化中也有整体与局部的不同，这一切，在形神庄的练功中，都有机地配合形成了完整的体系。

（四）周身一家，动中求静

练习形神庄时，每个动作，都牵涉着全身，都要做到周身一家。所谓"动中求静"，就是说在练动功的过程中，保持精神安静（集中）。方法是：或寄神于动作，或寄神于关窍，或体会气脉的流注……逐步使神（精神）形（形体）合一。

三、功法操作

1. 预备式

（1）两脚并拢，周身中正，两手自然下垂，如立正姿势，两眼轻轻闭合（图 6-8-1）。小指带动，指掌慢慢上翘，成手心向下，指尖向前，与臂成直角。以肩为轴，两手做前后拉气 3 次。向前手臂与身体的夹角约 15°，向后拉至体侧（图 6-8-2）。

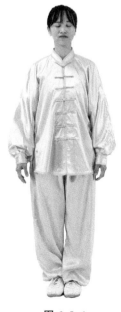
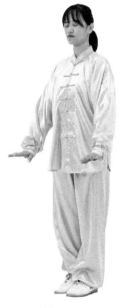

图 6-8-1　　　　　　　　　　　　　　　图 6-8-2

（2）以小指带动，松腕，转掌心相对，虎口向上，臂放松，与肩等宽从体前向上捧气，至手与肚脐平，掌心微含，回照肚脐（图6-8-3）。同时转掌心向下，两臂（与肚脐同高）向两侧外展至背后，小臂微收，转掌心向内，掌心微含，回照腰部命门穴（对脐处）（图6-8-4）。而后小臂上提，顺势内收掌腕至两肋旁，掌心向上，用中指端向大包穴（属脾经，在第6、7肋间）贯气（图6-8-5）。

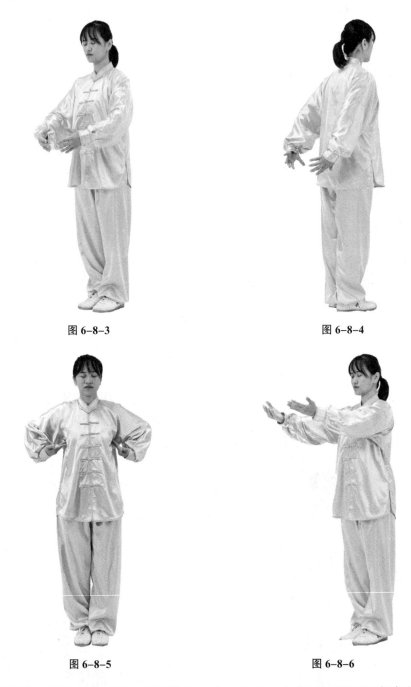

图 6-8-3　　　　　　　　　图 6-8-4

图 6-8-5　　　　　　　　　图 6-8-6

（3）随后两臂向前伸出与肩平，掌臂微收，掌心微含，中指回照两眉间印堂穴（图6-8-6）。同时两腕微微转动，带动十指斜相对，而后转肘外撑，带动两臂向两侧展开。至左右与肩平成一字，小指带动，转掌心向下（图6-8-7），连续转掌心向上，向上划弧，至头顶上方两掌相合（图6-8-8）。而后沿头正前方下降至胸前呈合十手（大臂与身体呈45°角，两小臂成一线，中指尖向上，拇指根对着膻中穴）（图6-8-9）。

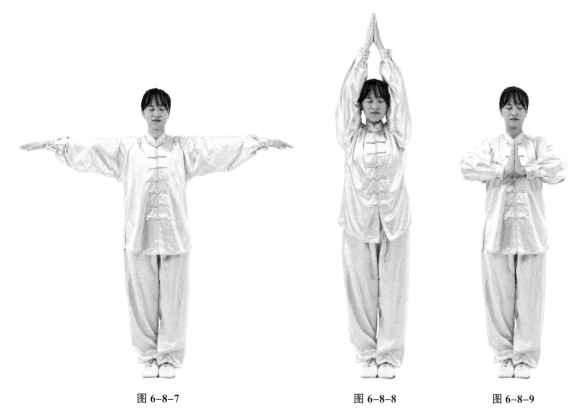

图 6-8-7　　　　　　　　　　图 6-8-8　　　　　　　　　　图 6-8-9

2. 鹤首龙头气冲天

（1）鹤首

接上式，两手分开下落叉腰，拇指按在背部"京门"穴（第十二软肋端），其余四指按于胯上（图 6-8-10）。下颏回收，颈项后突，上拔（图 6-8-11）。颈部放松，头后仰，下颏上翘。颈项放松，下颏由上向前、向下、向内，沿胸向上划圆弧，重复如前 9 次（图 6-8-12、6-8-13、6-8-14）。

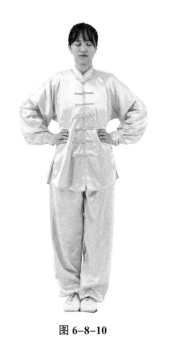　　　　　　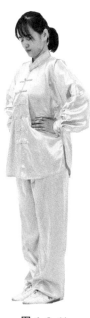

图 6-8-10　　　　　　　　　　　　　　图 6-8-11

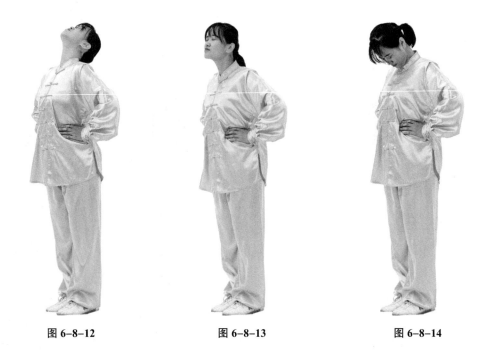

图 6-8-12   图 6-8-13   图 6-8-14

按上述动作之反方向，即下颏沿胸向下、前伸，由下而上划弧至下颏上翘，头后仰，随即颈项后突、上拔、下颏回收，重复9次。

（2）龙头

以左侧头角（旧称青龙角，位于左侧顶骨结节，耳上约二寸处）向左下方倾斜（图6-8-15），随即向斜上方划圆至恢复原位。

同样以右侧头角向右倾斜（图6-8-16），随即向斜上方划圆至恢复原位，每侧各做18次。

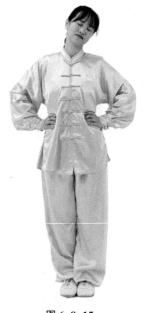   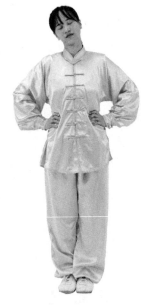

图 6-8-15   图 6-8-16

3. 寒肩缩项通臂肩

（1）松开叉腰两手，转成手心向上，手指向前，两肘向后，小臂前伸，两肘下垂，贴两肋旁，小臂与大臂成90°角（图6-8-17）。而后两大臂前举与肩平，小臂向上，两手指天（图6-8-18）。

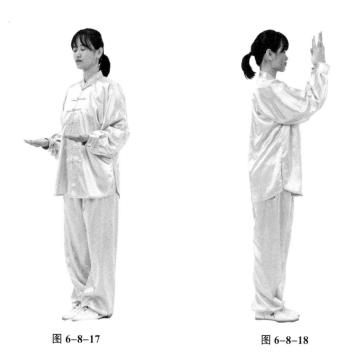

图 6-8-17　　　　　　　　　　图 6-8-18

（2）两大臂外展成一字，转掌心向外，大臂不动，小臂向外下落与臂平。尔后，以肘部为圆心，中指带动小臂向上划弧，待小臂与大臂成直角时再向下落成一字，重复 3 次。此式为展臂。（图 6-8-19）

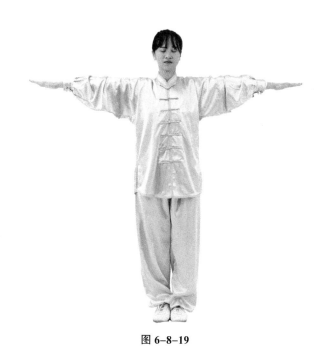

图 6-8-19

（3）两臂左右平伸成一字，手心向下，手指伸直，以腕为定点，中指带动，指掌划圆，正反各 3 次。

（4）寒肩缩项：接上式，躯干不动，头向后仰，收下颏为缩项，同时两肩胛骨向脊柱合拢为寒肩，同时尾闾向后、上微微翘起，四点同时向第四胸椎处集中。（图 6-8-20、6-8-21）

（5）头恢复原姿势，同时两手外伸，将两肩胛拽开。尔后再做动作"4"。反复 3 ～ 5 次。

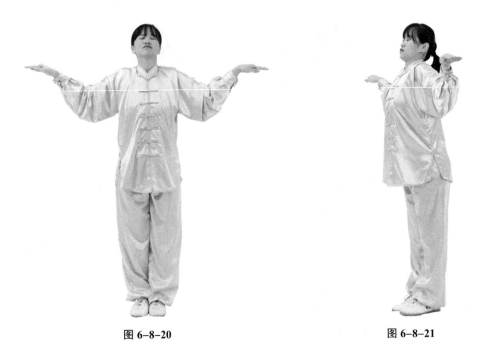

图 6-8-20   图 6-8-21

（6）左右通臂：两臂作左缩右伸、左伸右缩的蛇形运动（图 6-8-22）。反复 7～9 次。

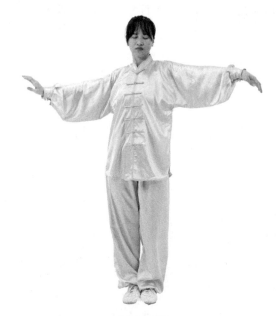

图 6-8-22

4. 立掌分指畅经脉

（1）两臂平开成一字，身体中正，在中指带动下，将掌立起，掌心用力外推，手背与指根部用力回收，使掌与臂成一直角（图 6-8-23）。姿势合度后，以肩胛带动，臂回缩，肘不要弯曲，两臂保持平伸，掌臂保持原角度，而后外撑。反复做 3～5 次。

（2）掌与臂成一直角，五指分开，先分大指、小指，次分二指、四指（图 6-8-24、6-8-25、6-8-26）。而后五指并合，并合时，先合二指、四指，而后合大指、小指。反复做 5～7 次。

（3）将立掌放松，尔后指掌逐节下抓，内收，五指卷曲如钩，大指捏于其余四指端，五指呈梅花状，向掌心上提，整手呈半握式（图 6-8-27、6-8-28、6-8-29）。随后指掌上翻，立掌后，将指逐节伸直，反复数次。

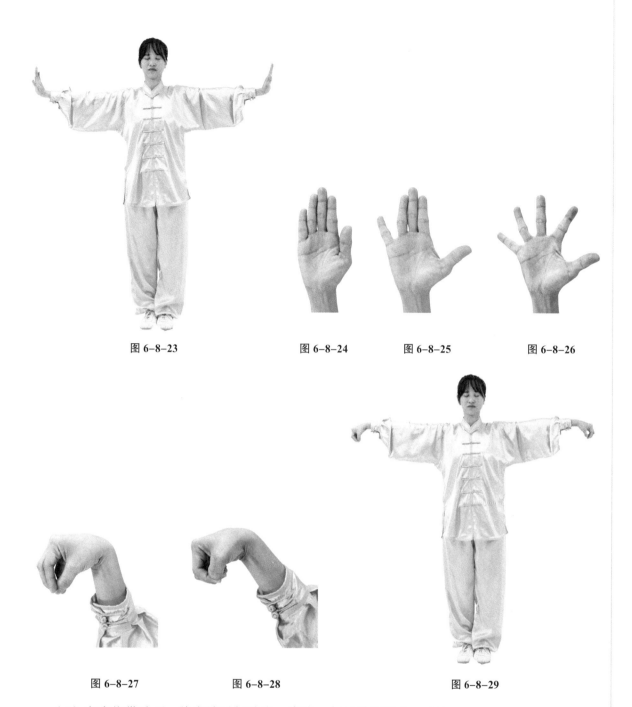

图 6-8-23　　　　　图 6-8-24　　　　　图 6-8-25　　　　　图 6-8-26

图 6-8-27　　　　　图 6-8-28　　　　　　　　图 6-8-29

（4）在中指带动下，将掌放平与臂成一直线，尔后做通臂 3～5 次。

5. 气意鼓荡臂肋坚

（1）两臂向体侧下落，两手胸前合十（图 6-8-30）。而后，十指胸前交叉，两臂上举至额前，逐渐向上翻转手心，同时两臂向前额斜上方圆撑，使两臂呈长圆形。两手背对向前额（图 6-8-31）。

（2）上半身向左转，面向左方，与前方成 90°角，两手在额前，两臂围成圆弧，左大臂与左肩平，右大臂与右耳平。手背距前额约一拳。两手、两臂间要保持一定的圆撑力（图 6-8-32）。

（3）右肋鼓荡，同时上半身向右转，用右肋带动右肩、右肘，将交叉的双手拉向正前方（发力在右侧）。两臂呈长圆形，两手呈右高左低的斜面，拇指高与眼相平，身体呈正面站立（图 6-8-33）。

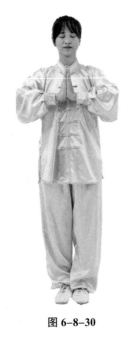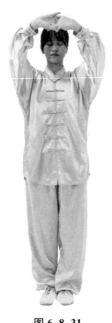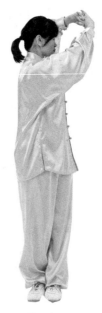

图 6-8-30　　　　　　　　　图 6-8-31　　　　　　　　　图 6-8-32

（4）上半身向右转，交叉之双手向右划弧到右侧，面向右方，与正前方成90°角（图6-8-34）。

（5）左肋鼓荡，同时上半身向左转，用左肋带动左肩、左肘，将交叉之双手拉向正前方。两手至正前方，两臂呈长圆形，两手呈左高右低的斜面。保持拇指高与眼相平，上半身复原，面向前方（图6-8-35）。左右反复18次。

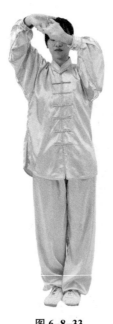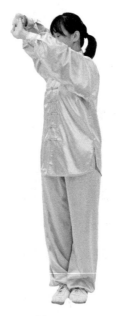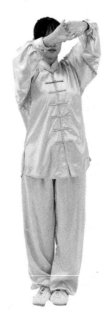

图 6-8-33　　　　　　　　　图 6-8-34　　　　　　　　　图 6-8-35

6. 俯身拱腰松督脉

（1）两手手指在头上交叉，手心向上，两臂伸直。而后肩臂放松，交叉之双手如向上托物，作轻轻揉动。两腕交互划前→上→后→下的立圈。肩、臂、肘配合做相应的晃动，脊柱由颈椎、胸椎、腰椎依次随之晃动。反复3～5次。（图6-8-36、6-8-37）

（2）两手分开，掌心向前，两臂贴于两耳（图6-8-38）。随后头向前倾，臂向前伸，腰背放松，胸、腰部的脊椎骨向后拱突，头、手向前下划弧，使腰前俯，脊椎骨逐节卷曲而下，面贴腿前，腰部呈拱形（图 6-8-39）。

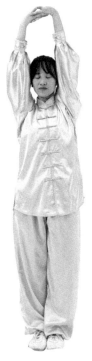

图 6-8-36

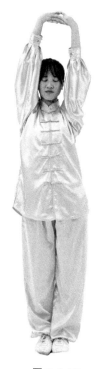

图 6-8-37

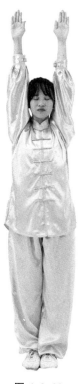

图 6-8-38

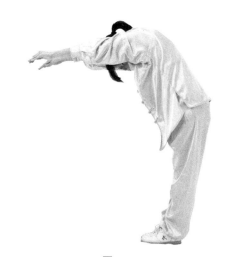

图 6-8-39

（3）两手掌心向地面，分别在脚前方、左侧、右侧下按三次（图 6-8-40、6-8-41、6-8-42）。随后身体转正，两手向后拢气，再捏脚腕后面大筋 3 下，同时收腹、拱腰、头面贴膝前 3 次（图 6-8-43）。两手拢气回到体前。

（4）以拱腰形式，逐渐把腰伸直复原，同时，臂贴近两耳，随头部上升复原。可反复 5～7 次。

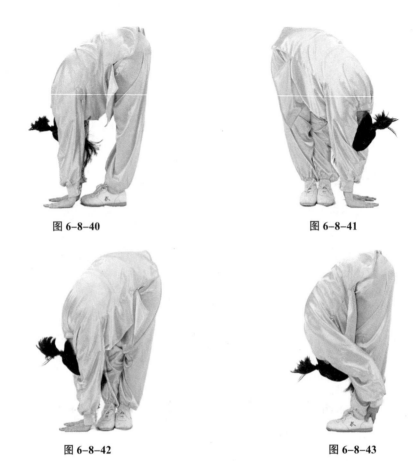

图 6-8-40 图 6-8-41

图 6-8-42 图 6-8-43

7. 转腰涮胯气归田

（1）接上式，转掌心相对，向下导引（图 6-8-44）。两手下落，沿肋弓变叉腰，两脚踩气分开，平行站立，略宽于肩，适度下蹲，躯干与大腿成一钝角，膝盖不过脚尖（图 6-8-45）。

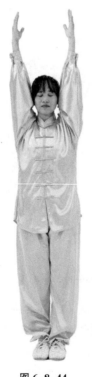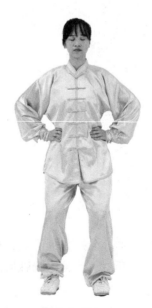

图 6-8-44 图 6-8-45

（2）髋关节放松，并以之为支点，转动骨盆。先向左转九圈，再向右转 9 圈。（图 6-8-46、6-8-47）

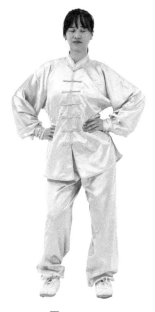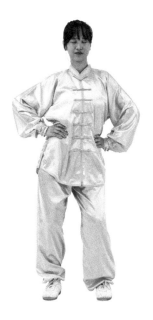

图 6-8-46　　　　　　　　　　　图 6-8-47

（3）以尾闾骨向前扣、向后翘带动骨盆做前后摆动 9 次。（图 6-8-48、6-8-49）

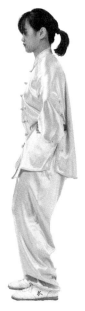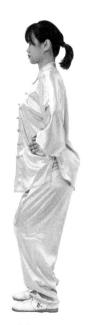

图 6-8-48　　　　　　　　　　　图 6-8-49

8. 平足开胯分前后

（1）松前胯

1）接前式，足尖外撇成一字，足跟相对，约距一肩宽，两腿伸直，身体中正。（图 6-8-50）

2）松开叉腰两手，转成手心向上，手指向前，两肘向后，小臂前伸，两肘下垂，贴两肋旁，小臂与大臂成 90°角。而后两大臂前举，两肘同时微向内合，肘距略小于肩，两手升至额前，小臂向上，两手指天，掌心对印堂。（图 6-8-51）

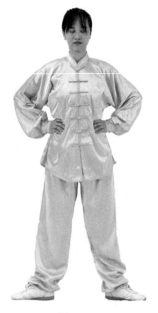
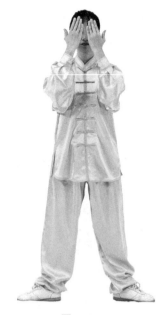

图 6-8-50   图 6-8-51

3）小指带动，转掌心向外，两大臂外展成一字，大臂不动，小臂向外下落与大臂平。（图 6-8-52）

4）左右通臂：两臂作左缩右伸，左伸右缩的蛇形运动，并用两臂的通臂运动，带着上身、腰、胯、腿自然放松引起的左右摆动。

5）屈膝、曲髋下蹲，大腿蹲平，身体保持中正，同时臂随身体下降，当两手落至平膝时，小臂前曲，掌心相合落于两腿前。

6）相合之两掌立起至胸前呈合十手（图 6-8-53）。指掌划圆，肩、肘、臂配合做相应晃动（正反方向转动数相等）。

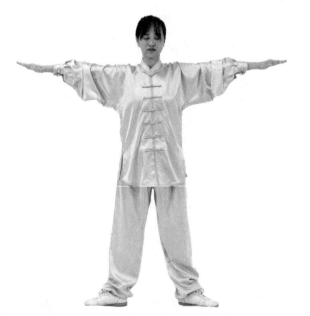
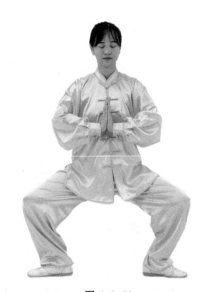

图 6-8-52   图 6-8-53

7）百会上领，身体直起，两掌随之沿胸前上升，肘放松内合，肘距略小于肩，当身体上升复原时，两掌升到印堂。尔后，动作要领同"3）"，掌心向外，两臂外开成一字。此式可反复作

5～7次。

8）此式结束时，两掌置于胸前，呈合十手。（图 6-8-54）

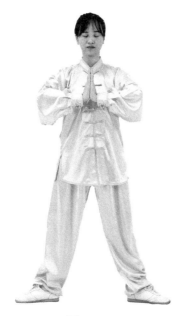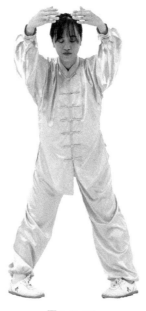

图 6-8-54　　　　　　　　　　　　　　　　图 6-8-55

（2）松后胯

1）接上式，左足尖内扣，右足跟外撇，足尖尽量内扣，足尖约距一脚宽。上身微前倾约 35°角，两腿向后绷直，臀向后泛，腰向前塌，两臂前伸环抱与肩平，胸开而不挺，下颏内含，头上顶。两虎口向上，中指相对（约四指宽），掌心向内，与印堂等高。（图 6 8 55、6-8-56）

2）两膝微曲内扣，下蹲，臀外翻、圆裆。同时两臂向上划弧外展，呈环抱状，掌心向上如托物。小腹回收，腰放松，腹中以上放松后仰，头后仰观天，下颏内收（图 6-8-57）。

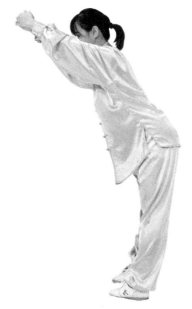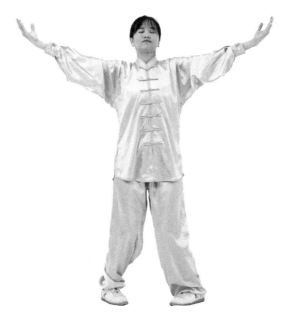

图 6-8-56　　　　　　　　　　　　　　　　图 6-8-57

3）头上顶，身体恢复1）式，膝伸直，两腿向后绷直，泛臀塌腰，上身微前倾约35°，头上顶，下颏内含。同时两臂向上划弧前抱与肩平，掌心向内，与印堂等高，恢复图6-8-55姿势。可反复5～7次。

4）重复此式"2）"的动作，结束时，头上顶，身体直起。同时两手向上划弧至头顶上方，掌心相对，掌心内含，腕微内扣，与肩等宽（图6-8-58）。而后松肩落肘，两手体前下落，沿面至胸，转掌心向内，沿肋弓分手变叉腰，两脚踩气并拢（图6-8-59）。

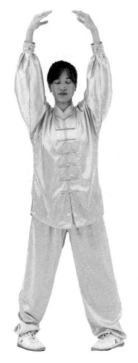

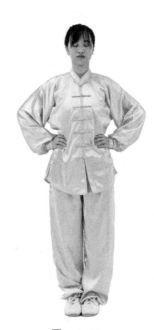

图 6-8-58　　　　　　　　　　　　　　　　图 6-8-59

9. 膝跪足面三节连

（1）接上式，两手叉腰，两脚并拢，身体中正直立。

（2）臀缩紧，胯前靠，肩胛骨外撑内扣，含胸收腹，腰部放松，两肘微前合，头上顶，下颏内收，两膝放松，脚腕放松，慢慢尽量向下跪，使上身与大腿成一斜线。坚持时间越长越好。（图6-8-60）

（3）百会向前上方上顶，带动身体慢慢直起，全身放松，恢复动作（1）。

10. 弹腿翘足描太极

（1）身体中正，重心右移，提左腿，大腿提平，小腿自然下垂（图6-8-61）。足尖上翘、下扣3～5次。足背连及趾划圆，先向内后向外各转3～5次（先练左侧）。动作要慢而匀，身体保持直立。

（2）绷直足背，轻轻向斜前方45°角弹出，小腿与大腿成一直线。（图6-8-62）

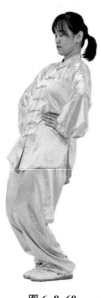

图 6-8-60

（3）足尖上翘，足跟外蹬，足尖下点，足跟回收，反复3～5次。

（4）绷直足背，脚尖向内划圆三次，而后向外划圆三次。动作要慢而匀，身体保持直立。

（5）大趾下扣，小腿回收，足落回原处。尔后右腿重复左腿动作。

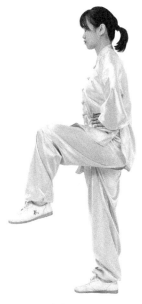
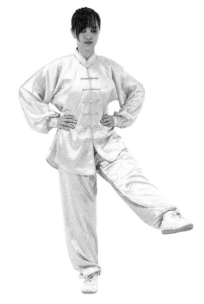

图 6-8-61　　　　　　　　　　　图 6-8-62

11. 回气归一转混元

（1）混元归一

1）接上式，松开叉腰两手，转拇指向前，虎口向上，掌心内含，两掌相对，与肩等宽，向体前斜下方伸出，体前捧气上升，举至头顶前上方，掌心相对如抱球状。（图 6-8-63）

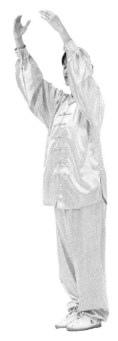
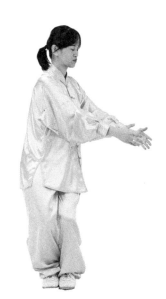

图 6-8-63　　　　　　　　　　　图 6-8-64

2）全身放松，松肩落肘，两臂由体左侧划弧下落（图 6-8-64）。同时躯体也向左转动下蹲，身体尽量保持正直，臀不要后翘。蹲到合度，两臂也转到身体正前方。两手到膝前，松腕、手指向下。

3）身体向右转动，肩、肘、腕要稍微上起，两手从体右侧向上划弧至头顶，如此连转 3 圈。（图 6-8-65）

4）再以同样要求由右侧下落，左侧上升，连转 3 圈。两手臂回到头顶上方时，静置不动，

做 3 次正鹤首。（图 6-8-66）

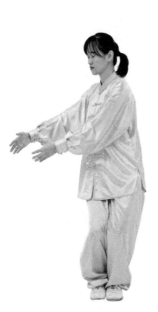
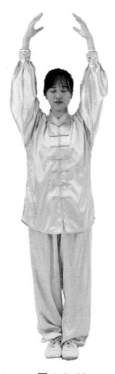

图 6-8-65   图 6-8-66

（2）回气归一

1）一双手如抱球往下拉，如覆头顶。尔后两手掌根斜向里合，依掌根、掌、指的顺序边落边合（不要合拢）。尔后松肩，肘向两侧下落，带动掌、指斜向下拉、外开，至中指尖落至两耳上沿，掌指与小臂成一斜线。尔后两手沿原路线上升，先合后开，如 X 状（图 6-8-67）。重复 3 次。

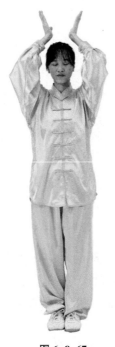
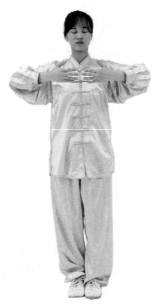

图 6-8-67   图 6-8-68

2）接上式，两手向上拢气，如抱球向头顶贯入，松肩落肘，体前下落，由面至胸，转掌心向内，指尖相对（图6-8-68）。由胸至腹，转手指向下，沿两腿正面下落，掌心按于足面，手指按于足趾（图6-8-69）。

3）两手下按，膝向前移，手心用意念透过足心，与地相接。尔后上提，臀部向上起，两膝微起，意念将地气收回体内，下按上提反复3次。

4）两手稍起，微离足面，手心内含，两手在足面各向外转90°，手心相对，指尖向下，于两足外侧如捧气球，意想把地气从地里拔出，捧在手中。尔后两手经足面分开，手心对向两腿内侧，向上导引，经腹，转手心向内，指尖相对，升至与肩窝平，两手分开，以小指带动，转手心向前，立于肩前。（图6-8-70）

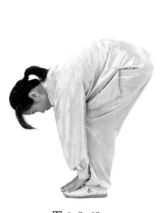
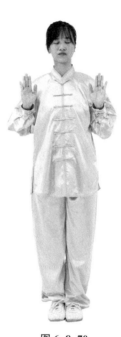

图 6-8-69　　　　　　　　　图 6-8-70

5）右手坐腕，向前推出，臂似直非直。

6）松腕，掌指向前放松，以小指带动，转掌心向左，以腰为轴，体向左转90°，手向左拢气至90°（图6-8-71）。

7）拇指掐于中指中节正中（中魁穴），其余四指轻轻并拢（图6-8-72），曲肘绕肩，继续向后拢气，同时身体转回至正前方。尔后，将手臂回归左胸前，中指点于左侧锁骨下缘中点之气户穴（乳头直上方）（图6-8-73）。

8）左手坐腕向前推出，臂似直非直，重复右手动作如6）、7）。

9）两大臂向前下方倾斜，与身体约成45°角，两小臂在胸前呈十字交叉状，尔后作3次呼吸，先吸后呼。吸气时中指点按气户穴，呼气时中指微放松，同时默念"吽"（hōng）或"通"（tōng）。

10）松开掐诀手指，两小臂前推，与大臂成直角，两腕相接，转掌心向上，两腕转动至掌根相接（这一动作叫转莲花掌），呈X形（图6-8-74）。尔后胸前合十。

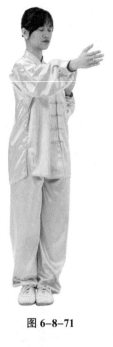

图 6-8-71

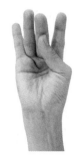

图 6-8-72

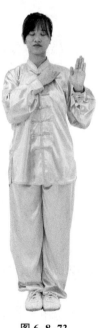

图 6-8-73

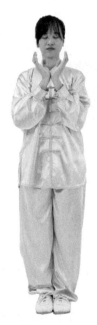

图 6-8-74

12. 收式

（1）三开合：两手于胸前，拇指对膻中穴，开合3次，两掌左右平开不超过两乳头（图6-8-75）。呈合十掌（掌心不接触）上升至拇指尖对鼻端，开合3次（左右平开不超过两颧骨）。合十掌（掌心不接触）上升至拇指第一指节对印堂，开合3次（两侧勿超过眉中）。合十掌（掌心不接触）上升至头顶，转掌指斜向后，拇指对囟门，开合3次（平开距离与印堂开合相同）。合十掌（掌心不接触）上升至头顶百会穴上方，距头顶10cm，开合3次（左右平开不超过青龙角）。

（2）两掌相合上举，上拔，两手分开，转掌心向前，向两侧落下与肩平成一字，以小指带动，转掌心向上。然后两臂前合与肩等宽，掌臂微微内收，中指回照印堂穴。尔后两肘回抽，两

掌指回缩至第六、七肋间，用中指端向大包穴贯气。（图6-8-76）

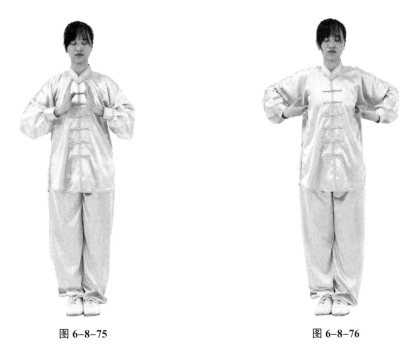

图 6-8-75　　　　　　　　　　　图 6-8-76

（3）两手向后伸出，向两侧外展至体侧，以小指带动，转掌心向前，向体前拢气，贯入下丹田（图6-8-77）。两手重叠于肚脐前（男左手在里，女右手在里，手离脐约一指宽），揉腹，先按左、上、右、下方向转九圈，由小到大；再按右、上、左、下的方向转九圈，由大到小（最大上不超过中脘，下不超过耻骨）。尔后两手敷于肚脐，静养片刻。（图6-8-78）

（4）两手分开，还原至体侧，两眼慢慢睁开，恢复预备姿势。

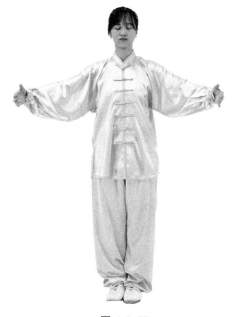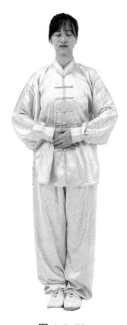

图 6-8-77　　　　　　　　　　　图 6-8-78

第九节　循经导引法

导引，又做"道引"。

"导"有指明方向之意，遵循一定的规矩、法度之方法；"引"有延伸、延长之意。《庄子·外篇·刻意》记载："吹呴呼吸，吐故纳新，熊经鸟伸，为寿而已矣；此道引之士，养形之人，彭祖寿考者之所好也。"导引要素有四，其一，安静、舒适和空气清新的环境；其二，吐故纳新，疏通宣导气机，即调和气息；其三，牵伸舒展肢体，放松筋骨，使筋强骨壮；其四，使心静体松，心平气和。

循经导引法，是按经脉循行路线进行自我导引的一种方法。包括手经导引和足经导引两部分。手经导引，是沿臂内侧下行（手三阴经从胸走手），沿臂外侧上行（手三阳经从手走头）；足经导引，是沿体外、背下行（足三阳经从头走足），沿腿内侧上行（足三阴经从足走腹）。循经导引法通过行气而达到气和的效果，即导气令和，引体令柔，气和体柔，健康可求。

一、功法特点

（一）天人合一，顺应自然

本法顺其自然，不刻意追求姿势的难度，其呼吸、动作、意念都较为简单易行，与《道德经》中"人法地，地法天，天法道，道法自然"的思想一致，回归自然，天人合一。

（二）平衡阴阳，疏通经络

本法有助于平衡阴阳，调整脏腑，疏通经络，调和气血，松解粘连，滑利关节，活血化瘀，消肿止痛，强筋壮骨，增强体质。

二、练功要领

（一）松紧结合，动静相宜

松紧结合中的"松"不仅是指肌肉、关节要放松，而且中枢神经系统、内脏器官也要适当放松。"紧"是指练习时要注意适当地用力，但要缓慢进行。动静相兼中的"动"是指动作活泼自然，紧密衔接。"静"指的是动作沉稳自然。

（二）循经导引，经穴结合

循经导引法顾名思义，是按照经络的循行，结合身体要穴的重要部位，以意领气，进行习练。循经导引法从整体出发，沿经络走行予以导引锻炼，意念放在内外通透之上，而不是逐经导引，而是三阴、三阳经分别导引。十二经的循环路线是：手三阴经从胸走手，走臂之内侧；手三阳经从手走头，走臂之外侧。故手经导引，沿臂内侧下行，沿臂外侧上行。足三阳经从头走足，走体外侧、背侧（阳明经行于体前，不向下导引）；足三阴经从足走腹，走腿内侧。故足经导引，沿体外、背下行，沿腿内侧上行。导引过程中涉及的重点穴位包括百会、印堂、大包、命门、京门、膻中、期门、云门、曲池、大陵、劳宫、外关、臂臑、肩髃、曲泽、环跳等。

（三）循序渐进，突出重点

导引时不能急于求成，追求功效，要循序渐进、持之以恒。另外，本法中的重点动作，尤其要熟练操作，重点动作包括：

1. 振颤动作

（1）动作 初练时要求手不离皮肤振颤，不要拍打，熟练之后手可以不接触皮肤振颤，以离开皮肤 1～3cm 振颤为宜，这也是练循经导引法的两个层次。

（2）速度 振颤速度即频率，每秒钟不少于 2 次，越快越好。振颤导引的时间，上肢从肩到手指端约五个自然呼吸，上肢一上一下约 10 个呼吸，从头到脚约 24 个呼吸。

（3）意念 练好循经导引法的关键在于运用好意识。练此法主要目的是为了加强形体内部与外界交换的通透度，故意念要放在内外通透上，一按时意念渗透到骨头里，一起时意念穿透肌肉皮肤到体外，动作要求和意念紧密配合，引动气的横通出入。

（4）手的掌指振颤练习方法 端身正坐，将一只手掌心朝下平放到大腿上或桌面上，用另一只手中指轻轻压住这只平放手的中指尖，平放手的中指用内劲快速上翘后立即放松，但不要翘起，速度可随熟练程度提高而加快到每秒钟 4～6 次。

（5）不同部位的振颤 手三阳经在臂外侧，因此沿手三阳经导引至曲池时，振颤的手掌应尽量往臂外侧上导振颤；足经导引在躯体及下肢振颤时用整个手掌。从腋下回体后向下振颤导引时，同时身体卷曲向下（注意动作的整体性），至脚趾时俯身动作，要求与捧气贯顶法中地下揉按动作相同。手的十个指尖分别对准脚的十个趾尖振颤，如点按发报，这个动作要反复体会。

（6）振颤的应用 如果每秒钟达到 4～6 次，振颤时意念透入一定的深度，就能治疗一些比较浅表的疾病；如果振颤的频率达到 8～12 次／秒，由于这种频率与次声相近，所以这种方法具有次声效应，同时还含有人的信息，治病范围较广，效果也很好，对于全身性疾病可从百会、膻中、神阙、命门等穴位调气治疗。

2. 弧形转掌

当右手振颤到左手指端时，左手向右手背转掌时，不能有棱有角地翻转，而应两手成弧形回旋环转，即左手在下，向右手外侧（右手小指方向）沿逆时针划弧线；同时右手在上向左手左上方（大拇指方向）沿逆时针方向划弧线，两个手同时相对成弧形回旋，这样右手指偏转到左手手心时，左手顺势翻掌心向下然后沿右手臂外侧导引。当左手向下振颤到右手指端时，也要弧形转掌，动作要领相同，只是方向相反。

3. 鸣天鼓

足经导引至头后玉枕时，用两掌根部捂住耳朵，两手的手指在脑后玉枕部弹打，先是食指弹打 1 次，无名指弹打 1 次，中指弹打 1 次，按这个顺序反复 3 次。然后这三个手指同时弹打，连续 3 次，这样振动了后脑及整个脑部，在脑中可听到如鼓鸣声音。

4. 动作特点

动作连柔、和缓，速度均匀，神态自然。

三、功法操作

1. 预备式

两脚并拢，周身中正，两手自然下垂。目视前方，两眼轻轻闭合，目光回收，全身放松。（图 6-9-1）

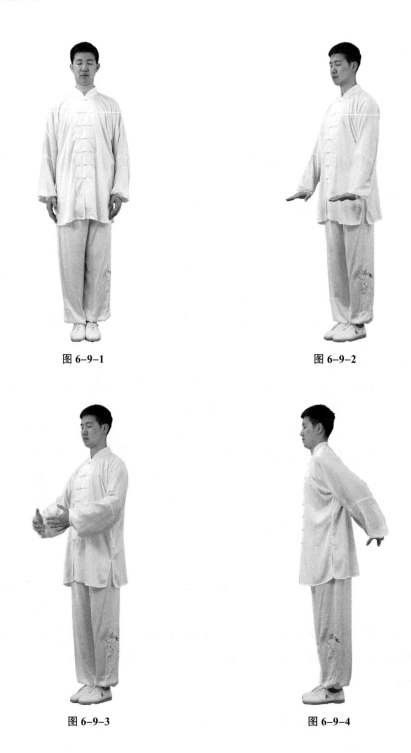

图 6-9-1

图 6-9-2

图 6-9-3

图 6-9-4

2. 起式

以小指带动，翘掌，下按拉气，推、拉，推、拉，推、拉，松腕转掌捧气与肚脐平，掌心微含，回照肚脐，以小指动，转掌心向下，外展至背后，回照命门，顺势腋下向大包穴贯气。两手向前平伸与肩等平宽，中指回照印堂。肘臂外撑外展成一字，转掌心向下，连续转掌心向上划弧，两手头顶上方相合，沿头正前方下降至胸前成合十手。（图 6-9-2 ～ 6-9-6）

两手沿肋弓分开变叉腰。大指在京门穴（第十二肋端），其余四指自然放在腰带处。两脚踩气分开与肩等宽，平行站立（图 6-9-7）。

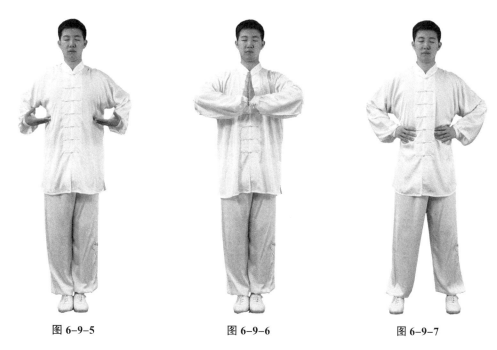

图 6-9-5　　　　　　　　　图 6-9-6　　　　　　　　　图 6-9-7

3. 手经导引

松开叉腰的左手，掌心向上，向前下方 45°伸出，同时松开叉腰的右手，沿肋弓经期门、膻中，至左侧云门穴（图 6-9-8），沿左臂内侧向下振颤，经曲池、大陵、劳宫等穴至指端。弧形转掌，左手掌心向下，沿右手指端、手背，继而沿右臂外侧向上振颤，经外关、曲池、臂臑、肩髃到右颈根部（意念向上送至头）（图 6-9-9）。向下至右侧云门穴，同时右手转掌心向上。左手沿右臂内侧向下振颤，经曲泽、大陵、劳宫等穴至掌指端，弧形转掌，右手转掌心向下，沿左手指、手背向上振颤，经外关、曲泽、臂臑、肩髃至左侧颈根部（图 6-9-10）。右手回环下降至锁骨下，外行云门穴，退回膻中到期门，收手到右肋，左手同时收回至左肋（图6-9-11）。

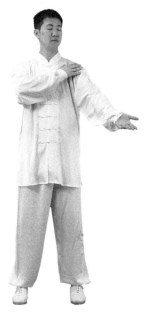　　　　　　　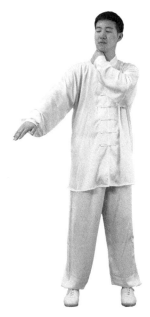

图 6-9-8　　　　　　　　　　　　　　　图 6-9-9

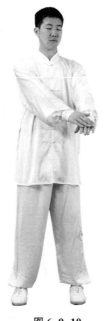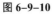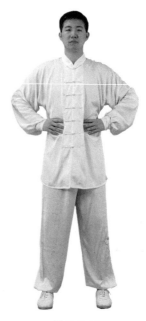

图 6-9-10　　　　　　　　　　　　　　　　图 6-9-11

　　右手掌心向上，向前下方 45°伸出，同时左手沿肋弓经期门、膻中，至右侧云门穴，沿右臂内侧向下振颤，经曲泽、大陵、劳宫等穴至指端（图 6-9-12）。弧形转掌，右手掌心向下，沿左手指端、手背，继而沿左臂外侧向上振颤，经外关、曲池、臂臑、肩髃到颈根部（意念向上送至头）（图 6-9-13）。向下至左侧云门穴，同时左手臂转掌向上，右手沿左臂内侧向下振颤，经曲泽、大陵、劳宫等穴至掌指端。弧形转掌，左手转掌心向下，沿右手指、手背向上振颤，经外关、曲池、臂臑、肩髃至右侧颈根部（图 6-9-14）。左手回环下降至锁骨下，外行云门穴，退回膻中到期门，收手到左肋，右手同时收回到右肋（图 6-9-15）。

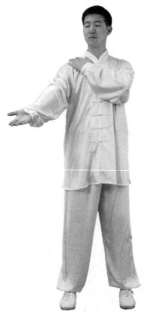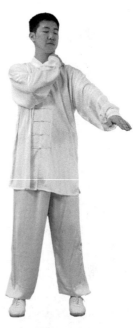

图 6-9-12　　　　　　　　　　　　　　　　图 6-9-13

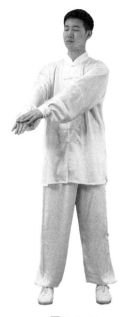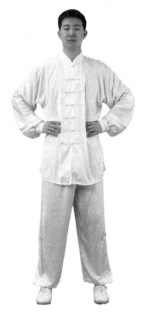

图 6-9-14 图 6-9-15

4. 足经导引

两手心向内，沿肋弓斜上至心口，中指相接（图 6-9-16）。沿胸向上振颤，至颈、下颏、面部，逐渐转指尖向上，至额、囟门、头顶、玉枕部，掌捂两耳，以中指带动四指在玉枕部弹打振动后脑，做"鸣天鼓"（图 6-9-17），沿颈向下振颤（图 6-9-18）。两手不振颤绕肩前（图6-9-19），从腋下回体后（意念向上接），向下振颤导引（图 6-9-20）。身体卷曲向下，逐渐曲膝下蹲，两手经环跳，虎口张开对腿两侧（四指在腿后，大拇指向前），向下振颤（图 6-9-21），经足外侧，逐渐手的十指对准脚十趾振颤（如点按发报）（图 6-9-22）。沿足内侧、腿内侧，振颤至小腹、心口，身体逐渐直起。再重复一遍足经引导。手经、足经导引 3 次，为循经导引 1 遍。

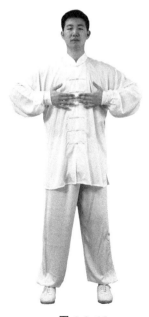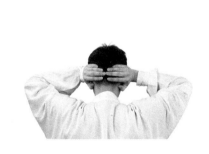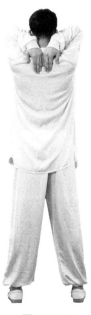

图 6-9-16 图 6-9-17 图 6-9-18

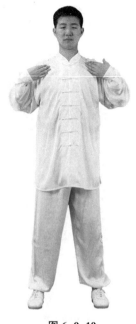

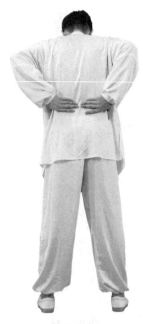

图 6-9-19　　　　　　　　　　　图 6-9-20

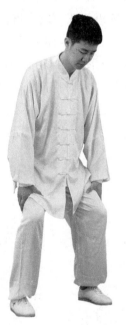

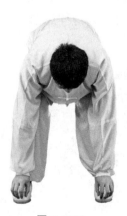

图 6-9-21　　　　　　　　　　　图 6-9-22

5. 收式

　　两脚踩气并拢，两手至心口，胸前合十（图 6-9-23）。两手相合上举，至头顶上方，上拔。转掌心向前，左右下落成一字，转掌心向上体前合拢，与肩等宽，中指回照印堂（图 6-9-24）。落肘回抽，顺势向大包穴贯气，手向后伸出外展。逐渐转掌，向前拢气，贯下丹田（图 6-9-25）。两手重叠在肚脐上，静养（图 6-9-26）。分手还原体侧，两眼慢慢睁开。

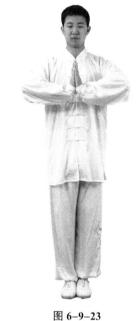

图 6-9-23

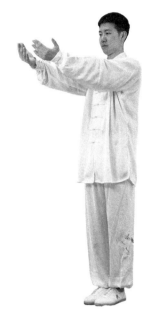

图 6-9-24

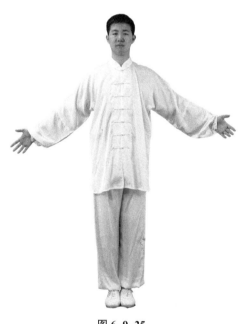

图 6-9-25

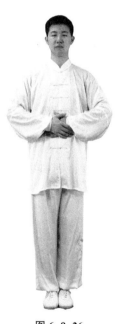

图 6-9-26

第十节　贯气健身法

贯气健身法操作简单，通过划圆将人体周身的毛窍、经络、穴位、皮腠打开，畅通气门与大自然连通，通过捧气贯顶，广收大自然界混元气。通过发肝脏形的音来调节肝脏脏真之气，使肝脾气血和畅。本功法具有强身健体、预防疾病的作用，主要针对预防传染性肝炎的流行编创，后经实践证明，不但对预防肝炎取得了效果，而且对很多疾病疗效也很突出。本功法操作简单，针对性强，适用于工作繁忙者习练。

一、功法特点

（一）动作简单，疗效确切

贯气健身法是把捧气贯顶法的内容抽出结合肝脏特点编排而成的功法，操作简单，易学易练，预防肝脏疾病疗效确切。

（二）意音并用，畅通气脉

本功法特点是意音并用，通过动作、意念与发音来引导气机畅通全身气脉，强化肝脏脏真之气的功能，强化肝脏与混元气的整体联系使人体的身心发生变化。

二、功法要领

（一）心静神宁，意注庄中

练本功法时需做到心静神宁，意识放松，意识的放松是练好本功的关键，意与气合，以意引气，意注庄中，才能达到良好的练功效果。

（二）发音准确，益气健身

本功法主要是针对预防肝脏疾病编排的功法，练功过程中需要发肝脏形的音，以音引气已到达调节肝脏的功能，益气健身，因此发音正确与否是本功取效关键。

三、功法操作

1. 预备式

两脚并拢，周身中正，目平视前方，两眼轻轻闭合，目光回收，舌抵上腭，全身放松（图6-10-1）。

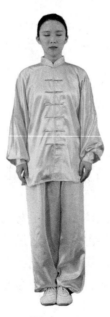

图 6-10-1

2. 第一式 "顶天立地"畅气门

以小指带动指掌上翘，指尖向前，掌心向地，掌臂微下按（图 6-10-2）。两掌两膝同时划圆（方向为前、外、后、内）3 次（图 6-10-3）。划圆的动作要小、要匀、要慢。按地划圆的意念是掌心与地中混元气相接。尔后松腕转掌，捧气体前上升。向小腹回收，向肚脐贯气（图 6-10-4）。两掌平脐转掌心向上（图 6-10-5）。中指相接，升至心口做 3 个划圆开合（图 6-10-6）。两膝同时随之划圆 3 次，划圆的方向为后、外、前、内（图 6-10-7）。而后，两掌升至胸前璇玑穴转指端向前（图 6-10-8）。掌根贴胸，掌心向上（此时应注意松肩垂肘），沿体前中线上升至两眉间，做 3 个小划圆开合，两膝同时划圆三次（方向均为后、外、前、内）（图 6-10-9）。而后，两掌外开至头侧，同时转指端向后，掌心向上，如托天上举，上撑，掌指沿前、外、后、内方向划圆 3 次（图 6-10-10）。动作要慢而匀，要划得圆。意念以掌心向上撑天，在天上划圆。而后，

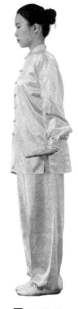

图 6-10-2

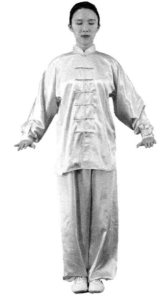

图 6-10-3

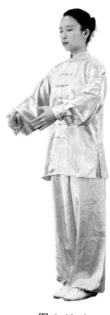

图 6-10-4

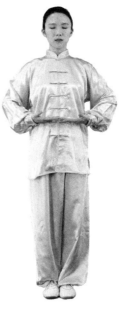

图 6-10-5

松腕，手指指天，两掌相对上拔（图 6-10-11）。两掌相合（图 6-10-12）。沿体前中线下落至心口，两手指似接非接，掌根分开，掌心内含，呈桃状。做 3 个划圆开合（动作开至两手十指尖相距三指宽，合时指尖不要接触）。两膝同时划圆 3 次（方向均为后、外、前、内），动作要慢而匀（图 6-10-13）。而后，两手从心口分开至乳头下沿肋弓划圆弧，同时口发汉语拼音中的 tü 音，落至下丹田（小腹关元穴处）合住，呈桃状（图 6-10-14）。在发音将结束时，要有意识地收缩会阴穴，发出的声音要小，自己刚好能听见即可。

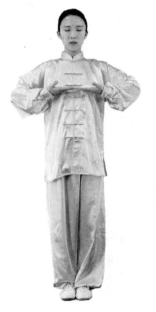
图 6-10-6

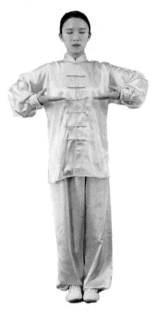
图 6-10-7

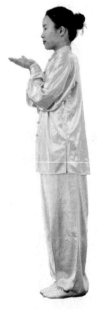
图 6-10-8

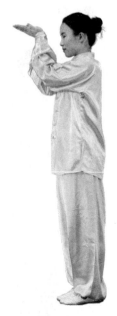
图 6-10-9

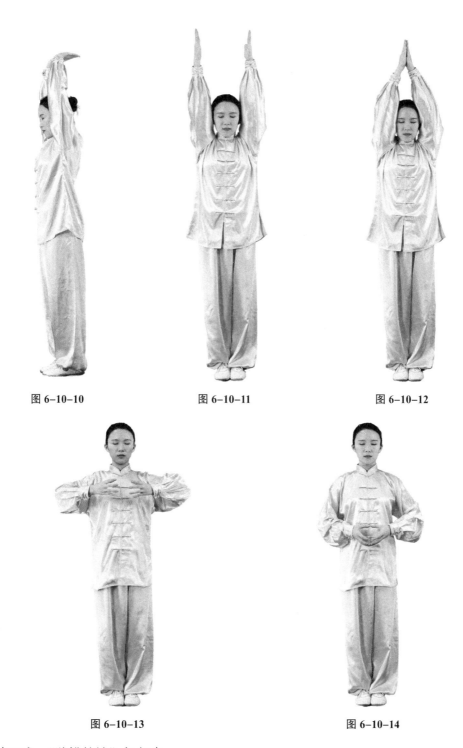

图 6-10-10　　　　　　　　图 6-10-11　　　　　　　　图 6-10-12

图 6-10-13　　　　　　　　　　　　　图 6-10-14

3. 第二式　"臂揽乾坤"气归身

接上式，两手分开，掌心相对，虎口带动，两手捧气，体前上升，与肩平宽，
转掌心向上，掌心微含，中指回照印堂（图 6-10-15）。以小指带动转掌心向外，立掌，外
撑（图 6-10-16）。向两侧外展成一字（意念沿天边向外展开），外撑（图 6-10-17）。松腕转掌
心向上（图 6-10-18）。意念在天边将气搅起，沿天穹向上捧至头顶。两手微内扣，将气从头顶
贯入体内（图 6-10-19）。外导内行，两掌从体前下落，到胸前变掌心向内，至心口两手分开至
乳中穴，沿肋弓划圆弧下落至小腹（两手敷于小腹，十指斜相对），两手沿肋弓下落的同时发 tü
音（图 6-10-20）。发音要慢，声音要小，为之一振，直振动到肝脏。两手在小腹前分开，至体

侧（图 6-10-21）。体侧阴掌上升，成一字。立掌，外撑（图 6-10-22）。意念两臂沿天边向体前合拢，与肩等宽、等高（图 6-10-23）。松腕转掌，臂随掌转。意念将天边混元气搅起，两臂沿天穹捧气至头顶，两手微向内，向头顶贯气（图 6-10-24）。两掌沿项向下导引（图 6-10-25）。沿肩绕至体前，由腋下向后，向下导引至命门穴，用中指点按（图 6-10-26）。两掌敷于京门穴，转指端向前沿京门穴、日月穴至中脘穴划个半圆形，同时口发 tū 音（图 6-10-27）。继续下落至小腹（两手敷于小腹，十指斜相对）。

两手分开至体侧。两臂之间成 90° 角捧气上升（意念拉着地中混元气至天地交接处，沿天边

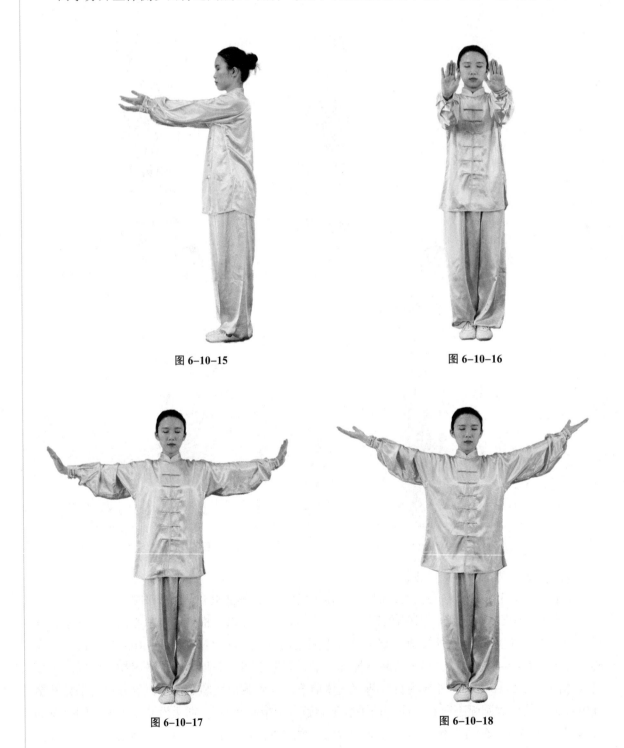

图 6-10-15   图 6-10-16

图 6-10-17   图 6-10-18

向上捧气）至头顶上方，掌心微向内，从头顶向体内贯气（图 6-10-28）。两掌从头侧沿耳下落至肩前，体微后仰，头不仰（意念顶天），大指经腋下到体后（图 6-10-29）。虎口张开在体侧，同时口发 tü 音。两掌从腋下沿肋弓向下至胯骨尖处，体复原位，拇指转向前，两手拢至小腹关元穴，呈桃状（图 6-10-30）。

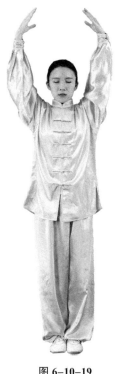

图 6-10-19

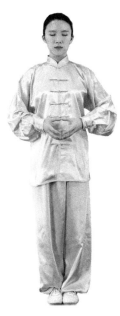

图 6-10-20

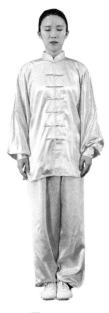

图 6-10-21

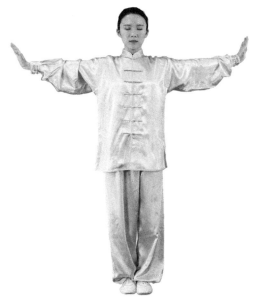

图 6-10-22

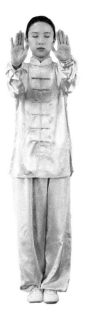

图 6-10-23

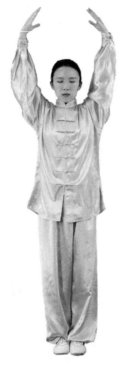

图 6-10-24

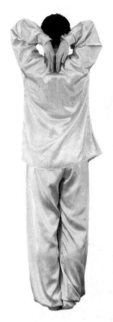

图 6-10-25

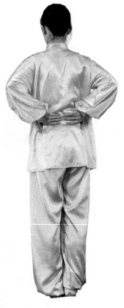

图 6-10-26

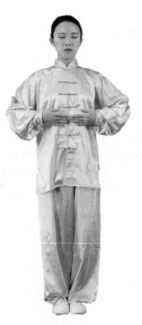

图 6-10-27

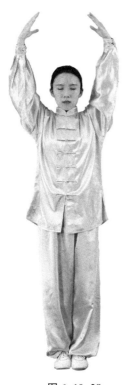
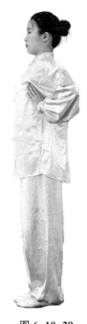
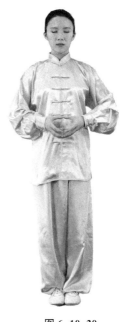

图 6-10-28　　　　　　　　图 6-10-29　　　　　　　　图 6-10-30

4. 第三式　"人天混元"健身心

接上式两手呈桃状，指尖似接非接在小腹关元穴做三个弧形开合，同时两膝随手的开合从后、外、前、内划圆三次（图 6-10-31）。两手开合的动作要小而慢，合时指尖不要接触。而后，手势不变，两手呈桃状，指尖似接非接，自体右侧上升至头顶（图 6-10-32、6-10-33）。从体左侧下落至小腹，如此转 3 圈后，两手置小腹前，反转 3 圈，自体左侧上升至头顶（图 6-10-34）。从体右侧下落至小腹。两手在小腹前做三个弧形开合，两膝随手的开合做从后、外、前，内划圆 3 次（图 6-10-35）。两掌逐渐合拢上升至心口合十（图 6-10-36）。指端向上举至头顶，上拔（图 6-10-37）。

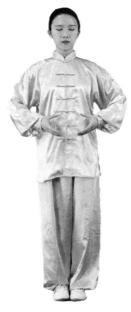
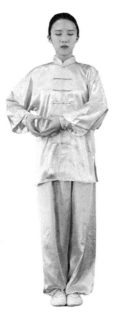

图 6-10-31　　　　　　　　　　　　图 6-10-32

两掌分开，掌心向前，在体侧下落成一字（图 6-10-38）。转阳掌体前合拢，与肩等宽，中指回照印堂（图 6-10-39）。落肘回收，两手置于腹前，十指斜相对，从外向内划圆收气 3 次（图 6-10-40）。第 1 次收气从小腹向外、向上划弧至膻中高度收回，落至小腹（图 6-10-41）。第 2 次起落稍小些，划弧至心口高度回收（图 6-10-42）。第 3 次收气进肚脐，两手重叠在肚脐上（男左手在里，女右手在里），养气片刻（图 6-10-43）。分手还原体侧（图 6-10-44）。慢慢睁开眼。

本节功的绕体左右转圈类似大的卯酉周天，使人天混化。

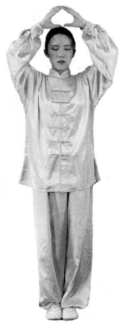

图 6-10-33

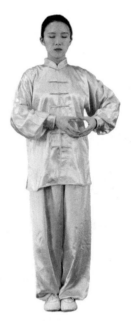

图 6-10-34

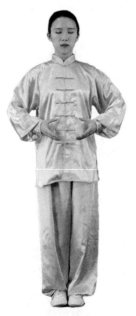

图 6-10-35

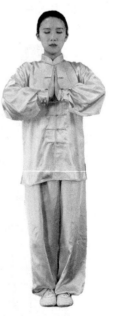

图 6-10-36

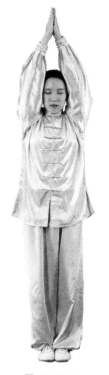

图 6-10-37

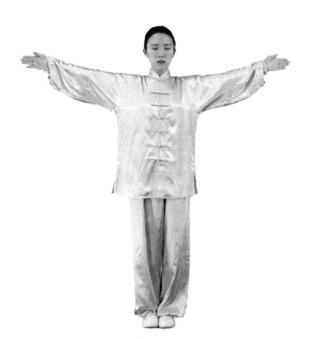

图 6-10-38

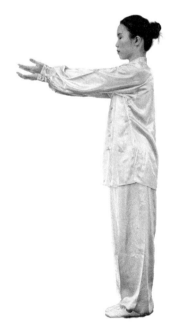

图 6-10-39

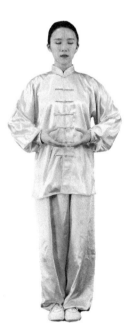

图 6-10-40

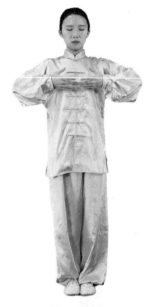
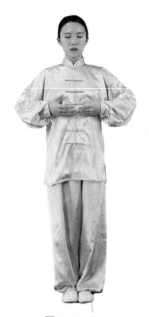

图 6-10-41　　　　　　　　　　图 6-10-42

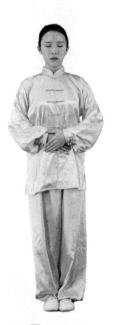
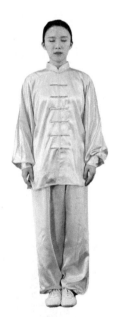

图 6-10-43　　　　　　　　　　图 6-10-44

本功几个穴位的位置：

关元穴：前正中线脐下 3 寸。

中脘穴：前正中线脐上 4 寸。

膻中穴：前正中线平第四肋间（两乳之间）。

璇玑穴：前正中线，天突穴下 1 寸。

日月穴：期门直下一肋，即第七肋间。

京门穴：十二肋游离端。

印堂穴：两眉间连接线之中点。

乳中穴：乳头中央，相当锁骨中线第四肋间下方。

乳根穴：乳头直下，乳房下沟凹陷处，相当第五肋间。

扫一扫，查阅本章数字资源，含PPT、音视频、图片等

中医养生思想十分重视个体之间的差异和个体内部的变化，不同人群养生方法的运用也是不尽相同的。中医运动养生内容丰富，形式多样，其适应人群、操作特点和原则等都有所不同，本章分别就健康人群、亚健康人群和病患者等三类人群的运动养生，进行系统的介绍，阐述其运动养生的特点、运动养生的原则和方法，以及运动养生的注意事项。

第一节　健康人群的运动养生

健康不仅是没有疾病或不受伤害，而且还是生理、心理和社会幸福的完好状态。现代健康的内涵指的是健康应从生理、心理、社会、环境等多方面进行综合评价，降低和消灭影响健康的不利因素，以达到身心平衡和与环境的协调统一。健康人群掌握并经常习练运动养生功法对其强壮身体、调理心身、优化人体生命等方面是有着积极作用的，值得普及推广。

一、健康人群运动养生的特点

（一）健康人群的界定

健康是人类生存发展的要素，属于个人和社会的范畴。以往人们普遍认为"健康就是没有病的，有病就不是健康"。随着科学的发展和时代的变迁，现代健康观告诉我们，健康已不再仅仅是指四肢健全，无病或虚弱。世界卫生组织关于健康的定义："健康乃是一种在身体上、精神上的完满状态，以及良好的适应力，而不仅仅是没有疾病和衰弱的状态。"《素问·上古天真论》："上古之人，其知道者，法于阴阳，和于术数，食饮有节，起居有常，不妄作劳，故能形与神俱，而尽终其天年，度百岁乃去。"因此，一个人在躯体健康、心理健康、社会适应良好和道德健康等方面都健全，才是完全健康的人。

（二）健康人群运动养生的意义

中医学认为精、气、神与人体生命息息相关。运动养生正是通过形体、筋骨关节的运动，促使精气神的转化，使周身经脉畅通，润养整个机体。"精盈则气盛；气盛则神全，神全则身健；精生于气，气化于精，精化于气，气化于神"。调意识以养神，以意领气；调呼吸以练气，以气行推动血运，周流全身；以气导形，从而达到形神兼备，百脉流畅，内外相和，脏腑谐调，"阴平阳秘"的状态。增进机体健康，以保持旺盛的生命力。

调气机，以养周身；动形体，以行气血。通过运动养生以激发内气营运于身，使呼吸细、

匀、长、缓，增强和改善肺的通气功能，而且可益肾而固护元气；丹田气充，则鼓荡内气周流全身，脏腑、皮肉皆得其养。且周身肌肉、筋骨、关节、四肢百骸均得到锻炼，具有活动筋骨，疏通脉络，行气活血的功效。

1. 呼吸系统　健康成年人呼吸频率大概每分钟 16—18 次，运动养生会使人呼吸次数降低，气息增强。运动养生会提高呼吸肌的功能，增强人的呼吸运动。正常人每次呼吸摄入空气量在 500ml 左右，而经常进行养生运动，能通过呼吸的调整，改变呼吸中枢兴奋状态，进入肺部的气体量会升至 1000ml 左右，进而减少每分钟的呼吸次数，呼吸肌也得以充分休息。同时，也能改善肺泡的气体交换功能，使体内二氧化碳充分排出，而新鲜氧气充分进入体内。

2. 循环系统　运动养生可增强心脏的收缩力，使心脏的冠状动脉变大，弹性升高，在一定程度上可降低心率，提高射血分数，增多每搏输出量。同时运动养生还可以将身体内的多余脂肪燃烧，减少血管、脂肪对心脏的压力，使动脉血管壁的弹性增强，在一定程度上可降低外周血管阻力。同时，经常运动养生可以促进白细胞吞噬作用加强，增加红细胞和血红蛋白数量，从而改善血液循环，提高机体防御能力。

3. 消化内分泌系统　运动养生可改善身体对糖代谢的调节能力，帮助身体控制血糖，减轻肝脏负担，能够加强身体对细胞合糖的利用率，使身体能更好地储存肝糖原和肌糖原，进而更好的调节血糖。

4. 神经系统　运动养生可以影响到中枢神经，改善中枢神经的调节功能。同时，脑细胞的功能也会有所增强，大脑皮层的调节功能也会产生积极效应，使人的思维更加灵敏，反应更快速。经常运动养生也可以使中枢神经系统兴奋性下降，而这种下降通过神经—内分泌—免疫网络使免疫平衡能力得到提高，身体机能得到改善。

5. 肌肉骨骼系统　运动养生可以保持肌肉的张力，加快新陈代谢，其毛细血管扩张会使血液流量增大，使蛋白质等营养物质的运输和储存增加。此外经常运动养生可以使人体肌肉纤维变粗，从表观上就可看出肌肉变得越来越结实，壮硕而有力，肌肉的承受力和耐力也会有所提升。经常运动养生也可以增加骨密度，减少骨质疏松，促进身体储存钙元素，从而起到保护和增强骨骼的重要作用。运动养生还可以增加关节周围肌肉和韧带的力量，可预防关节炎和减少关节受损概率。

（三）健康人群运动养生的特点

1. 崇尚自然，顺应四季　《道德经》曰："人法地，地法天，天法道，道法自然。"《素问·四气调神大论》云："夫四时阴阳者，万物之根本也。所以圣人春夏养阳，秋冬养阴，以从其根，故与万物沉浮于生长之门；逆其根则伐其本，坏其真矣。故阴阳四时者，万物之始终也，死生之本也。逆之则灾害生，从之则苛疾不起，是谓得道。"这就要求我们在运动养生时要符合自然界四时变化的规律，随着自然环境、社会及人体自身的变化，调节自我的运动养生方式。

2. 动静结合，平衡协调　"一阴一阳谓之道"，静则收心纳意、轻松自然、全神贯注、精神舒畅；动则强筋壮骨、滑利关节、行气活血、疏经通络。动以养形，静以养神；动中有静，静中有动。只有平衡协调、动态和谐才能保持人体机能的健康运行。

3. 身心并重，形神俱备　养形是指对五脏六腑、肢体关节、五官九窍等的摄养。他们之间的平衡协调，维持了人体正常健康的生命活动。养神是指安定神态、调摄精神。沮丧、悲伤，或者剧烈的情绪波动都会对身体造成损害，如《素问·阴阳应象大论》所述"怒伤肝""喜伤心""思伤脾""忧伤肺""恐伤肾"。因此，要特别注意精神、情志方面的和谐与平衡，"养生先养心"，加强自己的道德修养，保持平和的心境才能使人体的生命机能更加完善。

二、健康人群运动养生的原则与方法

《素问·上古天真论》云："丈夫……二八肾气盛，天癸至，精气溢泄。""女子……二七而天癸至，任脉通，太冲脉盛，月事以时下。"男女少年，肾气初盛，天癸始至，机体精气充实，气血调和，呈现出生机勃勃的状态。而"人生……三十岁，五脏大定，肌肉坚固，血脉盛满，故好步；四十岁，五脏六腑十二经脉，皆大盛以平定，腠理始疏，荣华颓落，发鬓斑白，平盛不摇，故好坐。五十岁，肝气始衰，肝叶始薄，胆汁始减，目始不明"。他们肩负社会、家庭的重担，长此以往，必然耗伤精气，损害气血。而进入老年后，"精耗血衰，血气凝泣""形体伤惫……百骸疏漏，风邪易乘"。精气虚衰，气血运行迟缓，故又多瘀多滞。积极的体育锻炼可以促进气息运行，延缓衰老。因此，在不同年龄、不同性别、不同生理周期等因素，应根据其生理状况采用不用的运动养生方式。

（一）青少年

青少年骨骼中软骨成分较多，水分和有机物（骨胶原）多，无机盐（磷酸钙，碳酸钙）少，骨密质较差，骨富于弹性而坚固不足，不易完全骨折而易于发生弯曲和变形。随着年龄增长，骨的无机盐增多、水分减少、坚固性增强而韧性降低，直到20～25岁完全骨化完成后，骨不再生长，身高也不再增长，但骨的内部构造仍在变化；青少年肌肉中水分多，蛋白质、脂肪和无机盐类少，收缩机能较弱，耐力差，易疲劳。肌肉随着年龄增长，有机物增多，水分减少，肌肉质量不断增加，肌力也相应增强。其身体各部位肌肉发育顺序是：躯干肌先于四肢肌，屈肌先于伸肌，上肢肌先于下肢肌。因此，8岁以前应以大量的徒手操以及不负重的跑跳练习为主，10岁以前可采用抗体重的一些练习，如徒手跑、跳。12～13岁可增加一些抗阻力等的力量练习。15岁以后，进行较大重量的力量练习，并应以动力性练习为主；进行必要的静力性练习时，也要控制时间，做到动静结合。

（二）青壮年

运动养生活动对青壮年机体的影响实际就是结构与机能的破坏——重建过程。运动的负荷刺激并非仅仅希望引起身体发生剧烈的应当性变化，而是希望通过自身机能的变化，多多少少能够获得一定程度的身体机能和结构改变。实际上，年轻人经过训练达到疲劳程度后，身体结构与机能均会发生许多明显的变化。机能变化方面，随着肌糖原和肝糖原几近耗竭以及相关酶的消耗及酶的活性的下降，身体工作能力明显下降；结构变化方面，肌纤维的微细结构会发生程度不等的损伤，受力骨骼的微细结构也会发生某些变化。结构与机能的这些变化在运动后的恢复期可得到恢复。此外，机体对刺激有适应性，表现在若长期施加某种刺激，机体会通过自身形态、结构与机能的变化，以适应这种刺激。在运动后的恢复期，所损伤的肌纤维不仅得以修复，而且修复后的肌纤维有所增粗，可以产生更大的收缩力量；骨密质有所增厚，骨小梁的排列方向有所改变，可以承受更大的力量；运动中所消耗的糖原以及酶等物质不仅得以恢复，而且会发生超量补偿。恢复期中结构的改善称作"结构重建"（structure reconstruction）。结构重建后身体机能所得到的相应提高，称作"机能重建"（function reconstruction）。这样，长期进行养生运动过程实质上是一个不断重复进行的刺激——反应——适应过程，是一个身体结构与机能不断破坏与重建的循环过程。通过这个循环过程，运动能力不断增强。因此，青壮年能适应各种养生运动，甚至包括一些运动量较大的全身协调性运动、球类运动，游泳、跑步等有氧运动。

（三）中老年人群

中老年人的肌纤维体积和数量不断减少，下肢肌更明显，力量也会随着体积减小而下降。老年人经常进行抗阻训练，能促进蛋白质的合成，保持肌肉体积及力量，降低其衰老的速度。关节的衰老会有胶原纤维的降解，关节软骨厚度减小及钙化、弹性丧失，滑膜面纤维化、关节面退化。骨质疏松是老年人中较普遍发生的现象。加上老年人中枢处理信息能力下降，外周本体感受器机能下降，限制了精确地控制身体运动的能力，平衡能力和运动协调性减退，坚持经常性养生运动不仅能阻止骨质的丢失，而且还能增加骨矿含量，保证肌肉和运动器官的协调性并防止摔跤，减少骨质疏松和发生骨折的危险。因此，健身跑、太极拳、太极剑、气功、健身舞、游泳、自行车、门球等运动成为老年人群运动养生的重要方式。

（四）女性

女性体形成上体长而宽、下肢短而粗、肩窄盆宽，使身体重心低且稳定性高，有利于完成平衡动作。且女性肌肉力量平均为男子的2/3左右，肌肉横截面积小于男子，但女性关节活动范围大，肌肉和韧带弹性好，因而动作幅度大而稳定，具有较好的柔韧性。然而，女性有两个特殊的生理周期，即月经期和妊娠期。月经周期中由于女性激素水平的规律性波动，导致机体的运动能力发生相应变化。

在月经周期不同时相中，人体运动能力的变化具有明显的个体差异，应根据各时相体能的变化规律合理安排训练负荷量。大多数养生运动项目对女性的月经周期没有影响，但大强度、长时间的剧烈运动则易引起运动员月经失调（athletic menstrual irregular，AMI），其发生与运动负荷、体脂含量、运动项目、饮食营养和应激等因素有关。目前认为可能由于下丘脑功能改变，调整激素的分泌模式，并修正其对运动应激的反应；也可能与运动时激素的代谢率加快、性腺分泌能力下降有关。

妊娠期采用适当的、时间不长的、低中等强度养生运动，可以增强机体各器官、系统的适应能力，减缓体重的增长速度，并有利于减轻下肢浮肿，减轻机体由于负担加重所产生的疲劳，保持良好的肌肉力量。这既有利于胎儿的生长发育，亦有利于分娩过程的顺利进行。

三、健康人群运动养生的注意事项

（一）循序渐进，持之以恒

从自身实际需要出发，按照自身的意愿，自由、自主、自控、自娱和自乐。人的身体状况千差万别，不同的人或同一个人在不同的机能状况下对运动的爱好、对运动量的负荷能力也不尽相同。因此，各类的运动养生活动需根据各人的爱好和特点进行。同时，运动的任务、内容、手段、方法和运动负荷等都应该以符合自身特点和具体情况来确定。即要根据每个人自身的年龄、性别、健康状况、生理机能、接受能力、心理因素、疾病状况和掌握运动知识及技术水平的差异量力而行。俗话说"罗马不是一日建成的"，参与运动养生绝对不能急于求成。必须要有目的、有计划、有步骤地进行，遵循循序渐进、持之以恒的健身原则，才能够取得满意效果。

所谓循序渐进，即在参加运动健身时，必须考虑到机体的适应能力。刚开始进入运动初步阶段，负荷不可过大，在身体适应了运动需要后再逐步加大运动负荷，直到达到最佳负荷。一般来说，适宜运动的负荷量应该根据每个人的运动负荷来确定，即"运动过程中感到发热，微微出汗；运动后感到轻松舒畅，食欲睡眠质量好"这类的主观感觉来粗略估算。此外，运动健身的技术动作也应当做到由易到难，由简到繁，由慢到快，运动的时间也要相应增加。反之有的人如果一开始给自己制定的运动计划比较苛刻的话，那么坚持就很困难，很可能因为制定的时间过程，而让自己产生疲劳感，反而起不到运动养生的作用。

所谓持之以恒，即参加运动健身时，在恰当掌握运动负荷的基础上，坚持锻炼，养成习惯。运动健身所取得的效果，不在于锻炼项目、方式的多少，而是贵在坚持。不能三天打鱼两天晒网，最好是能制定运动锻炼计划表，让自己的运动锻炼变得更加可靠。在适宜的运动负荷下，最好能每天坚持锻炼；至少也应该坚持每周运动不少于 2 次，每次运动的时间不少于 30 分钟。

（二）四季变化，运动有节

在《黄帝内经》中提到了"春夏养阳，秋冬养阴"这一顺应四时变化的重要养生原则，春夏宜顺其生长之气以养阳，秋冬宜顺其收藏之气以养阴。因此，在我们日常运动养生活动中也因根据四季变化和气候的不同而进行适当的调整。

"春三月，此为发陈，天地俱生，万物以荣"。春季阳气升发，户外运动要比室内运动更有利于人体健康。户外运动有利于呼吸新鲜的空气，同时也有利于人体的新陈代谢。但是春季的早晚温差很大，早上的温度更低，因此如果早上起来运动过早则有可能会引起伤风感冒，引发关节疼痛、胃痛等问题。其次，春天雾气较重，空气质量差，因此建议一定要等太阳出来之后再进行运动。春季气候的最大特点就是变化无常，因此在运动过程中可能会由于活动量过大而导致出汗过多，若此时不注意做好保暖措施，一旦冷风来袭，就可能引起各种呼吸系统疾病。因此在春季运动一定要及时的增减衣服，同时运动后，如果衣服因出汗过湿一定要注意换掉，避免着凉。

"夏三月，此为蕃秀，天地气交，万物华实"。夏季气温渐升，不宜在中午太阳直射下运动，可选择早晨或晚上运动。人体腠理张开易出汗，汗为心之液，若此时再做剧烈运动，容易造成机体缺水，故应选择一些慢节奏的运动。运动后要及时适量补水，但千万不要大量饮水。如果这时大量饮水，一方面会给消化系统、血液循环系统，尤其是给心脏增加沉重的负担。另一方面，出汗会更多，体内盐分也会进一步丧失，从而导致抽筋、痉挛等现象。另外，夏季运动养生后不宜洗凉水澡。夏季运动时全身的新陈代谢十分旺盛，体内热量大增，皮肤中的毛细血管也大量扩张，如果这时立即洗凉水澡，由于腠理受到过冷的刺激，而使毛细血管骤然收缩，不利于体热的散发。虽然在洗凉水澡时会觉得凉快，但过后反而会使人感到热不可耐。同时，因突然遇过冷的刺激会使体表已张开了的腠理骤然关闭，反而容易使人生病。

"秋三月，此为容平，天气以急，地气以明"。秋季气温逐渐降低，应根据户外的气温变化来增减衣服，运动时不宜穿着单衣进行户外运动，或者一下脱得太多。应待身体发热后，方可脱下过多的衣服，且之后切忌穿着汗湿的衣服在冷风中以防身体着凉。另外，运动量不宜过大，以防出汗过多，阳气耗损，运动宜选择轻松平缓的内容，以顺应人体阴精阳气正处于收敛内养阶段的特点。运动后还要多饮开水以及梨、蜂蜜、银耳等滋阴、润肺之品。如运动时出汗过多，可在饮水中加少量食盐，以维持体内酸碱平衡，防止肌肉痉挛，饮水时宜少量、多次、缓饮。

"冬三月，此为闭藏，水冰地坼，无扰乎阳"。冬季天气寒冷，人体阴精阳气正处于收敛内养状态，故冬季运动应注意"冬藏"。运动量不宜过大，要从小到大逐渐增加，循序渐进，运动时着装要能保暖、抵御风寒。等热身之后，可以逐渐减少。同时，也应防运动出汗过多，阳气耗损，津液损伤，出现疲乏、感冒、头晕、手足冰凉等症状，甚至发生感冒等疾病。另外，由于冬季人体的肌肉、关节组织活动性降低，突然运动极易造成肌肉、韧带及关节损伤，因此锻炼前一定要做热身活动，时间应该选择在日出之后、下午或者傍晚。

（三）正确规范，避免损伤

任何运动活动都必须遵循科学规律，防止在活动中产生负面影响。若违反了运动活动的规律、规则，就会产生对机体的伤害。这种发生在运动过程中的机体伤害，就是运动损伤。产生运动损伤的因素是多方面的，往往由多个因素造成机体损伤的结果。首先是运动者的主观因素，在运动时思想上不认真，不遵守运动规则与规律，不认真做好热身准备活动，活动中不按科学方法练习，技术动作不正确，超负荷活动（如动作难度、活动强度、运动量超过身体水平），心理压力大，身体状态欠佳（过度疲劳、病后、睡眠休息差）等情况，均有可能导致运动伤害事故的发生。其次是运动时运动场地不平，质地太硬，有杂物障碍，服装不合适等。

常见的运动损伤有：

1. 肌肉拉伤　肌肉拉伤，是肌肉在运动中急剧收缩或过度牵拉引起的损伤。肌肉拉伤可发生在肌腹与肌腹分界处，也可发生在肌腱附着于骨骼处。拉伤可能是细微的损伤，也可能是肌纤维部分撕裂，甚至是完全断裂。肌肉拉伤的部位多为：大腿后部肌群、腰背肌、小腿三头肌、腹直肌、斜方肌等。肌肉拉伤后，拉伤部位剧痛，用手可摸到肌肉紧张形成的索条状硬块，触疼明显，局部肿胀或皮下出血，活动明显受到限制。往往与准备活动不充分，肌肉的生理机能尚未达到剧烈活动所需要的状态就参加剧烈活动；运动技术低，姿势不正确，用力过猛，超过了肌肉活动的范围；气温过低，湿度太高，场地太硬等因素有关。

2. 挫伤　挫伤，身体某一部位被钝力打击或身体碰撞在坚硬物体上，而发生受打击部位机体解剖学结构破坏的伤害，称为挫伤。主要表现为疼痛、肿胀、瘀血、功能障碍。轻度挫伤，以皮肤、皮下组织受损，淋巴管和小血管破裂为主要病理变化；重度挫伤，可伤及肌肉，而使部分肌肉受损或断裂，组织内出血，凝聚成血肿，严重者可累及胸腹部脏器，而发生呼吸困难、休克等。

3. 关节韧带损伤　当遭受暴力，产生非生理性活动，韧带、关节囊等组织被牵拉而超过其耐受力时，即会发生损伤。部分损伤而未造成关节脱位趋势者称为扭伤。韧带和关节囊等组织本身完全断裂，也可将其附着部位的组织撕脱，从而形成潜在的关节脱位、半脱位乃至完全脱位。单纯的关节、韧带损伤少见，往往都是关节和周围软组织的复合型损伤。在日常运动中最常见的关节韧带损伤是膝关节损伤、踝关节损伤、指（趾）关节损伤。如踝关节韧带损伤、膝关节半月板损伤、膝关节交叉韧带损伤、膝关节侧副韧带损伤。

4. 骨折、脱位　骨折是指在各种外力作用下骨的完整性或连续性遭到破坏。而导致构成关节的骨端关节面脱离正常位置，引起关节功能障碍的损伤称谓脱位。骨折和脱位都是非常严重的损伤。在局部出现疼痛、肿胀、功能障碍外，骨折还可以出现畸形、骨擦音和假关节活动等表现，如锁骨骨折、桡骨远端骨折、股骨颈骨折、踝关节骨折、指（趾）骨骨折等；脱位则可以出现畸形、关节空虚、弹性固定等症状，如肩关节脱位、肘关节脱位、指（趾）间关节脱位等。另外，由于长时间不准确姿势跑、跳等运动，或者长时间、反复的外伤应力刺激，积累于骨骼的某个部位，可以出现一些应力性骨折，如腓骨下 1/3 骨折、第 2、3 跖骨骨折等。

第二节　亚健康人群的运动养生

亚健康是一种临界状态，处于亚健康状态的人，虽然没有明确的疾病，但却出现精神活力、适应能力和反应能力的下降，如果这种状态不能得到及时的纠正，非常容易引起心身疾病。亚健康即指非病非健康状态，这是一类次等健康状态，是处于健康与疾病之间的状态。亚健康人群有其自身的特点，因此其运动养生的运用也有其特点、原则和方法。

一、亚健康人群运动养生的特点

（一）亚健康人群的界定

20世纪80年代中期，苏联学者布赫曼经过大量研究发现，人体除了健康状态、疾病状态外，还存在一种非健康、非疾病的中间状态，他把这种状态称作亚健康状态。亚健康又被称作第三状态、灰色状态、病前状态、亚临床状态、前病态、潜病期等。国内学者王育学在20世纪90年代中期首次提出了"亚健康"这个词汇，将亚健康初步定义为介于健康和疾病的中间状态。在相当高水平的医疗机构经系统检查和单项检查，未发现有疾病，而病人确实感觉到了躯体和生理上的种种不适，这种情况，我们就称其为"亚健康"。因此，"亚健康"一词多指体检指标正常、没有器质性病变但又有诸多不适症状的一种状态。

亚健康人群主要表现为疲乏无力、精力不充沛、肌肉关节酸痛、心悸胸闷、头晕头痛、记忆力下降、学习困难、睡眠异常、情绪低落、烦躁不安、人际关系紧张、社会交往困难等种种躯体或心理不适症状。

2006年中华中医药学会在《亚健康中医临床指南》中将亚健康定义为：亚健康是指人体处于健康和疾病之间的一种状态。处于健康状态者，不能达到健康的标准，表现为一定时间内的活力降低、功能和适应能力减退的症状，但不符合现代医学有关疾病的临床或亚临床诊断标准。

（二）亚健康人群运动养生的意义

近年来随着人们健康意识的不断增强，亚健康也越来越受到人们的广泛关注，如何行之有效地帮助人们解决亚健康带来的问题就摆在了我们的面前。

运动是生命活动的标志，只要生命存在，运动就不会停止。运动时身体的各系统都将产生适应性的变化，继而引起功能的改变。运动时心排血量增加，血流量重新分配，心脏和肌肉血流量增加，经常运动可促使人体心血管系统的形态、机能和调节能力产生良好的适应，提高人体工作能力。运动可增加呼吸容量，改善 O_2 的吸入和 CO_2 的排出。主动运动可改善肺组织的弹性和顺应性。吸气时膈肌的运动对肺容量有较大的影响，正确的膈肌运动训练有利于增加肺容量，肺容量增加后，摄氧量也随之增加。运动时内分泌分泌各种激素增加，提高机体适应能力。适中运动可增强免疫功能，降低患病危险。

虽然亚健康是介于健康和疾病之间的第三状态，但是我们却不能忽视，因为如不采取切实有效的预防措施，就会导致人们从亚健康向疾病的最终转化，甚至是致命的疾病，最终会导致人的死亡。如果能对亚健康的危险因素进行适量运动干预，可以提高人们的生活质量，减轻亚健康状态对人类健康的威胁。

实践证明，适量运动是保持与促进身心稳定与健康的积极有效方法，锻炼方式可采取步行、快走、游泳、慢跑、太极拳、登山等。

（三）亚健康人群运动养生的特点

生命在于运动，运动是人类生命活动过程中的一种重要形式。运动是健康长寿之本，通过运动既能够舒畅情志，流通气血，舒筋健骨，又能锻炼毅力，增强身体素质。现代研究表明，运动能延缓骨的老化，增强心血管功能，延缓肺功能的减退，提高消化功能，延缓神经系统的衰老等。同时，通过运动养生锻炼，可使人感到心情舒畅，消除消极情绪，脱离病态心理。许德顺等针对目前大学生存在的心理亚健康现象，提出了改善大学生神经衰弱、心理抑郁、情感偏差、缺乏信心、急躁易怒等心理亚健康状态的运动处方，如针对神经衰弱型，选择一些舒缓神经的运动，如健身慢跑、广播操、跳绳、骑自行车、交谊舞、气功、放松功、太极拳、木兰拳、健球等；针对缺乏信心型选择一些简单易做的运动，如跳绳、俯卧撑、广播操、跑步等体育项目。结果表明，所提出的运动处方对改善大学生心理亚健康有良好的干预效果。

二、亚健康人群运动养生的原则和方法

（一）亚健康人群养生原则

人体因为年龄、体质、性别、职业等因素的影响，所选择的运动项目也不尽相同。年轻人、体质较强者应选择活动量大的运动方法，加强形神并练，达到延年益寿的目的；而平素体质较弱或年老者，应选择活动量小，增强脾胃功能的运动方法，来固本补虚，强身健体。

平和体质的人群运动重在持之以恒；气虚体质的人群多体瘦，肝火易亢，情绪急躁，应选择以练"意"为主的运动方式，适合做中小强度、间断性的身体锻炼，如太极拳、八段锦、气功等，锻炼时要注意控制出汗量；阳虚体质的人群多较怕寒，易受风寒侵袭，锻炼时要多注意保暖避寒，一般选择在阳光充足的上午锻炼，运动量不宜过大，不可大量出汗，可选择一些适当的短距离跑和跳跃运动；气虚体质的人群多少气懒言，运动的方式以养气、补气为主，慢跑、散步是较为适合的锻炼方法；痰湿体质的人群一般体型较为肥胖，易疲倦，一般选择中小强度较长时间的运动，如保健功、站桩功、跑步等。根据不同体质，选择不同的运动方式，达到"形神共养"的目的。

中医认为人与自然是"天人合一"的关系，健康养生要遵循自然规律，即"道法自然"。《灵枢·本神》曰："智者之养也，必顺四时而适寒暑，和喜怒而安居处，节阴阳而调刚柔。如是，则避邪不至，长生久视。"人处于天地之间，必须顺应自然的变化。时令的改变，运动养生的方法也应随之改变。

人处于自然环境中，必然受地理环境、气候环境的直接影响。地域不同，自然地理条件、气候环境和社会发展程度不同，所处的生活环境亦不同，人体所形成的基本性格和体质也不相同，对某种疾病的易感性也不相同。因此，运动养生要顺应地域的差异，积极主动地进行相适应的运动养生方法进行养生。如北方人多身材高大，性格豪爽，体质较壮，抵御邪气的能力较强，比较适合一些动功，或运动量较大的运动项目；而南方人身材较北方人矮些，且心思细腻，体质弱些，比较适合静功，或运动量稍小些的运动项目。当然也不能一概而论，需要结合个人具体的体质、身体状况来论。

（二）亚健康人群养生方法

常见的与亚健康相关的中医体质类型主要有气虚质、阳虚质、阴虚质、痰湿质、湿热质、血瘀质、气郁质、特禀质。

气虚质者可选用一些比较柔缓的传统健身功法，很适合采用太极拳、太极剑、八段锦等进行锻炼。还可练"六字诀"中的"吹"字功。

阳虚质以振奋、提升阳气的锻炼方法为主。肾藏元阳，阳虚质当培补肾阳。五禽戏中的虎戏具有益肾阳、强腰脊作用。督脉统领诸阳，古代道家养生长寿术中的核心功法是卧功，他以脊柱、腹部运动调节督脉、任脉为主，滋阴养阳。现代研究认为，卧功可以使脊神经得到锻炼和强化，调整自主神经系统，还可以促进性激素分泌。自行按摩气海、足三里、涌泉等穴位可以补肾助阳，改善阳虚体质。中国传统体育中的一些功法、适当的短距离跑和跳跃运动女等可以振奋阳气，促进阳气的升发和流通。阳虚体质者运动量不能过大，尤其注意不可大量出汗，以防汗出伤阳。

阴虚质者由于体内津液精血等阴液亏少，运动时易出现咽干口燥、面色潮红、小便少等，只适合做中小强度的间断性身体锻炼，可选择太极拳、太极剑、八段锦等动静结合的传统健身项目，也可习练"六字诀"中的"嘘"字功。锻炼时要及时补充水分。

阴虚质的人多皮肤干燥，可多选择游泳，以滋润肌肤，减少皮肤瘙痒，但不宜桑拿。阴虚体质者不宜进行剧烈运动，避免大强度、大运动量的锻炼形式，避免在炎热的夏天或闷热的环境中运动，以防出汗过多而损伤阴液。

痰湿体质者形体多肥胖，身重易倦，故应长期坚持运动锻炼，如散步、慢跑、乒乓球、羽毛球、网球、游泳，以及适合自己的各种舞蹈。痰湿质人要加强机体物质代谢过程，应做较长时间的有氧运动，运动时间应在下午 2 ～ 4 点阳气极盛之时。对于体重超重、陆地运动能力极差的人，应当进行游泳锻炼。

痰湿体质的人一般体重较大，运动负荷强度较高时要注意节奏，循序渐进。

湿热质者以湿浊内蕴、阳热偏盛为主要特征，适合做大强度、大运动量的锻炼，如中长跑、游泳、爬山、各种球类等，以消耗体内多余的热量，排泄多余的水分，达到清热除湿的目的。还可以将健身力量练习（如杠铃）和中长跑相结合。气功六字诀中的"呼""嘻"字诀也有健脾清热利湿的功效。湿热质的人在运动时应避开暑热环境。

血瘀质者具有血行不畅的倾向。血气贵在流通，通过运动可使全身经络气血通畅，五脏六腑调和。应选择一些有益于促进气血运行的运动项目，坚持经常性锻炼，如易筋经、保健功、导引、太极拳、太极剑、五禽戏、步行健身法、徒手健身操及各种舞蹈等。血瘀质的人心血管机能较弱，不宜进行大强度、大负荷的体育锻炼，而应该采取中小负荷、多次数的锻炼，步行健身法值得提倡。

血瘀质的人在运动时要特别注意自己的感觉，如有下列情况之一，应当停止运动，到医院进行检查：胸闷或绞痛，呼吸困难；恶心，眩晕，头痛；特别疲劳；四肢剧痛；足关节、膝关节、髋关节等疼痛；两腿无力，行走困难；脉搏显著加快。

气郁质是由于长期情志不畅、气机郁滞而形成，体育锻炼的目的是调理气机，舒畅情志。应尽量增加户外活动，可坚持较大量的运动锻炼。锻炼方法主要有大强度、大负荷练习法、专项兴趣爱好锻炼法和体娱游戏法。大强度、大负荷的锻炼是一种很好的发泄式锻炼，如跑步、登山、游泳、打球等，有鼓动气血、疏发肝气、促进食欲、改善睡眠的作用。有意识学习某一项技术性体育项目，定时进行练习，从提高技术水平上体会体育锻炼的乐趣，是一种很好的方法。如练太极拳、五禽戏、瑜伽、武术等。气郁质者气机运行不畅，可练习"六字诀"中的"嘘"字功，以舒畅肝气。还可以进行摩面、叩齿、甩手动作以及打坐放松训练等。

特禀质的形成与先天禀赋有关。可练"六字诀"中的"吹"字功，以培补肾精肾气。同时可选择有针对性的运动锻炼项目，逐渐改善体质。但过敏体质者要避免春天或季节交替时长时间在野外锻炼，以防止过敏性疾病发作。

三、亚健康人群运动养生注意事项

1. 根据锻炼者身体的要求，按照科学健身的原则，为锻炼提供的指导方案。因为只有根据参加健身活动者的体质、健康状况，以运动处方的方式确定运动形式、运动强度、运动持续时间、运动频率并严格遵循运动处方以及运动的基本原则进行活动，才能完成从亚健康到健康的有效转变，从而达到强身健体的目的。

2. 运动调养要适量，不可急于求成。操之过急，往往欲速而不达。特别是气功类的功法，如果过于闭息凝神，则容易走火入魔，引发精神障碍。

3. 健身功法繁多，如果贪多求全，朝三暮四，经常变换功法，不能持之以恒，则收效甚微，一事无成。同时运动调养并非一朝一夕之事，贵在持久坚持才能达到锻炼身心的目的。

第三节　病患者的运动养生

运动是维持和促进人体健康的基本因素，运动锻炼可增强机体功能。适当的运动锻炼，可以达到增强体质和调整机体的失衡。运动疗法简便效廉，在疾病的治疗和康复过程中发挥着积极的作用。不同人群、不同的疾病特征其选用的运动养生方法也不同。应当根据中医辨证施治的原则，个性化运动养生处方。

一、病患者的运动养生特点

（一）病患者运动养生的适应范围

中国传统运动养生具有保健和医疗的双重属性，同样在病患中的适应范围广泛。因其简便易行的特点，不但适合体弱者、慢性病患者和病后恢复者进行练习和锻炼，对一些疾病还有一定的治疗作用。

1. 慢性病患者　随着科技进步和人类社会的飞速发展，威胁人类健康和生命安全的疾病谱在20世纪后半叶已经开始悄然发生了变化，急性、烈性传染病如鼠疫、伤寒已经不再是人类健康的第一大敌人，取而代之的是一系列慢性病。通常所说的慢性病是指发病超过3个月的非传染性疾病，这类疾病常与吸烟、酗酒、不合理膳食、缺乏体力活动、精神紧张等不良行为和生活方式密切相关，如心血管疾病、肿瘤、糖尿病、慢性阻塞性肺系疾病等。慢性病具有病程长、病因复杂、病情迁延、缠绵难愈、反复发作、症状持续及个体健康损害和社会危害严重等特点，严重影响人类的生命感受和生存质量，已成为全球关注的重要公共卫生问题。据世界卫生组织报道，21世纪慢性病已成为全球致死和致残的首位病因，直接导致全球经济负担加重。

在我国慢性病的情况也不容乐观。一方面随着我国社会经济发展和急性传染病的有效控制。另一方面，人民生活水平的不断提高，带来了食谱的变化，饮食结构不合理、超重和肥胖人数增多等成为普遍存在的不利于人民健康的影响因素；同时，在中国改革开放快速发展的过程中，城镇居民还普遍面临工作节奏加快、精神压力大等生存环境问题以及一些久坐少动生活方式等问题。基于以上多方面的影响，使得慢性非传染性疾病已经成为当下影响我国居民健康的主要杀手。有资料显示，国内由慢性病引起的死亡已占我国居民总死亡数的80％以上。国家统计数据显示，我国居民慢性疾病患病率已超过20％，2012年已确诊慢性病患者人数已到达2.6亿，占总死亡人数的85％，并且患病率正呈逐年上升态势。慢性病已成为我国越来越严重的公共卫生问题。

我国慢性病的情况，据我国2015年原卫计委发布的《中国居民营养与慢性病状况报告》中指出，脑血管病、心血管病、恶性肿瘤、慢性阻塞性肺系疾病、糖尿病、内分泌及代谢性疾病、骨关节疾病及肥胖等八大类疾病是现阶段我国主要的慢性病。由于慢性病病因复杂，目前尚无根治方法，因此针对慢性病的患病群体，基于"治未病"思想指导下的中医运动疗法是经过历代先辈实践证明切实有效并十分重要的干预方法，传统养生方法也被作为国家全面健康保障计划实施的重要手段，写进国家下一个中长期发展计划，发挥其应有的作用。在国务院最新制定的《中国防止慢性病中长期发展规划（2017～2025年）》中明确提出，开展包括中医运动养生在内的个性化慢性病的中医药健康管理项目建设。

2. 老年病患者　随着我国老龄化进程的加快，我国已进入老龄化社会，随之而来的是卫生健康领域面临的巨大老年病诊疗和健康管理的压力。国际老龄化社会的标准是指一个国家或地区的60岁以上老年人口占该国家或地区总人口比例的10％以上或65岁以上老年人口占比7％以上，我国早在2000年就已步入老龄化社会。2011年第六次全国人口普查统计的结果显示：我国60岁以上老年人口占比已达13.26％，65岁以上老年人口占比也达到8.87％。和发达国家相比，这些数据显示出我国人口老龄化具有基数大、底子薄、速度快、负担重及"未富先老"的特点。

在国内社会老龄化背景下，老年病必然成为卫生健康领域不可忽视的问题。老年病是老年人常见疾病的概称。长沙马王堆汉墓出土的竹简医书《养生方》指出："治气有经，务在积精，精盈必泻，精出必补。""气有八益七损……不能用益去七损，则行年四十而阴气自半也。"又如《素问·阴阳应象大论》中云："年四十而阴气自半也。"人到老年，人体经历了生命最旺盛时期之后，人至中年肾中精气开始逐渐衰减，年愈长而精益消。因此肾中精气衰退至正气不足，气血不和，脏腑衰退亏损成为老年人最基本的生理特点。老年人由于精气不足，脏腑机能衰退，导致了气血津液代谢的紊乱，阴阳平衡能力失调，诸病丛生。因此老年人易患或多发的病涉及五脏六腑，病种复杂多样，同时老年病由于发生在人体整体脏腑机能进入衰退的这一特殊阶段，因此临床上具有起病隐匿、症状不典型；多病兼夹、易生突变；虚实夹杂、缠绵反复的特点。

另一方面，随着国民整体生活水平的改善，老年人生活水平、营养状况明显提升，同时基于老年病缠绵复杂多变的特点，老年慢性疾病的诊治单纯依靠药物治疗和简单心理行为干预并不能有效促进慢性病症状的改善。有资料显示老年病康复养生的核心在于综合治疗，运动训练在其中起到一定的作用。

3. 其他疾病恢复期、缓解期的患者　除了慢性病和老年病是运动养生的适应范围以外，临床上急性病的恢复期和缓解期在患者生命体征平稳的状况下，都可以结合患者的身体状况，适时适度地开展运动养生锻炼，也是临床上一种积极有效地康复治疗方法。如急性心梗（真心痛）的恢复期、手术的恢复期和风湿痹痛的缓解期等。在这些疾病的恢复期和缓解期，处于正邪交争的转变阶段，邪气减退，虚弱正气渐复，正邪力量在疾病过程中的主导作用开始发生转变，正气开始成为疾病恢复的主要力量。因此，尽快恢复正气是疾病恢复的关键。运动养生正是在这样一个正气恢复的节点时间，通过最接近自然的方式，帮助人体通过有控制的肢体活动，促进人体气血运行，促进脏腑机能改善，从而使气血津液复生，精气得养，正气得复。

综上所述，中医运动养生方法在临床上可广泛适用于慢性病、老年病及疾病的恢复期及缓解期。他们的共同特点是虽患疾病，但生命体征稳定，中医认为此时以脏腑经络气血循行不和为主，虽有邪气作乱但已不是矛盾主体，邪气减退，虚弱正气渐复，同时体内正气尚存并足以应对一般的起居活动。运动养生正是在这一正气恢复的关键期促通人体气血运行，促进脏腑机能改善，从而使气血津液复生，精气得养，正气得复的临床适宜疗法。

（二）病患者运动养生的意义

"流水不腐，户枢不蠹"是已经被大家广泛接受最朴素的运动对人体健康的作用和意义，不但对于健康人运动能起到强筋健骨的作用，对于病患，也是临床治疗的有效手段之一。并且运动养生法对于患者恢复的积极意义，可以体现在以下几个方面。

1. 固守元气，促进正气早日恢复 人生三宝"精、气、神"，自古养生重根本。中医认为人受先天父母精气而生，禀后天五谷之气化生脏腑气血，并五脏气合为元气，是人体精气盛衰的根本。元气充盈，先天精气牢固，后天之气得以维持，身心健康。患病后各种原因损伤气血津液，诸气失调，脏腑受累，日久均可导致元气耗损，动摇人的根本。而传统运动养生过程中十分重视培补元气根本，在动形的过程中通过配合守意于元气、精气所出之处，达到培补元气的作用。如练功中强调意守丹田、命门之法，因肾为先天之本，命门藏元神之火，丹田为元气所藏，故意守丹田、沉入命门可固充肾中元精，"精充化气"又使元气有所生而源源不断充养脏腑经络和四肢百骸，以达到重新鼓动脏腑和四肢百骸恢复正常规律的生命活动的目的。另外，中医运动养生古时称"动形"，"动形"牵一发而动全身，运动不仅着提升改善了局部肢体的活动能力，在中医形神合一整体观指导下，运动养生术还起到平衡人体阴阳、恢复脏腑功能的作用。因为脏腑通过经络连接四肢百骸，四肢末节移动带动影响的不仅是肌肉筋骨关节，更是积极主动地调动了脏腑机能，从而恢复阴阳之序，对促进正气早日恢复具有非常积极的意义。

2. 促通经络气血，改善功能，是临床治疗方法的有效补充 人食五谷杂病丛生，特别是当今社会，环境污染和社会生活压力都是造成疾病复杂性的因素。虽然现代医学和传统医学已经有千年发展的历史，但对于疾病的治疗方法和手段仍然不足以应对和解决复杂的疾病，总有药物不能解决的问题，同时传统的治疗方法也存在"是药三分毒"的毒副反应等副作用。人类也一直在探索其他非药物和手术方法对疾病的治疗作用。随着人们对人类运动功能了解的不断深入，运动开始被引入医学领域。早在 20 世纪 1953 年，西德的黑廷格和缪拉就开始研究运动在临床治疗中的作用；2007 年，美国运动医学会（ACSM）和美国医学会（AMA）共同发起了"运动是良医"（Exercise is Medicine）项目，并迅速将这一项目进行全球推广，运动与医学的联系愈加密切，很多医师开始把运动作为一种规范的治疗手段应用在临床疾病的康复治疗之中。

虽然现代的运动已经正式作为一种治疗手段在临床应用，但单纯的西医运动疗法由于操作难度大、成本较高，尤其是其缺乏文化底蕴等因素难以适应我国广大老年慢性疾病患者的康复治疗需求。中医传统运动有着悠久的历史，早在《素问·血气形志》中即曰："形苦志乐，病生于筋，治之以熨引。"《素问·奇病论》中治疗息积则云："不妨于食，不可灸刺，积为导引服药，药不能独治也。"均体现了运动在临床中的应用。说明早在《黄帝内经》中，古人就把运动导引不仅作为一种保健健身的方法，而是和针药一起用来治疗疾病。这一治疗理念现在在临床上也非常先进。八段锦、易筋经、太极拳等中医传统功法有悠久的历史传承，并以中华中医文化为背景，深入民间百姓，传播范围广泛，凸显出巨大的应用优势和临床价值。"运动是良医"项目的推广也促进了体医融合。在国家《"健康中国 2030"规划纲要》中特别提出要"加强体医融合和非医疗健康干预"及"发展中医养生保健治未病服务"。在飞速发展的医学中，这些都使中医运动疗法与疾病防治和养生保健有更多的结合点。随着西方现代运动处方理念在医学中的融入以及中华文化的传播，传统运动对慢病、老年病的治疗优势和特色也凸显出来，而对于大病过后的患者，邪气已衰，而正气未复，脏腑之气弱，气机不和、气血津液羸弱，微微一动促通经络的作用也是针药很难达到的效果。因此，运动养生不仅是保健方法，在临床治疗上也有特殊的地位和作用。

3. 舒筋骨，畅神志　传统体育养生不仅锻炼价值高，而且内容丰富、形式多样，不同的功法有着不同的动作构成、技术要求、风格特点和运动量，不受年龄、性别、体质、时间、季节、场地和器械限制。人们可以根据自己的需要和条件，选择适合的项目来进行锻炼。对于患病时间长、易反复的慢性病、老年病患者来说，这些都十分有利于传统保健体育的普及和开展。中医运动养生不但通过"动形"活动肢体、强壮肌肉筋骨；同时，运动时强调意形合一，内外结合，形神兼备。所以在锻炼过程中，一方面内炼精神、和脏腑、运气血；一方面外炼经脉、筋骨、肌肉和四肢，使内外和谐、气血周流，形神合一协调，整个机体可得到全面锻炼和提升。

传统体育养生的作用不是在于发展身体某部分机能或治疗某种疾病，而是通过调身、调息、调心的综合锻炼，达到调整中枢神经系统，增强机体的抵抗能力和适应能力，改善整个机体功能的目的。例如练静功要求锻炼者放松紧张的肌肉和宁静思想，同时意守（思想专注于）丹田，配合调整气息，达到改善心身紧张、放松紧张情绪的作用。都是整体锻炼的方法。同样，大家熟悉的八段锦、太极拳等传统功法，在运动时同样也要求意守丹田以及配合吐纳呼吸，而不只是简单的肢体活动。通过这些全身参与的锻炼，人的睡眠改善，食欲增加，精神充沛，身心得到全面调节。运动养生的效果同样也超越了局部的肢体功能改善，而是带来全身心的效果。

以上这些都是很难通过服药或手术解决的身心问题，运动锻炼却恰从这些方面综合弥补了传统治疗方法的不足，因此在临床上也发挥了特别的治疗作用，被医生和患者接受。

（三）病患者运动养生的特点

在疾病过程中作为治疗方法的运动养生，因为应用对象不同，与健康人群开展的保健运动有很大区别。同时，作为治疗方法的运动其主体是患有慢性病、老年病或急性病恢复期和缓解期的患者，因此患病者在运动养生中有以下特点。

1. 运动养生的对象　运动养生的对象为病患者，其中主要为以心脑血管疾病、恶性肿瘤、慢性阻塞性肺系疾患以及糖尿病等为代表的慢性病患者以及老年病患者和疾病恢复期、缓解期的病人。这些人群的特点：虽患有疾病，但以正气不足为主要特征和共同特点；具有不同程度和不同脏腑、肢体的功能受损，并具备一定的肢体活动能力。

2. 患者进行运动养生的目的　进行运动养生的目的不仅是养生保健，还承担了一定程度的治疗任务。所以在患者的运动养生中，其主要目的是恢复正气，疏通经络，促进气血循行以及改善脏腑功能，起到一定的治疗疾病和促进疾病早日康复的作用。

3. 运动养生的内容和方法　运动养生的内容和方法有更明确的针对性和指向性。健康人群运动健身可选择项目不受局限，主要根据本人的兴趣爱好进行选择，从太极拳、八段锦等传统的经典功法到目前流行的健身气功，范围广泛。而作为疾病治疗方法的传统运动方式，则其针对性和限制更强。比如针对强直性脊柱炎的患者，在缓解期选择运动养生的方法主要以改善躯体活动范围及提升正气为主。八段锦、五禽戏等通达上下、舒展四肢躯干并伴有一定程度的躯干屈伸、选择动作，且运动速度适宜、运动量也不大，患者能够耐受，十分适合这类患者。而以扶助正气、提升脏腑功能治疗脏腑功能为目的的养生运动，太极拳、八段锦等为代表的活动内外兼修、运动配合吐纳是合适的选项，且运动时间可以控制在较短时间，特别适合老年体虚的患者。

4. 简便易行、规范　作为疾病治疗方法的传统运动，为了方便患者掌握和实施，动作设计除了因人制宜，要简单、易学，可复制性强。动作简单，有比较明确的可参考标准；患者容易掌握、完成度高、标准，也便于家属掌握和监督指导，从而提高患者依从性。

二、病患者运动养生的原则和方法

（一）病患者运动养生原则

生命在于运动，借助运动养生来进行疾病的康复治疗是一种经济有效的方法。传统运动养生方法很多，包括五禽戏、太极拳、太极剑、八段锦、易筋经及导引、舞蹈、散步、慢跑等，但对于医生而言，在指导患者进行以疾病治疗为目的的运动项目时，应遵循以下原则。

1. 因病制宜，有的放矢　病患者进行运动养生，有别于健康人群，运动作为一种治疗手段和方法使用时，一定是针对患者目前的疾病。病有虚实寒热、病有中经络、中脏腑之别，更有病阴阳表里等的差异。因此中医运动养生首先应辨清疾病，明确疾病所伤之病性、病位，以病患者为核心，充分考虑疾病特点和所处时期，慎重选择患者进行运动养生的项目及开展的时间和运动量。如对五脏六腑不和为特征的病患，运动选择以调和脏腑、畅通经脉气血的项目为主，如八段锦；针对形体损伤的患者，其中的慢性病或残疾者，尤其是老年病残者，已成痼疾，虽针药手术不能恢复原有外形和功能则以导引运动锻炼的方法，提升体能，尽量减轻或消除因病而致活动受限，从而提高其肢体活动的能力。针对神明错乱的精神病人或情志异常患者，辨其情志异常之证，躁狂不安者或以呼吸吐纳之静结合太极、八段锦等有韵律的形体运动通达经络气血，平和心境，宁心静志；或以轻歌曼舞轻快之律畅达肝气解除抑郁忧思；脑髓失养心神不安难以入眠者，也可动静结合，起居有时，运动形体养心健脑。五脏六腑不和所致的病症，患者病情稳定，身体壮实者可选择增强力量、耐力和柔韧性素质的项目，如球类、健身操等，运动时间可稍长；气血不足体能偏低者，特别是老年患者或久病卧床者，心肺不足，脏腑气弱，太极拳、八段锦等保健功法适宜，可固肾气，益气血；同时应做到"形劳而不倦"，循序渐进。

2. 凝神内观，因人制宜　对于病患者的运动锻炼，如何把握适度适宜是起到有效治疗作用的关键。科学实现安全有效的运动治疗主要通过以患者为中心，特别是以患者主观感受和客观症状表现为依据的判断标准。每个患者的身体禀赋和病情虚实不同，因此在实施运动养生方案时，患者是运动的主体，运动项目可以由医生推荐和指导，运动量和运动度的把握则要以患者在运动中的感受为主要依据，及时调整。特别是年高、体虚病情复杂的患者，运动的安全性是治疗的第一考虑，其次是有效性。因为患者运动时或运动后心悸、疲乏、大汗不止甚至眩晕无力、气喘等症状，都提示元气不足，肾中精气不固之象，情况危急，应立即终止运动休息并观察。唯有嘱咐患者在运动时安神定志、凝神内观，仔细感受运动中身体的体验和细微变化，才是对患者安全有益的运动养生方法。

3. 量力而行，循序渐进　运动养生对患者而言是一种治疗措施，同时患者不同于健康人身体状况，存在不同程度的因病而致的正气受损情况。因此在运动过程中，应充分考虑这点，量力而行，合理设定运动时间和运动强度。建议病患者初次训练从放松运动开始，并从短时间徐缓及活动范围不大的动作开始，同时运动节律不宜过快。一般以运动后心率变化为指标，患者运动后心率变为以运动后心率增加不超过 10 次 / 分钟为宜。老年患者安静并心率正常情况下，运动后最大心率不宜超过 110 次 / 分钟。同时注意患者运动后的感受，以不出现明显的疲劳为度。而有肢体残损或活动明显受限的病患，一方面注意起始运动从小量开始，另外，活动范围特别是受累肢体的运动范围要严格控制，一般以患者能耐受的不引起疼痛的范围为度。

4. 张弛有度，动静结合　人是自然界的产物，所以人的生命活动应遵循自然界四时六气的活动规律，张弛有度。人体患病皆由气血阴阳失调所致。同理，病患要通过形体运动的形式调顺经络气血，也应顺应自然、张弛有度。既不要用力太过或持续训练没有休息，也不要久卧、久坐不动，使气血循行迟缓淤滞。动与静都是生命活动的表现形式或存在状态，生命活动始终处于动与静之间的相互平衡和更迭之中，静则精神内守涵养阴精，动则鼓舞推动气血津液循行经脉四肢。动静相济，形神共养，才能达到促进和恢复机体气血运行流畅及阴阳脏腑平衡的治疗效果。无论是神经、精神疾患、脏腑机能疾患以及各种慢性病老年病的传统运动治疗，强调运动适度，劳逸结合，动静结合。运动把握适度的原则，才能安全有效地发挥治疗疾病的作用。

（二）病患者运动养生方法

临床疾病复杂多样、多变，运动养生落实在临床疾病的辅助治疗中，如前所述应严格遵循"因病制宜"的原则。因此在运动养生活动方案的制定中，应该根据疾病性质、阶段不同及病患者自身禀赋特点确定，为方便医生和患者掌握，可以参考以下几个方面：

1. 老年病患者适宜的养生运动　对于老年病患者，年过半百精气自半，精、气、神皆衰，肌肉失养，筋骨失润，肾气不固，心神失养。所以肌肉松弛力量减弱，神经系统反应变慢、协调平衡能力也明显减退；加之疾病因素，淤血、痰湿等邪气虽不盛却盘踞不散，故脏腑气血不和更甚，多脏受累，且虚实夹杂，多以虚为主。因此这类患者宜选择动作徐缓柔和、肌肉协调放松、全身参与的大肢体关节运动以助生正气，养形合脏。如太极拳、慢跑、散步等，且这些运动动作应简单、易掌握，无难度或少难度为宜。一次练习不超过 20 分钟，且无疲劳及不适为度；同时，运动中可配合呼吸吐纳，畅通气机。

2. 慢性病的运动养生方法　慢性病范围甚广，包括脑血管疾病、心血管疾病、恶性肿瘤、慢性阻塞性肺系疾病、骨关节疾病、消化系统疾病及内分泌代谢性疾病等，这类疾病的特点前面已经简要介绍过，因其包含病种杂，因此，以临床病症表现特点为依据，分为以下几类，分别简单介绍一下运动养生的方法。

（1）内脏病症的运动养生　慢性病中内脏病症临床最常见，涉及循环、呼吸、消化、泌尿、神经等系统的疾病，特点是不伴有形体损伤，以内脏病症为主要表现。运动养生的目的是提升正气，促进经络脏腑气血运行，加速疾病的康复。这类患者宜选择全身参与、幅度相对较大的肢体关节运动，特别是躯干参与程度高的活动。这些活动可增强五脏六腑功能，以形养脏。如登山、健身球、武术、太极拳、慢跑等，且动作关节活动幅度可大一些，并可辅以一定的力量，无难度或少难度为宜，一次练习可在 20 ～ 40 分钟，以稍觉疲劳但无不适为宜，即"劳形无倦"。运动后可微微汗出。

（2）形体病的运动养生　形体病主要指肢体活动受限的疾病，如颈肩腰腿痛、骨关节病及强直性脊柱炎等病症。这类病症以肢体局部结构异常后活动受限为特征，同时可能伴有不同程度的疼痛等症。此类疾病运动养生的目的主要是提升运动能力，促通经络气血，消散淤血，强壮筋骨及化瘀止痛。这类患者一方面可选择全身性幅度适中的运动，循序渐进，逐渐增加运动强度，以患者耐受为度，如太极拳、八段锦、五禽戏等传统功法及针对性体操，且动作关节活动幅度可逐渐增大以生理范围为度且能耐受，并可辅以一定的力量训练，一次练习可在 20～40 分钟。以充盈肌肉，强壮筋骨，舒利关节，以动养形、塑形。另一方面也可针对活动受限局部，进行一些针对性的体操，如颈椎病（项痹）可进行颈部体操，强直性脊柱炎也可进行专门的腰背体操训练项目，以改善肢体活动能力。

（3）情志病的运动养生　中医情志病指发病与情志刺激有关，具有情志异常表现的病症，相当于现代医学精神类疾病、抑郁症、睡眠障碍等包括：郁证、脏躁、梅核气、百合病、癫狂等。情志病以气血盈亏为物质基础，以气血紊乱为病机关键。八段锦、太极拳等传统功法以意为引，以气运体，动作柔和连绵不断，不会伤气耗血，动形以养神，也非常适合作为情志病的治疗方法。运动养生在情志病治疗时注意动静结合，形神兼修，是取得疗效的关键。

（4）其他病恢复期及缓解期的运动养生　临床上在疾病的恢复期和缓解期，邪气渐衰，正气虚弱未复，运动可以帮助人体通过有控制的肢体活动，促进人体气血运行，促进脏腑机能改善，从而使气血津液复生，精气得养，正气得复。如果身体能够耐受，常见的传统运动如太极拳等都适合患者，运动强度的把握要循序渐进。

三、病患者运动养生注意事项

（一）运动时间的选择

中医强调人与自然和谐、天人相应，人的起居活动要顺应自然四时阴阳变化，运动养生的病患者更应遵守"天人相应"的基本原则。虽然早晨空气清新，但在安排晨练运动时不宜过早，最好在太阳出来 1 小时后开始。特别是心血管疾病的患者，因为早晨冠状动脉张力较高，交感神经兴奋性也较高。

运动养生注意选择合适的时机，特别注意避免在饭前或刚进食后即刻运动。因为饭前饥饿状态，血液中葡萄糖含量偏低，运动极易诱发或加重低血糖的情况；饭后大量血液进入胃肠道，此时脑部供血相对减少，会使人产生困倦睡意，影响动作的控制准确性，增加运动损伤的风险。运动也会分流胃肠消化系统的血流，影响消化，长此以往还可能引起胃下垂、慢性胃炎等。同时，进食后心脏负荷增大，餐后立刻运动会对心血管系统产生明显的负面作用，因此，应避免饱餐后 2 小时内进行运动。

（二）运动前的准备

患者不论是患有哪个系统的疾病，都存在不同程度的脏腑经络气血的循行障碍，且常因疾病卧床不起或局部肢体、躯干活动受限。因此在运动训练前应进行简短的热身动作过渡，使经络气血运行起来，肌肉筋骨关节也充分伸展活动，防止突然运动造成不必要的损伤。运动前的热身主要包括活动关节和牵伸肌肉、筋膜，从头颈开始，由近及远逐一向躯干、四肢肌肉筋骨进行，大约 5 分钟即可。相应的，在运动结束时也要进行相应的放松运动，使患者适应由动至静。

（三）运动量的把控

在运动养生的实施过程中保证效果最应注意的是运动适度，避免节奏快、关节活动幅度大的剧烈运动。剧烈运动容易导致机体耗氧量在短时间内迅速激增，对人体脏腑气血津液的储备及经络气血的循行要求极高，对于病患者而言难度大，甚至容易造成肌肉筋骨损伤。太多剧烈的运动会造成心肺超量负荷，对心血管患者有一定危险性。

另外，病患在运动中，应严把运动量的控制以不引起疲劳为度。运动养生的目的是疏通脏腑经络气血、强壮肌肉筋骨，但运动过程应循序渐进，应充分结合患者具体的气血盛衰和精气神状况，以运动后患者能耐受不引起心悸、胸闷及肌肉酸痛等症状为度。特别是对于久病年高体虚的患者，开始运动时间不宜过长，运动时心率增加不宜超过 10 次 / 分钟。因为过度运动增加心脏负荷，加重心脏过度使用，长期下去会造成或加重心脏功能衰退，有害于身体。另外过度运动使身体分解蛋白产生能量，补充大量运动的需要，造成组织过度能量消耗，加速器官衰老。

如果运动之后，锻炼者食欲增加、睡眠改善、心情愉悦轻松、精力充沛，说明运动量适宜，可以维持；相反，如果运动后食欲减退、头昏、疲乏无力、汗多、精神倦怠等表现，则说明运动量过大，应适当减少运动量和运动时间。

全国中医药行业高等教育"十四五"规划教材

全国高等中医药院校规划教材（第十一版）

教材目录（第一批）

注：凡标☆号者为"核心示范教材"。

（一）中医学类专业

序号	书 名	主 编		主编所在单位	
1	中国医学史	郭宏伟	徐江雁	黑龙江中医药大学	河南中医药大学
2	医古文	王育林	李亚军	北京中医药大学	陕西中医药大学
3	大学语文	黄作阵		北京中医药大学	
4	中医基础理论☆	郑洪新	杨 柱	辽宁中医药大学	贵州中医药大学
5	中医诊断学☆	李灿东	方朝义	福建中医药大学	河北中医学院
6	中药学☆	钟赣生	杨柏灿	北京中医药大学	上海中医药大学
7	方剂学☆	李 冀	左铮云	黑龙江中医药大学	江西中医药大学
8	内经选读☆	翟双庆	黎敬波	北京中医药大学	广州中医药大学
9	伤寒论选读☆	王庆国	周春祥	北京中医药大学	南京中医药大学
10	金匮要略☆	范永升	姜德友	浙江中医药大学	黑龙江中医药大学
11	温病学☆	谷晓红	马 健	北京中医药大学	南京中医药大学
12	中医内科学☆	吴勉华	石 岩	南京中医药大学	辽宁中医药大学
13	中医外科学☆	陈红风		上海中医药大学	
14	中医妇科学☆	冯晓玲	张婷婷	黑龙江中医药大学	上海中医药大学
15	中医儿科学☆	赵 霞	李新民	南京中医药大学	天津中医药大学
16	中医骨伤科学☆	黄桂成	王拥军	南京中医药大学	上海中医药大学
17	中医眼科学	彭清华		湖南中医药大学	
18	中医耳鼻咽喉科学	刘 蓬		广州中医药大学	
19	中医急诊学☆	刘清泉	方邦江	首都医科大学	上海中医药大学
20	中医各家学说☆	尚 力	戴 铭	上海中医药大学	广西中医药大学
21	针灸学☆	梁繁荣	王 华	成都中医药大学	湖北中医药大学
22	推拿学☆	房 敏	王金贵	上海中医药大学	天津中医药大学
23	中医养生学	马烈光	章德林	成都中医药大学	江西中医药大学
24	中医药膳学	谢梦洲	朱天民	湖南中医药大学	成都中医药大学
25	中医食疗学	施洪飞	方 泓	南京中医药大学	上海中医药大学
26	中医气功学	章文春	魏玉龙	江西中医药大学	北京中医药大学
27	细胞生物学	赵宗江	高碧珍	北京中医药大学	福建中医药大学

序号	书　名	主　编		主编所在单位	
28	人体解剖学	邵水金		上海中医药大学	
29	组织学与胚胎学	周忠光	汪　涛	黑龙江中医药大学	天津中医药大学
30	生物化学	唐炳华		北京中医药大学	
31	生理学	赵铁建	朱大诚	广西中医药大学	江西中医药大学
32	病理学	刘春英	高维娟	辽宁中医药大学	河北中医学院
33	免疫学基础与病原生物学	袁嘉丽	刘永琦	云南中医药大学	甘肃中医药大学
34	预防医学	史周华		山东中医药大学	
35	药理学	张硕峰	方晓艳	北京中医药大学	河南中医药大学
36	诊断学	詹华奎		成都中医药大学	
37	医学影像学	侯　键	许茂盛	成都中医药大学	浙江中医药大学
38	内科学	潘　涛	戴爱国	南京中医药大学	湖南中医药大学
39	外科学	谢建兴		广州中医药大学	
40	中西医文献检索	林丹红	孙　玲	福建中医药大学	湖北中医药大学
41	中医疫病学	张伯礼	吕文亮	天津中医药大学	湖北中医药大学
42	中医文化学	张其成	臧守虎	北京中医药大学	山东中医药大学

（二）针灸推拿学专业

序号	书　名	主　编		主编所在单位	
43	局部解剖学	姜国华	李义凯	黑龙江中医药大学	南方医科大学
44	经络腧穴学☆	沈雪勇	刘存志	上海中医药大学	北京中医药大学
45	刺法灸法学☆	王富春	岳增辉	长春中医药大学	湖南中医药大学
46	针灸治疗学☆	高树中	冀来喜	山东中医药大学	山西中医药大学
47	各家针灸学说	高希言	王　威	河南中医药大学	辽宁中医药大学
48	针灸医籍选读	常小荣	张建斌	湖南中医药大学	南京中医药大学
49	实验针灸学	郭　义		天津中医药大学	
50	推拿手法学☆	周运峰		河南中医药大学	
51	推拿功法学☆	吕立江		浙江中医药大学	
52	推拿治疗学☆	井夫杰	杨永刚	山东中医药大学	长春中医药大学
53	小儿推拿学	刘明军	邰先桃	长春中医药大学	云南中医药大学

（三）中西医临床医学专业

序号	书　名	主　编		主编所在单位	
54	中外医学史	王振国	徐建云	山东中医药大学	南京中医药大学
55	中西医结合内科学	陈志强	杨文明	河北中医学院	安徽中医药大学
56	中西医结合外科学	何清湖		湖南中医药大学	
57	中西医结合妇产科学	杜惠兰		河北中医学院	
58	中西医结合儿科学	王雪峰	郑　健	辽宁中医药大学	福建中医药大学
59	中西医结合骨伤科学	詹红生	刘　军	上海中医药大学	广州中医药大学
60	中西医结合眼科学	段俊国	毕宏生	成都中医药大学	山东中医药大学
61	中西医结合耳鼻咽喉科学	张勤修	陈文勇	成都中医药大学	广州中医药大学
62	中西医结合口腔科学	谭　劲		湖南中医药大学	

（四）中药学类专业

序号	书　名	主　编		主编所在单位	
63	中医学基础	陈　晶	程海波	黑龙江中医药大学	南京中医药大学
64	高等数学	李秀昌	邵建华	长春中医药大学	上海中医药大学
65	中医药统计学	何　雁		江西中医药大学	
66	物理学	章新友	侯俊玲	江西中医药大学	北京中医药大学
67	无机化学	杨怀霞	吴培云	河南中医药大学	安徽中医药大学
68	有机化学	林　辉		广州中医药大学	
69	分析化学（上）（化学分析）	张　凌		江西中医药大学	
70	分析化学（下）（仪器分析）	王淑美		广东药科大学	
71	物理化学	刘　雄	王颖莉	甘肃中医药大学	山西中医药大学
72	临床中药学☆	周祯祥	唐德才	湖北中医药大学	南京中医药大学
73	方剂学	贾　波	许二平	成都中医药大学	河南中医药大学
74	中药药剂学☆	杨　明		江西中医药大学	
75	中药鉴定学☆	康廷国	闫永红	辽宁中医药大学	北京中医药大学
76	中药药理学☆	彭　成		成都中医药大学	
77	中药拉丁语	李　峰	马　琳	山东中医药大学	天津中医药大学
78	药用植物学☆	刘春生	谷　巍	北京中医药大学	南京中医药大学
79	中药炮制学☆	钟凌云		江西中医药大学	
80	中药分析学☆	梁生旺	张　彤	广东药科大学	上海中医药大学
81	中药化学☆	匡海学	冯卫生	黑龙江中医药大学	河南中医药大学
82	中药制药工程原理与设备	周长征		山东中医药大学	
83	药事管理学☆	刘红宁		江西中医药大学	
84	本草典籍选读	彭代银	陈仁寿	安徽中医药大学	南京中医药大学
85	中药制药分离工程	朱卫丰		江西中医药大学	
86	中药制药设备与车间设计	李　正		天津中医药大学	
87	药用植物栽培学	张永清		山东中医药大学	
88	中药资源学	马云桐		成都中医药大学	
89	中药产品与开发	孟宪生		辽宁中医药大学	
90	中药加工与炮制学	王秋红		广东药科大学	
91	人体形态学	武煜明	游言文	云南中医药大学	河南中医药大学
92	生理学基础	于远望		陕西中医药大学	
93	病理学基础	王　谦		北京中医药大学	

（五）护理学专业

序号	书　名	主　编		主编所在单位	
94	中医护理学基础	徐桂华	胡　慧	南京中医药大学	湖北中医药大学
95	护理学导论	穆　欣	马小琴	黑龙江中医药大学	浙江中医药大学
96	护理学基础	杨巧菊		河南中医药大学	
97	护理专业英语	刘红霞	刘　娅	北京中医药大学	湖北中医药大学
98	护理美学	余雨枫		成都中医药大学	
99	健康评估	阚丽君	张玉芳	黑龙江中医药大学	山东中医药大学

序号	书 名	主 编		主编所在单位	
100	护理心理学	郝玉芳		北京中医药大学	
101	护理伦理学	崔瑞兰		山东中医药大学	
102	内科护理学	陈 燕	孙志岭	湖南中医药大学	南京中医药大学
103	外科护理学	陆静波	蔡恩丽	上海中医药大学	云南中医药大学
104	妇产科护理学	冯 进	王丽芹	湖南中医药大学	黑龙江中医药大学
105	儿科护理学	肖洪玲	陈偶英	安徽中医药大学	湖南中医药大学
106	五官科护理学	喻京生		湖南中医药大学	
107	老年护理学	王 燕	高 静	天津中医药大学	成都中医药大学
108	急救护理学	吕 静	卢根娣	长春中医药大学	上海中医药大学
109	康复护理学	陈锦秀	汤继芹	福建中医药大学	山东中医药大学
110	社区护理学	沈翠珍	王诗源	浙江中医药大学	山东中医药大学
111	中医临床护理学	裘秀月	刘建军	浙江中医药大学	江西中医药大学
112	护理管理学	全小明	柏亚妹	广州中医药大学	南京中医药大学
113	医学营养学	聂 宏	李艳玲	黑龙江中医药大学	天津中医药大学

（六）公共课

序号	书 名	主 编		主编所在单位	
114	中医学概论	储全根	胡志希	安徽中医药大学	湖南中医药大学
115	传统体育	吴志坤	邵玉萍	上海中医药大学	湖北中医药大学
116	科研思路与方法	刘 涛	商洪才	南京中医药大学	北京中医药大学

（七）中医骨伤科学专业

序号	书 名	主 编		主编所在单位	
117	中医骨伤科学基础	李 楠	李 刚	福建中医药大学	山东中医药大学
118	骨伤解剖学	侯德才	姜国华	辽宁中医药大学	黑龙江中医药大学
119	骨伤影像学	栾金红	郭会利	黑龙江中医药大学	河南中医药大学洛阳平乐正骨学院
120	中医正骨学	冷向阳	马 勇	长春中医药大学	南京中医药大学
121	中医筋伤学	周红海	于 栋	广西中医药大学	北京中医药大学
122	中医骨病学	徐展望	郑福增	山东中医药大学	河南中医药大学
123	创伤急救学	毕荣修	李无阴	山东中医药大学	河南中医药大学洛阳平乐正骨学院
124	骨伤手术学	童培建	曾意荣	浙江中医药大学	广州中医药大学

（八）中医养生学专业

序号	书 名	主 编		主编所在单位	
125	中医养生文献学	蒋力生	王 平	江西中医药大学	湖北中医药大学
126	中医治未病学概论	陈涤平		南京中医药大学	